DE

LA PYOHÉMIE

OU

FIÈVRE SUPPURATIVE

PAR

Peter Murray BRAIDWOOD

M. D.

ANCIEN PRÉSIDENT DU « ROYAL MEDICAL SOCIETY » D'ÉDIMBOURG

TRADUCTION PAR EDW. ALLING

Interne des hôpitaux de Paris

REVUE PAR L'AUTEUR

TRAVAIL AYANT OBTENU LE PRIX « ASTLEY COOPER » POUR 1868

Avec 12 planches chromolithographiées

PARIS

J. B. BAILLIÈRE ET FILS

LIBRAIRES DE L'ACADÉMIE IMPÉRIALE DE MÉDECINE,

Rue Hautefeuille, 19, pres le boulevard Saint-Germain

Londres	New-York	Madrid
HIPP. BAILLIÈRE	BAILLIÈRE BROTHERS	C. BAILLY-BAILLIÈRE

1870

DE
LA PYOHÉMIE

OU

FIÈVRE SUPPURATIVE

PAR

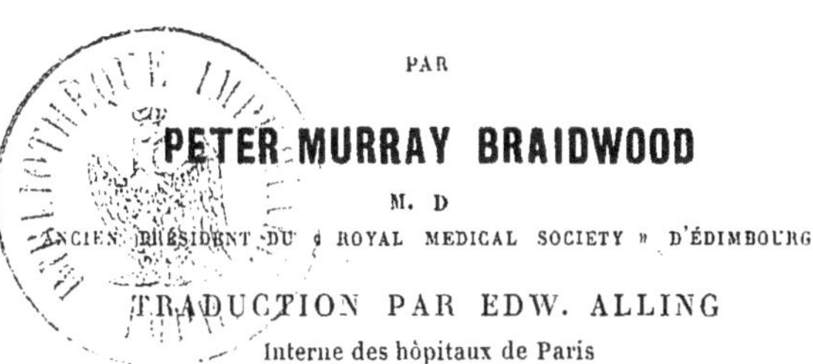

PETER MURRAY BRAIDWOOD

M. D

ANCIEN PRÉSIDENT DU « ROYAL MEDICAL SOCIETY » D'ÉDIMBOURG

TRADUCTION PAR EDW. ALLING

Interne des hôpitaux de Paris

REVUE PAR L'AUTEUR

TRAVAIL AYANT OBTENU LE PRIX « ASTLEY COOPER » POUR 1868

Avec 12 planches chromolithographiées

PARIS

J. B. BAILLIÈRE ET FILS

LIBRAIRES DE L'ACADÉMIE IMPÉRIALE DE MÉDECINE,

Rue Hautefeuille, 19, près le boulevard Saint-Germain

Londres	New-York	Madrid
HIPP. BAILLIÈRE	BAILLIÈRE BROTHERS	C. BAILLY-BAILLIÈRE

1870

A

M. NÉLATON

SÉNATEUR

PROFESSEUR HONORAIRE DE LA FACULTÉ DE MÉDECINE
MEMBRE DE L'INSTITUT (ACADÉMIE DES SCIENCES)
ET DE L'ACADÉMIE DE MÉDECINE

Cet ouvrage lui est dédié, avec sa gracieuse permission, en témoignage de respect pour sa réputation universelle, et en souvenir des services éminents qu'il a rendus à la chirurgie.

Par l'auteur.

PRÉFACE

Mes conclusions sur la nature de la Pyohémie,
ou, comme je préfère l'appeler, la Fièvre Suppurative, sont fondées sur une étude minutieuse de
faits cliniques. Parmi un grand nombre de faits
que j'ai vus, j'en ai choisi vingt, pour les étudier
d'une façon spéciale ; ils présentent de grandes
variétés, et offrent dans leur ensemble un tableau
presque complet de cette maladie.

La désignation de fièvre suppurative me paraît
préférable au nom habituel de Pyohémie, parce que
la première se rattache à des altérations pathologiques
qui sont constantes et caractéristiques de la maladie ;
tandis que le terme Pyohémie se rapporte à son
origine théorique considérée aujourd'hui comme
inexacte.

Je pense que l'on obtient plus de notions certaines
d'une maladie par l'observation clinique, que par
des recherches expérimentales ; par conséquent, tout

en ne négligeant pas ces dernières, je me suis efforcé de décrire fidèlement les symptômes et l'anatomie pathologique de la fièvre suppurative, et d'en tirer des conclusions exactes, quant à la nature, à l'origine, au meilleur mode de traitement de la maladie, au lieu d'émettre des hypothèses dénuées de fondement.

Me fiant peu aux expériences qui, dans un sujet comme celui-ci, sont plutôt faites pour induire l'observateur en erreur que pour le guider, je n'en ai fait que très-peu qui sont destinées à me fixer sur quelques points de détail.

Les renseignements fournis par l'examen attentif des malades, ont été autant que possible confirmés par les autopsies ; les lésions pathologiques trouvées chez quelques-uns sont représentées dans les planches coloriées qui accompagnent cet ouvrage. Les observations ont été recueillies par moi pendant les années où j'ai été *Resident Surgeon* à l' « Edinburgh Royal Infirmary » et au « Cumberland Infirmary ».

P. M. BRAIDWOOD.

Birkenhead, Août 1869.

DE LA PYOHÉMIE

OU

FIÈVRE SUPPURATIVE

CHAPITRE PREMIER

HISTORIQUE.

Dans la description sommaire, que nous allons donner, des écrits des différents auteurs qui se sont occupés de la *Pyohémie* ou *Fièvre suppurative*, on verra que chacun d'eux l'a regardée à un point de vue qui correspond au niveau général des connaissances médicales de son époque.

Hippocrate étudiait la pyohémie au point de vue théorique, basé sur l'observation clinique.

Lorsque l'on a donné plus de soins et de temps aux études anatomo-pathologiques, nous voyons Morgagni, John Hunter, Montezzia et d'autres, tirer leurs conclusions de cette nouvelle source ; et quoiqu'ils aient faussement interprété les lésions pathologiques qu'ils avaient observées avec soin et justesse, ils ont fait un pas en avant. Pendant ces cinquante dernières années, il y a eu beaucoup d'écrits détaillés sur la fièvre suppurative ; mais le progrès le plus marqué que l'on ait fait

dans la connaissance de cette affection, a été obtenu par
l'introduction des recherches expérimentales, c'est-à-dire
depuis 1829.

Hippocrate, qui vivait à l'époque de la guerre du
Péloponèse, parle de fièvre de lait, de morve, de phlébite, etc., et les considère comme « le résultat de l'impuissance des émonctoires naturels à rejeter de l'économie des principes nuisibles capables de produire la
maladie. » Plus loin, il dit : « Quand on ouvre un abcès
du foie par le feu (ἔμπυοι), si le pus coule pur et blanc,
les malades réchappent (car en ce cas le pus est renfermé
dans une poche) ; mais s'il est semblable à du marc d'huile
(ἀμόργη), ils succombent (1). »

Arétée vivait au milieu du deuxième siècle de l'ère chré-
tienne. Dans ses études sur la pneumonie, Arétée dit
que les malades meurent le plus souvent le septième jour.
« Dans certains cas, ajoute-t-il, il se forme beaucoup de
pus dans les poumons, ou bien il y a une métastase de la
poitrine, s'il survient des signes marqués de convalescence. Si la substance morbide est transportée de la poitrine dans les intestins ou la vessie, le malade guérit
immédiatement de sa péripneumonie (2). Il parle de la métastase vers les reins ou la vessie, comme très-favorable
à la guérison du pyothorax. Il attribue les abcès du foie
à des excès, à des maladies de longue durée, surtout
à la dyssenterie et à une diarrhée colliquative. — Les
symptômes qu'il décrit ressemblent à ceux de la pyohémie chronique (3).

---

(1) Hippocrate, *Œuvres complètes*, trad. Littré, *Aphorismes*, 7ᵉ section.
Paris, 1844, t. IV, p. 591.
(2) Aretæus, lib. II, cap. I.
(3) *Ibid.*, cap. XXVIII.

Nicolas Massa (1553) cite une observation d'abcès du poumon gauche, consécutif à une plaie de tête (1).

Ambroise Paré (1582) enseigne le premier, que les abcès secondaires des opérations chirurgicales étaient dus à une altération des liquides de l'économie, causée par quelque influence atmosphérique inconnue et déterminant une diathèse purulente. Il a remarqué que l'urine devenait purulente à la suite de suppression de suppurations extérieures, et qu'elle reprenait sa limpidité lorsque la plaie recommençait à fournir du pus (2). Andral, en 1826, a fait la même remarque (3).

Valsalva (1707), d'après ses observations propres, a remarqué que les viscères du thorax étaient quelquefois malades dans les plaies de tête (4).

Boerhaave (1737), ainsi que son commentateur Van Swieten, a reconnu les lésions dues à la présence du pus dans le sang. Il supposa « que le pus, absorbé quelquefois par les extrémités érodées des vaisseaux lymphatiques ou sanguins, se mêlant au sang, l'infectait, puis, porté dans les viscères, troublait leurs fonctions, et devenait ainsi le point de départ de lésions nombreuses et des plus graves (5). »

Morgagni (1740) fit allusion, mais d'une façon obscure, à la doctrine de la résorption purulente, doctrine qui fut ensuite élaborée par Quesnay, en 1819. Morgagni rapporte un grand nombre d'observations où des plaies de tête ont

(1) N. Massa, *Introductio anatomica*, cap. xxviii.

(2) A. Paré, *Opera*, fol. 1582, lib. XXVII, cap. li. — *Œuvres complètes*, édition Malgaigne. Paris, 1840.

(3) Andral, *Revue médicale*, déc. 1826, pp. 9, 57 et suivantes.

(4) A. M. Valsalva, *Epistolæ anatomicæ*, n. 15, *in fin*.

(5) H. Boerhaave, *Aphorisme* 406.

été suivies d'abcès dans les viscères (1) et explique ce fait par l'idée du transport mécanique du pus dans ces viscères. Il dit que ces abcès ne sont pas limités au foie, et de plus, qu'ils peuvent être consécutifs à des plaies et à des ulcères siégeant ailleurs qu'à la tête. Il rapporte leur formation à des particules du pus (« non pas toujours déposées sous forme de pus »), provenant du ramollissement et de la suppuration de petits tubercules ; ces particules mélangées au sang et disséminées, sont arrêtées dans quelque passage étroit, peut-être des ganglions lymphatiques, les engorgeant et les irritant, comme cela arrive pour les bubons vénériens ; les matériaux morbides y sont retenus, distendent ces ganglions et donnent lieu à la production d'une quantité de pus beaucoup plus considérable que celle qui a été apportée.

« De la même façon, dit-il, nous pouvons très-bien concevoir comment il se fait que nous trouvons fréquemment beaucoup plus de pus dans les viscères et les cavités du corps qu'une petite plaie n'aurait pu en fournir (2). »

A partir du milieu du siècle dernier, on a maintenu l'opinion, que le pus était absorbé et transporté en nature dans son nouveau siége, produisant ainsi un abcès métastatique.

Cheston (1766) fait remarquer que « le transport du pus d'un lieu à un autre, est loin d'être rare, et que cela s'observe fréquemment à la suite des grandes amputations, lorsque la force vitale (*vis vitæ*), est altérée et ne peut pas supporter le rejet de pus qui est si nécessaire à la nature pour mener à bonne fin la cicatrisation d'une large plaie ;

---

(1) J. B. Morgagni, trad. par le docteur Alexandre, pp. 98-100.
(2) *Ibid.*, p. 103, t. IV, lett. 51, art. 23.

que dans ces circonstances, il y a peu ou pas d'apparence d'inflammation, et que le pus est plutôt disséminé dans le viscère où il se trouve, qu'il n'est réuni dans une ou plusieurs grandes collections (1). »

Berthelot (1780) cite un cas d'infection purulente consécutive à une diarrhée (2).

John Hunter (1793), en Angleterre, et après lui Velpeau, en France, ont démontré l'existence du pus dans le sang ; Hunter a de plus indiqué l'influence et le mode d'action de la phlébite. Il décrit trois formes d'inflammation des veines, c'est-à-dire adhésive, suppurative et ulcérative (3).

Il regardait la pyohémie comme une forme grave de la phlébite, et dit que, « dans tous les cas où l'inflammation des veines devient intense ou s'étend considérablement, on doit s'attendre à ce que toute l'économie soit affectée. » Il regarde le passage facile du pus dans la grande circulation comme arrivant quelquefois, et en particulier lorsqu'un abcès s'ouvre dans une veine.

« Le plus souvent, dit Hunter en parlant de l'inflammation des veines, l'affection constitutionnelle est de même nature que celle qui est l'effet de toute autre inflammation, avec cette différence que lorsqu'il ne s'établit point d'adhérences entre les parois veineuses ou lorsque ces adhérences sont incomplètes, le pus, passant dans la circulation générale, peut ajouter au trouble de l'économie et même le rendre mortel. »

Il regarde le pus qui se trouve dans les veines comme provenant de leurs parois. Il pensait que la mort résultait, dans ce cas, de l'extension de l'inflammation au cœur, ou

---

(1) Cheston, 1766 ; voir *Bibliographie.*
(2) Berthelot, *Ancien Journal de médecine*, 1780, t. III, p. 258.
(3) G. Hunter, *Œuvres*, trad. Richelot. Paris, 1840, t. III, p. 643.

bien de ce que le pus sécrété par la surface interne de la veine cheminait en grande quantité vers le cœur et se mêlait au sang.

Desault (1794) rapportait la pyohémie à une influence nerveuse. Il regardait les abcès du foie comme succédant fréquemment aux plaies de tête (1).

Il est remarquable que ce fait n'ait pas été vu par Pott et d'autres chirurgiens anglais éminents de l'époque.

Home (1810) et d'autres soutenaient que les globules du sang se transformaient en corpuscules du pus (2).

Richerand (1812) croyait à des lésions simultanées d'organes éloignés, et expliquait ainsi la présence fréquente d'abcès dans le foie après les traumatismes de la tête (3).

Montezzia (1813) décrit avec soin les lésions que l'on retrouve, après la mort par fièvre suppurative, et les rapporte à la résorption du pus et autres sécrétions morbides dans le sang (4).

J. D. Larrey (1812) rapporte l'observation du général Caffarelli, qui mourut le dix-neuvième jour d'une amputation de bras ; on trouva à l'autopsie des abcès dans le foie et dans les poumons (5).

Il rapporte une autre observation, d'un soldat prussien qui, pendant la guerre de la Péninsule, est mort d'une fracture compliquée du bras. — A l'autopsie, on trouva un vaste abcès du foie qui s'était ouvert dans l'abdomen. Larrey rapporte la formation de ces abcès à l'influence de l'irritation sympathique du foie, causée par l'action inflamma-

(1) Desault, *Mémoires de l'Acad. de chirurgie*, 1819, t. III, p. 456.
(2) Home, *the Philosophical Transactions*, 1810, p. 75.
(3) Richerand, *Mémoires de l'Acad. de chirurgie*, 1819.
(4) Montezzia, 1813, p. 86.
(5) Larrey, Paris, 1812, t. I, p. 306.

toire existant dans les membranes fibreuses du crâne ou des os des membres supérieurs ou inférieurs, mais surtout ceux du même côté, et par la métastase vers ce viscère des « miasmes ichoreux, ou d'un fluide plus ou moins âcre et subtil (1). »

J. D. Larrey donne une description très-exacte des symptômes des deux formes de la fièvre suppurative, l'aiguë et la chronique ; il l'appelle la *fièvre jaune ;* il dit qu'elle atteint spécialement ceux qui ont été blessés dans les articulations, ou qui ont eu des fractures, ou des lésions des nerfs, de la tête ou de la poitrine ; il regarde la maladie comme contagieuse (2).

Boyer (1814) se sert du terme « suppression de la suppuration », mais n'emploie jamais l'expression pyohémie ou infection purulente. « Les symptômes qui l'accompagnent, dit-il, sont des frissons irréguliers, un pouls concentré et débile, des sueurs froides, des angoisses, des oppressions, des défaillances, quelquefois des convulsions, le délire, l'assoupissement léthargique, de l'aridité et une disposition inflammatoire dans les chairs de la plaie, etc. » Boyer parle ensuite de la formation des abcès viscéraux, tantôt dans le foie, tantôt dans le poumon, tantôt dans le mésentère, et tantôt dans le cerveau... « Ces mêmes abcès internes, qui, sans doute, sont, dit-il, la cause de la mort du malade, doivent être aussi la cause de la suppression de la suppuration et de tous les accidents qui l'accompagnent. » C'est la cause que l'on a prise pour l'effet (3).

____

(1) Larrey, *Relation de la campagne d'Égypte* de l'année 1800. 1817, t. IV, p. 229.

(2) Larrey, *la Fièvre jaune*, 1812, pp. 19 et suiv.

(3) Boyer, *Traité des maladies chirurgicales*, 2e édition. Paris, 1812, t. I, pp. 317 et 318.

Hodgson (1815) propose de réunir les deux ordres de phénomènes (infection purulente résultant de la phlébite) et affirme que « l'inflammation excitée dans une artère par l'application d'une ligature se propage quelquefois le long du vaisseau dans une étendue considérable.» «J'ai vu, dit-il, l'inflammation de la membrane interne s'étendre jusqu'au cœur. » D'après lui, les symptômes ressemblent à ceux du typhus. L'affaissement considérable qui se trouve dans cette affection , il le regarde comme dû à l'influence exercée sur le système nerveux par le pus, qui est sécrété dans les vaisseaux, et qui se mélange au sang (1).

Ribes (1816) montre bien la phlébite comme étant la cause de toute la série des accidents puerpéraux mortels, mais ne reconnaît pas le lien qui rattache les accidents locaux et généraux (2).

Charles Bell (1817) fait observer que les poumons étaient le plus souvent malades consécutivement, et que « plus la lésion est générale, plus les poumons avaient de la tendance à s'affecter par sympathie (3). » Il dit : « En examinant ce sujet, il devient évident que les traumatismes, soit l'effet de blessures, soit d'opérations chirurgicales, en causant une irritation intense, tendent à léser les poumons ; et de plus, s'il existe dans les poumons une tendance morbide quoique tout à fait latente avant la blessure, elle se manifeste, et en venant s'ajouter au trouble général elle met la vie du patient en péril. Il paraît aussi que de même que les traumatismes, par leur inflammation su-

----

(1) Hodgson, *Traité des maladies des artères et des veines,* trad. par Breschet. Paris, 1819, t. I, p. 7.

(2) Ribes, *Exposé sommaire de quelques recherches anatomiques, physiologiques et pathologiques,* in *Mémoires de la Société d'émulation.* Paris, 1817, pp. 624-628.

(3) Ch. Bell, 1817, pp. 241-252.

bite et violente, viennent engendrer dans les poumons des manifestations aiguës, de même, par leur inflammation peu intense, mais longue, ils engendrent souvent la phthisie. Nous sommes bien souvent portés à dire d'un malade qui meurt après une opération grave, qu'il a succombé à un abcès du poumon, sans accorder une part suffisante à l'influence qu'a eue le couteau dans la production de cet accident (1). »

Travers (1818) combat l'idée de la résorption purulente, et distingue les cas où l'inflammation de la veine se termine par la formation du pus, et ceux où elle se termine par le dépôt de matières adhésives ou de lymphe plastique s'élevant jusqu'aux troncs veineux, quelquefois même, dit-on, arrivant jusqu'au cœur.

Il décrit le premier cas comme un état d'irritation prolongée, le dernier cas comme un état typhoïde qui se termine en quelques jours. Le premier cas, quoique toujours grave, peut se terminer par la guérison, le dernier, jamais. « Si nous considérons, dit Travers, l'importance des veines dans l'économie, la grande étendue en surface qu'offrent les parois réunies des troncs veineux, ainsi que le caractère diffus et destructeur de l'inflammation, nous ne pouvons certes pas hésiter à expliquer la perturbation de l'économie. Tout le mystère est ici, c'est que les veines sont peu disposées à s'enflammer ; mais une fois irritées elles s'enflamment par continuité, et c'est pour cela que toute l'économie est affectée si profondément (2). »

Les symptômes sont dus à une lésion du *système nerveux*. Pour Travers, les cas dans lesquels de petites opérations

______

(1) Ch. Bell, 1817, p. 257.
(2) Travers, 1818, p. 286.

ont été suivies de mort au bout de huit à dix jours, sont tout à fait inexplicables, à moins de supposer une prédisposition morbide existant déjà ou prenant de suite naissance (1).

La théorie de l'influence nerveuse était soutenue aussi par Barthez, Brodie, W. Philips et Copland ; mais, tandis que les deux derniers auteurs accordaient cette influence au système ganglionnaire, les deux premiers rapportaient les symptômes de la pyohémie à une lésion du système nerveux cérébro-spinal.

R. Carmichael (1818) rapporte l'affection générale au mélange du pus avec le sang (2).

Quesnay (1819) rattache la doctrine de Boerhaave à celle de Morgagni : il rapporte la cause des abcès secondaires à l'absorption et à la dissémination du pus dans le sang, qui va ensuite causer des inflammations dans les organes éloignés (3). Il cite de plus une observation d'abcès du foie, consécutif à la fracture d'un des pariétaux (4).

Bertrandi et Andouillé (1819) cherchèrent une explication mécanique pour la formation des abcès du foie après des plaies de tête et dans des cas d'apoplexie. » Le sang, disent-ils, circule plus lentement dans le foie, car celui qui revient par la veine cave supérieure, supporte bien moins de résistance que celui qui revient par la veine cave inférieure, à cause de sa vitesse et de son poids bien plus considérables. »

Pendant les efforts du vomissement, qui dans ces cas

---

(1) Travers, *A Further Inquiry concerning constitutional Irritation and the Pathology of the Nervous System*, 1835, p. 13.

(2) R. Carmichael, 1818, p. 368.

(3) Quesnay, *Remarques sur les plaies du cerveau* (*Mémoires de l'Acad. de chirurgie.* Paris, 1819, t. I, p. 330).

(4) Quesnay, *loc. cit.*, p. 147.

est un des symptômes principaux, le foie est comprimé par le diaphragme, l'estomac et les intestins, la circulation de la veine porte est accélérée, et si le sang ne peut pas surmonter cette résistance, le foie s'engorge rapidement. La sécrétion biliaire s'interrompt; la bile, qui est retenue dans le sang, l'altère et contribue beaucoup à aggraver les symptômes; la fièvre s'allume; le dépôt se fait dans le foie, dépôt qui se termine par la suppuration ou la putréfaction. « Il y a ici, dit Bertrandi, bien assez pour produire une stase, qui donne lieu à une inflammation et se termine par la gangrène ou la suppuration; cette dernière est la terminaison la plus commune (1). »

Breschet (1819) dit que chez plusieurs sujets morts du typhus, il avait trouvé des traces évidentes d'inflammation des veines du crâne, et il considère le typhus comme une réunion de symptômes provenant d'inflammation des veines (2).

Gendrin (1820) écrit que les globules du sang sont transformés en corpuscules du pus. Il s'appuie sur ce fait que, si l'on mélange du pus et du sang dans la proportion d'un huitième, au bout de vingt-quatre heures on ne retrouve plus que des corpuscules du pus (3).

James (1821) dit : « Si cette déduction est vraie, c'est-à-dire, que l'état général varie suivant la nature de l'inflammation locale, alors, comme les inflammations sont nombreuses et variées, il doit y avoir de nombreuses modifications de cet état général que l'on appelle fièvre. Quant à la circulation du pus dans les veines, sur laquelle on a tant insisté, elle ne me paraît rien moins que prouvée.

---

(1) Bertrandi et Andouillé, 1819, t. III, p. 484.
(2) Breschet, 1819 ; voir *Bibliographie*.
(3) Gendrin, 1820, pp. 13, 14.

Dans les cas où l'on a trouvé du pus dans les veines, on
a toujours constaté une barrière quelconque entre le pus
et le sang, et du sang semblait être mêlé au pus ; d'où
nous pouvons conclure que le pus n'a pas été transporté
dans la circulation. A vrai dire, la circulation ne se fait
plus dans les veines qui contiennent du pus. Il est possible que du pus soit sécrété par les parois veineuses au
delà des adhérences, et soit immédiatement emporté par
le courant sanguin ; mais cela est une pure hypothèse (1).

Velpeau (1823 et 1826) émit plusieurs hypothèses in-
soutenables de métastases ou de transports du pus, et de
la transformation des abcès métastatiques en substance
squirrheuse ou tuberculeuse. Il considérait les abcès secondaires du foie et des poumons comme ne pouvant
être distingués des altérations squirrheuses ou tuberculeuses. Il croyait à l'absorption directe par les veines,
mais ne signale pas le rapport entre la phlébite et la formation des abcès secondaires. Velpeau appelle cette affection, *Pleurésie purulente des opérés.* « Il me paraît démontré, dit-il, que des fluides altérés jouent ici le
principal rôle ; que la matière arrive dans ses foyers par
une véritable métastase, après avoir été absorbée dans les
points primitivement en suppuration ; que l'inflammation,
quand il s'y en développe réellement, n'est que secondaire ; qu'elle est déterminée par une parcelle épanchée
de ce fluide hétérogène introduit dans la circulation, et qui
forme épine au milieu des parties ; qu'au moins c'est une
phlegmasie toute particulière, *sui generis*, différant essentiellement des inflammations franches, et par sa marche,
et par ses caractères (2).

(1) James, 1821, pp. 51 et 216.
(2) Velpeau, *Leçons orales de cliniq. chirurg.* Paris, 1841, t. III, p. 14.

Guthrie (1817) décrit deux formes d'inflammation des veines, c'est-à-dire l'adhésive ou franche, et l'irritative ou érysipélateuse.

Il appuyait beaucoup sur la prédisposition individuelle aux lésions de certains organes, conduisant à la formation d'abcès secondaires dans ces mêmes organes. Il regardait l'origine de ces abcès secondaires comme « une altération dans le système sanguin, conséquence de l'amputation ; et la suppression de la suppuration, causant la fièvre, comme une détermination morbide et une irritation dans un certain organe (1).

Sir A. Cooper (1827) croyait que la mort était occasionnée par l'extension de l'inflammation au cœur, et que les symptômes généraux étaient dus à la présence du pus dans les veines (2).

Rose (1828) rapportait les symptômes à un trouble du système nerveux. « On doit les classer, dit-il, parmi les effets de l'irritation générale provenant d'une lésion locale, et ce sont certainement des exemples frappants du fonctionnement irrégulier du système vasculaire, auquel cette irritation donne lieu (3). » Il a rencontré des abcès secondaires dans les poumons, dans le foie, dans la rate, après des accidents et des opérations variées. Aucune différence dans la constitution générale du malade, ni dans le traitement, n'avait d'influence dans ces cas.

« Dans tous les cas que j'ai observés, dit-il, ces abcès se sont formés entre la fin du second et du cinquième septénaire, après l'accident qui en a été la cause. »

Maréchal (1828), écrivant à la même époque que Dance,

(1) Guthrie, 1827, 3ᵉ édition, p. 229.
(2) Sir Astley Cooper, 1827, p. 205-208.
(3) Rose, 1828, vol. XIV, p. 263.

donne une description des plus exactes du processus de la formation des abcès métastatiques, due, suivant lui, à l'absorption du pus par les veines béantes.

Dance (1828) décrit trois ordres de symptômes dans la phlébite : le premier était local sans fièvre ; le second, accompagné de symptômes généraux plus ou moins intenses, surajoutés aux symptômes locaux et causés par l'extension et l'intensité de l'inflammation, et enfin un troisième ordre caractérisé par des frissons, de la prostration, une altération considérable des traits, du délire, le pouls dépressible, de la gêne respiratoire, etc. : ces symptômes seraient occasionnés par le passage du pus dans le sang, et par les différentes complications auxquelles cet accident donne lieu. Il pensait que le sang, altéré et rendu plus fluide par le pus, commençait toujours par produire une légère suffusion sanguine, qui était bientôt suivie d'inflammation véritable, avant l'apparition de l'abcès (1).

Les recherches de Dance ont donné un élan considérable, et les rapports entre la phlébite et l'infection purulente, comme cause à effet, n'étaient plus regardés comme des hypothèses, mais bien comme des faits démontrés ; à tel point que l'on commençait à considérer la formation des abcès secondaires, non pas comme due à l'action du pus, mais bien à des phlébites capillaires.

Arnott (1829) tira de ces observations les conclusions suivantes : 1° Que la mort n'est pas le résultat de l'extension de l'inflammation des veines au cœur ; 2° que le danger de la phlébite n'est pas en raison directe de l'étendue de l'inflammation dans les veines ; et que 3° la présence du pus dans les veines, quoique la cause principale des lé-

____

(1) Dance, 1828, vol. XVIII, p. 288.

sions secondaires, n'en est pas la seule (1). Par conséquent, il combat les idées d'Abernethy, de Carmichael et autres, qui veulent que l'affection générale soit due à l'extension de l'inflammation au cœur. Les travaux d'Arnott et de Dance ont conduit, en Angleterre et en France, à cette opinion, que la phlébite et l'infection purulente étaient des maladies identiques, ou du moins, que l'infection purulente était invariablement causée par la phlébite.

Legallois (1829) (2) confirma les expériences de Dance, et croyait que le pus injecté dans les veines coagulait le sang et ne se mélangeait pas avec lui.

Cruveilhier (1829), admettant la doctrine de la formation des abcès secondaires, par phlébite capillaire, posa cet axiome, qui depuis a été prouvé comme insoutenable, « que tout corps étranger introduit dans la circulation veineuse, et dont l'élimination par les émonctoires est impossible, produira des abcès viscéraux semblables à ceux qui se forment après les blessures et les opérations, et que ces abcès sont le résultat de phlébites capillaires dans ces viscères (3). » Il conclut de ses expériences que le pus coagulait le sang dans les vaisseaux ; et il supposait que le pus ne passait pas dans le centre du caillot, mais qu'il était sécrété par les parois de la veine. Il rapportait les abcès secondaires à la présence, dans la circulation, de corps étrangers non modifiés, et non pas à l'absorption véritable. Il supposait que la phlébite était la conséquence nécessaire de l'introduction du pus ou d'un corps

(1) Arnott, 1829 ; voir *Bibliographie*.

(2) Legallois, 1829 ; voir *Bibliographie*.

(3) Cruveilhier, *Anat. pathologique du corps humain*. Paris, 1828, XIe, XVIe, XXVIIe, XXXVe liv. in-fol., pl. 3. *Dict. de méd. et de chirurgie pratiques*. Paris, 1834, t. XII, p. 637, art. PHLÉBITE ; *Traité d'anatomie pathologique générale*, Paris, 1852, t. II, p. 314.

étranger quelconque dans les veines. Dance, Cruveilhier et Blandin acceptaient la doctrine de l'infection purulente.

Abernethy (1830) dit : « Lorsque l'inflammation de la veine est étendue, il est probable qu'il y aura une fièvre sympathique intense, non pas seulement par l'excitation que produit habituellement une inflammation, mais aussi parce que l'irritation se continuera le long de la paroi interne de la veine jusqu'au cœur (1). »

Piorry (1831), admettant la présence du pus dans les veines, donne une description du sang dans un sujet atteint de pyohémie (2). Il pensait que le sang pouvait s'enflammer; et d'accord avec cette théorie, il donna, en 1828, à cette maladie le nom de *Pyohémie* (3).

Von Gama (1835) considérait les abcès du foie, dans les plaies de tête, comme le résultat d'un même traumatisme (4).

Carswell (1836) rejetait l'idée que la phlébite était nécessaire, mais admettait que le pus circulant dans le sang empoisonnait le système tout entier.

Liston (1837) pensait que des accidents consécutifs à la phlébite suppurative, pourraient bien provenir du passage du pus dans la circulation par une ouverture d'une veine (5).

Tessier (1838) soutint pendant longtemps l'ancienne doctrine, d'une diathèse purulente, et essaya de montrer que, même dans la phlébite suppurative, le pus ne se mé-

(1) Abernethy, 1830, p. 150.
(2) Piorry, *Altérations du sang, Pyohémie*, p. 19.
(3) Piorry, *Dissertation sur cette question : Quelle part a l'inflammation dans la production des maladies dites organiques ?* 1828.
(4) Von Gama, 1835, p. 348.
(5) Liston, 1837, p. 189.

langeait jamais avec le sang. Il défendait l'idée que la pyohémie était une maladie du sang indépendante et sans rapport avec l'inflammation des veines. Il dit que « dans toutes les périodes de l'inflammation veineuse, le pus est emprisonné dans l'intérieur de la veine par des caillots ou de fausses membranes, et qu'à aucune époque de la phlébite le passage du pus dans le sang n'est possible (1).

Dupuytren (1839) pendant bien des années avait la même opinion que Boyer ; mais peu avant sa mort il écrivait : « Les abcès viscéraux sont le résultat d'une absorption réelle du pus des plaies et de son transport dans les organes (2). »

Bérard (1842) soutenait la doctrine de la phlébite, mais faisait observer que les preuves de cette lésion manquaient quelquefois à l'autopsie (3).

Darcet (1842) pensait que les abcès secondaires étaient quelquefois résorbés et que le pus était rejeté par les reins, rendant les urines albumineuses pendant ce moment.

Finger (1847) émettait cette opinion, qu'il existait dans le sang des matériaux sans action nuisible aux organes pour le fonctionnement desquels ils étaient destinés, que ces matériaux, lorsqu'ils n'étaient pas employés ou rejetés de l'économie, agissaient comme des irritants locaux dans les autres organes, et devenaient ainsi la cause de lésions secondaires, telles que accumulation de pus dans les articulations.

Ces matériaux peuvent avoir de l'affinité pour les sub-

(1) Tessier, 1838 ; voir *Bibliographie*.

(2) Dupuytren, *Des abcès viscéraux et des suppurations éloignées considérés comme complications des blessures par armes de guerre* in *Leçons orales de clinique chirurgicale*, 1839, p. 104.

(3) Bérard, 1842, v. Bibliographie.

stances chimiques, mais ne peuvent pas être reconnus à l'aide d'agents physiques (1).

Castelnau et Ducrest (1848), d'après une série d'expériences dans lesquelles, pour la première fois, ils imitaient la nature, en injectant du pus dans les veines en plusieurs fois, et non pas tout d'un seul coup, arrivèrent à cette conclusion, que les abcès multiples étaient dus à une altération du sang. Ils furent les premiers observateurs qui prouvèrent que le pus est la seule substance qui puisse donner lieu à la formation d'abcès en tout semblables à ceux appelés *chirurgicaux*. Ils ont observé aussi que le siége des abcès provoqués par l'injection d'autres substances que le pus était presque exclusivement dans les poumons, mais qu'il n'y a pas un seul symptôme occasionné par l'inoculation purulente, pris isolément, qui ne puisse être provoqué aussi par l'injection d'autres substances (2).

Sédillot (1849), dans son traité détaillé et intéressant (3), posa l'opinion absolue, que les symptômes décrits sous les titres d'*infection purulente*, d'*absorption purulente*, de *diathèse purulente*, de *phlébite suppurative*, etc., sont toujours le résultat de l'introduction des globules du pus dans le sang ; et de plus, il confirme l'observation de Castelnau et Ducrest, qu'il est nécessaire dans les expérimentations sur les animaux de faire des injections répétées, car la marche des symptômes dépend de la persistance de la source du pus. « Il y a deux maladies distinctes, dit-il, quoique ayant quelques symptômes communs : l'une est déterminée par les éléments solides du

(1) Finger, 1847 ; voir *Bibliographie*.

(2) Castelnau et Ducrest, *Recherches sur les abcès multiples comparés sous leurs différents rapports*. (*Mém. de l'Acad. de méd.*, 1846, t. XII, p. 1.)

(3) Sédillot, *De l'infection purulente ou Pyohémie*. Paris, 1849, 1 vol. in-8, avec 3 pl.

pus, l'autre par la putréfaction de quelque substance animale. » Sédillot pensait que, le pus entré dans le sang n'exerçait aucune action directe sur lui, et ne devenait nuisible que lorsqu'il était retenu dans les capillaires des poumons ou d'un autre organe, causant ainsi les symptômes d'irritation caractéristiques de l'affection par la gêne fonctionnelle qu'il causait et par les efforts que faisait l'économie pour l'éliminer.

Il distingue ainsi les corpuscules du pus des globules blancs du sang : « Ces derniers, dit-il, sont plus petits d'un cinquième ou d'un sixième, ils sont lenticulaires, et non sphériques, plus lisses à la surface, et leur noyau est plus petit. »

Lorsque les deux existent dans la même préparation, les globules blancs du sang sont les moins nombreux. « Le pus, dit-il, peut être introduit dans la circulation de différentes façons ; il peut provenir d'une plaie, d'un ulcère, d'un abcès ou d'une phlébite. »

Sachant que les veines, partant d'une plaie supposée être la source d'une infection purulente, ont été souvent trouvées, après un examen minutieux, oblitérées par des caillots fibrineux durs, Sédillot surmonte cet obstacle à sa théorie en disant que des érosions trop petites pour être reconnues peuvent cependant exister dans ces vaisseaux.

Pendant que Lebert (1) et Sédillot soutiennent que les globules blancs du sang peuvent être distingués des corpuscules du pus, Henlé, Donné (2) et Virchow affirment qu'ils ne peuvent pas l'être. « Nos expériences sur les animaux, dit Sédillot, nous ont servi à mettre hors de doute la cura-

(1) Lebert, *Physiologie pathologique*. Paris, 1845. — *Traité d'anatomie pathologique*. Paris, 1855-1861.
(2) Donné, *Cours de microscopie*. Paris, 1844.

bilité des effets morbides produits par l'injection directe du pus dans le sang et à démontrer que les éléments solides du pus normal étaient la seule et véritable cause de la pyohémie (1).

Henry Lee (1850) tire les conclusions suivantes des faits qu'il avait réunis, soit par des expériences, soit autrement : 1° Que l'inflammation de la veine ou phlébite, ne forme pas une partie essentielle des accidents primitifs, qui entraînent à leur suite les symptômes généraux, même lorsque les éléments morbides ont passé par la veine dans la circulation ; 2° que, lorsque l'inflammation d'une veine arrive, comme dans quelques cas au moins, elle n'est pas la cause mais bien la conséquence du passage dans le sang d'un élément morbide ou étranger ; 3° que, quoique les veines s'enflamment difficilement sans une excitation mécanique, cette inflammation est provoquée rapidement et est accompagnée de troubles généraux toutes les fois qu'il y a introduction dans leur intérieur d'un liquide irritant.

Lee pense qu'avant qu'il puisse y avoir infection purulente de l'économie, il faut que le sang soit vicié au point que sa coagulabilité soit altérée (2).

Solly (1851) pense « que la prédominance de la pyohémie à notre époque dépend de quelque influence atmosphérique cachée et sur laquelle nous n'avons pas d'action, » et que les abcès secondaires sont dus à la résorption purulente. « Je suis bien convaincu, dit-il, que le tracas de l'esprit a entraîné au tombeau plus de malheureux qu'aucune cause isolée contre laquelle le chirurgien ait à lutter. J'ai observé de plus que l'infection purulente était

----

(1) Sédillot, *De l'infection purulente, ou Pyohémie*, 1849, p. 512.
(2) H. Lee, 1850, p. 45 et suiv.

plus fréquente chez les individus qui ont quelque cause de chagrin. » Il pense que le pus est résorbé en même temps par les veines et par les lymphatiques ; et que « lorsque le pus est absorbé par les veines, celles-ci ne sont pas anormalement dilatées (1). »

Wood (1858) écrit que « les abcès métastatiques, l'infection purulente, ou la fièvre pyohémique, lorsqu'on retrouve le point de départ dans une plaie ou une inflammation quelconque, paraissent être la conséquence de l'absorption par les veines du pus altéré, ou d'autre produit sanieux de l'inflammation, qui est le point de départ, ensuite, d'un changement zymotique dans le sang, portant probablement en particulier sur la fibrine ; » tandis que s'il n'existe pas de plaie ou de foyer purulent, l'infection de l'économie est due, « à des causes agissant par les organes digestifs ou le système nerveux (2). » Pour Wood le poison serait probablement un liquide sanieux provenant de la décomposition du pus.

Chevers (1859) insiste beaucoup sur des complications abdominales antérieures comme prédisposant à la pyohémie (3).

Roser (1860) considère la pyohémie comme présentant une forme primitive, dans laquelle il y a introduction dans le système d'un poison spécifique, comme dans la scarlatine ; et une forme secondaire, dans laquelle l'économie est infectée par un poison développé dans quelque organe particulier du corps.

Sir J. Y. Simpson (1860) n'accepte pas la dénomination de pyohémie et préfère le terme de « fièvre chirurgicale ».

(1) S. Solly, *On purulent absorption.* (*The Lancet,* 15 mars 1851, p. 289.)
(2) G. B. Wood, 1858, vol. II, p. 254.
(3) Chevers, *Medical Times and Gazette,* 1851, vol. I, p. 94.

Cette fièvre chirurgicale, il la considère comme le même état, générique sinon spécifique, que la fièvre puerpérale des nouvelles accouchées. Il fait voir de plus l'analogie entre ces deux affections, aux points de vue anatomique et pathologique, et quant à leurs symptômes et marche. Ni l'une ni l'autre, dit-il, ne peut être provoquée par les causes ordinaires de l'inflammation, « mais toutes les deux sont développées par des causes spécifiques.» L'érysipèle, dit-il, se rapproche des deux. Il rapporte toutes deux à une altération ou un état maladif du sang. « Cette théorie, dit-il, nous permet de comprendre comment, dans une série de cas, ou pendant une épidémie en particulier de fièvre puerpérale, l'effet ou l'élément fébrile peut être plus marqué que l'inflammatoire; tandis que, à un autre moment, et ces cas sont en général plus influencés par le traitement, c'est l'effet ou l'élément inflammatoire qui prédomine sur le fébrile (1). »

Callander (1860) fait remarquer que « un poison animal ou septique est la cause occasionnelle de la maladie primitive, infection de l'économie. » Il a quelque rapport subtil avec un état vicié du sang.

Le sang subit une décomposition, ou, comme le veulent quelques auteurs, subit un état de fermentation, mais dans tous les cas il n'y a pas de changement appréciable.» Il divise la maladie en infection septique et en pyohémie. «On sait maintenant, dit-il, que la tunique interne des veines offre rarement des traces d'inflammation; que probablement elle ne sécrète jamais de pus, et que l'apparence de suppuration que l'on a retrouvée dans ces vaisseaux, est simplement causée par le ramollissement des caillots (2). »

(1) Sir J. Y. Simpson, 1860, vol. II, p. 1 et suiv.
(2) J. W. Callander, in Holme's *Surgery*, vol. I, p. 266.

Virchow (1860) étudie ce sujet à un point de vue anatomo-pathologique, et affirme que ce n'est pas une substance purulente, mais bien puriforme, « qui infecte le système et donne lieu à cette maladie. » « Toutes les fois, dit-il, qu'il y a abcès métastatique, il y a thrombose dans certains vaisseaux. » « En employant le mot « pyohémie », dit-il, il ne faut pas y voir qu'un processus morbide commun dans l'infection purulente du sang ; mais cette dénomination doit être considérée comme désignant plusieurs processus différents quant à leur nature. »

Les lésions générales peuvent, d'après ce pathologiste distingué, être dues à trois séries de causes : 1° thrombose, occasionnant une obstruction mécanique, et causée par l'arrêt, dans les capillaires, d'un fragment de substance étrangère : infection ichoreuse (septicémie); 2° à une dyscrasie, lorsqu'une substance ichoreuse est introduite dans l'économie et agit d'une façon aiguë sur les organes qui ont une prédilection pour ces substances ; et 3° leucocytose lorsqu'il y a irritation des ganglions lymphatiques. Il pense que, tandis que dans la dyscrasie de la scrofule du cancer, etc., l'économie est affectée consécutivement aux organes, c'est le contraire qui a lieu dans la pyohémie (1).

Les auteurs qui ont écrit sur ce sujet depuis 1860 ont discuté surtout sur le rapport de la phlébite et de la thrombose à la pyohémie. Ils ont trouvé que ces complications manquent presque aussi souvent qu'elles existent chez des sujets offrant les symptômes généraux très-nets de pyohémie, et que par conséquent ces deux lésions, quoique pouvant servir de cause occasionnelle, ne doivent pas être

____

(1) R. Virchow, *Pathologie cellulaire*, trad. P. Picard, 3ᵉ édition, 1868, p. 171. Ces idées ont été émises par Virchow, dès 1853, et se trouvent consignées dans son recueil intitulé : *Gesammelte Abhandlungen*.

regardées comme les seules sources de la fièvre suppurative.

Wilks (1861) pense que le pus, ou ses éléments, ou germes, donne lieu à des dépôts purulents, de la même façon que les germes du cancer donnent lieu à des tumeurs cancéreuses à distance; le moyen de transport est probablement une petite veine, qui absorbe la substance morbide, laquelle cause une coagulation du sang avec congestion, qui se termine par la suppuration ou la gangrène (1).

Erichsen (1864), examinant les corps d'un nombre considérable de sujets morts de pyohémie, « a souvent trouvé des traces d'autres inflammations diffuses aussi bien que la phlébite, tandis que, dans d'autres cas, aucune inflammation veineuse n'a pu être retrouvée malgré des recherches minutieuses et spécialement dirigées de ce côté, » d'où il a conclu « que la pyohémie, quoique existant fréquemment avec une phlébite suppurative, peut survenir indépendamment d'elle, et par conséquent ne peut pas être regardée dans tous les cas comme une conséquence de cette lésion (2). »

Fayrer, de Calcutta (1865), a conclu de ses observations (3), que l'ostéomyélite, « inflammation aiguë et « diffuse, sorte de forme érysipélateuse », est une cause fréquente de pyohémie (4).

Allen (1865), d'un autre côté, considère le rapport entre la pyohémie et l'ostéomyélite comme incertain (5).

Savory (1866) pense que le mot *pyohémie* est malheu-

---

(1) Wilks, *Guy's Hospital Reports*, VII, 1861.

(2) Erichen's *Surgery*, 1864, pp. 461-467.

(3) Fayrer, *Indian Annals of medical Sciences*, oct. 1865.

(4) M. Chassaignac (*Traité de la suppuration*, 1859, p. 475) signale l'infection purulente comme une complication de l'ostéomyélite, et insiste (p. 505) sur la fréquence de l'infection purulente à la suite des lésions, traumatiques ou chirurgicales, intéressant le système osseux et y déterminant le phénomène de la suppuration.

(5) Allen, 1865, p. 30.

reux, et soutient que l'on ne peut pas établir de distinction entre l'*ichoræmie* ou *septicémie* et la *pyohémie*.

Il pense que la maladie peut non-seulement affecter une forme chronique, mais être aussi passagère ou intermittente. Il dit que le rhumatisme blennorrhagique a des liens avec la pyohémie. Il classe ainsi les causes des congestions et suppurations locales dans la pyohémie :

« 1° Stase due à une action mécanique : sorte de blocus produit par l'accumulation de particules solides, divisée quant au volume de celles-ci en :

« *Embolie artérielle : par des fragments trop volumineux pour traverser les petites artères.*

« *Embolie capillaire : par des fragments assez petits pour pénétrer dans les capillaires.*

2° Stase due au changement produit dans le sang par le mélange de liquides pathologiques, l'effet local de ce que l'on appelle proprement empoisonnement du sang, est une obstruction capillaire. »

3° Stase due à la combinaison des deux conditions précédentes.

Les lésions consécutives sont déterminées par l'action de la substance morbide qui produit l'obstruction, par les altérations qu'elle provoque, et par la constitution ou l'état de l'individu. « Tandis que, dit-il, les simples cas d'embolie doivent être rapportés à l'action de particules solides, l'affection terrible que l'on appelle pyohémie doit être due à l'action de quelque substance putride qui empoisonne le sang. » « Les effets de ce poison subtil, dit-il, sont de plus proportionnés à la violence du poison, à la quantité absorbée et à la rapidité de cette absoption (1). »

(1) W. Savory, *S. Bartholomew's Hospital Reports*, 1866, résumé dans le *Biennial Retrospect of Medicine and Surgery by the New Sydenham So-*

Baker (1866), après avoir résumé brièvement l'histoire de la pyohémie et donné succinctement les théories et faits divers qui ont été publiés sur ce sujet, fait remarquer qu'il existe dans la science des données suffisantes pour soupçonner que l'introduction du pus dans le sang est une des causes de la pyohémie.

« Pour le moment, dit-il, nous ne pouvons pas estimer le degré de fréquence de cette cause, pas plus que nous ne pouvons déterminer d'une façon sûre le mode d'entrée du pus dans le sang, ni le processus zymotique ou autre, par lequel il amène les symptômes et les lésions anatomo-pathologiques qui l'accompagnent. »

La seconde cause de pyohémie que discute Baker, est celle de l'embolie, sur laquelle Virchow a tant insisté. L'embolie peut provenir de la désagrégation des caillots, ou bien, d'après les expériences de Liston et Mackenzie, de l'irritation de la membrane interne des veines, que ces observateurs ont pu provoquer par l'injection de solutions d'acide lactique et d'oxyde de zinc.

« Il s'ensuit, d'après ce que j'ai dit, ajoute Baker, que la pyohémie peut résulter d'une phlébite suppurative, quoique l'on regarde cette source d'altération du sang comme peu fréquente, et que les mêmes effets peuvent être produits par des embolies des dernières radicules artérielles, provenant d'altérations chroniques d'artères plus volumineuses. Dans l'introduction dans le sang de corps étrangers toxiques ou autres, ce sont les capillaires qui jouent de beaucoup le rôle le plus important (1).

ciety, 1867 ; et dans Braithwaite's *Retrospect of Medicine*, janvier à juin 1867.

(1) A. Baker, *Réponse à l'Association Britannique de médecine*. Birmingham, 1866, pp. 15, 16 et 10, 11.

Bristowe (1866) dit (1) : « Nous ne voyons pas comment la théorie de l'embolie pourrait expliquer ces cas de pyohémie, qui ont leur point de départ dans le système nerveux, et dans lesquels les poumons échappent complétement ou à peu près, tandis que des abcès secondaires se trouvent, et quelquefois en très-grande abondance, dans d'autres organes. Et enfin, il nous paraît tout aussi énorme de considérer comme du pus seulement les corpuscules purulents, qu'il le serait de donner ce nom exclusivement aux éléments liquides. En un mot, nous sommes disposés à croire que, sous l'influence de quelque transformation délétère survenant dans la source primitive du mal, du pus malsain, ou des éléments de pus malsain (appelez-le *ichor* si vous voulez), se frayent un chemin dans le sang et l'empoisonnent ; que ce poison témoigne son existence, d'un côté en produisant dans le sang une tendance à se coaguler dans les petits vaisseaux, et d'un autre en produisant des effets plus subtils mais plus sérieux dans l'économie en général. Nous ne voulons pas nier que quelques-unes des lésions locales ne soient réellement dues à des embolies, quelques-unes même à l'accumulation des corpuscules du pus formant des masses coagulées ; mais nous croyons que des thromboses seules sont les causes les plus communes des obstructions des petits vaisseaux qui produisent ensuite les abcès secondaires. »

Résumé. — D'après les extraits qui précèdent, on peut voir que la pyohémie, ou la fièvre suppurative, a été reconnue d'une façon plus ou moins complète, depuis Hippocrate.

(1) J. D. Bristowe, in Reynold's *System of Medicine*, 1866, vol. I, p. 207.

Arétée l'étudie sous le nom de *Péripneumonie*, et considère les abcès secondaires comme dus à de la métastase.

Au milieu du seizième siècle, nous trouvons cette affection rapportée comme la conséquence de plaies de tête et de plaies chirurgicales ; et nous voyons Ambroise Paré qui attribue les lésions pathologiques à peu près à la même cause que les chirurgiens modernes, c'est-à-dire à une altération du sang. Ensuite nous voyons un vide dans la bibliographie de la fièvre suppurative vide, qui comprend presque deux siècles.

Et nous arrivons ainsi à Boerhaave, qui, le premier, croit à la possibilité de la présence du pus dans le sang, et laisse entrevoir l'origine purulente de la pyohémie. Nous voyons cette doctrine soutenue quelques années plus tard par Morgagni, qui rapporte plusieurs cas d'infection purulente ; et six ans plus tard par Cheston, dont la théorie de la métastase n'a pas été beaucoup soutenue.

Ce pathologiste fameux et observateur sagace, John Hunter, essaya d'établir un rapport constant et invariable entre la phlébite et la fièvre suppurative, comme de cause à effet. Dix ans plus tard, Desault, non content des explications de ses prédécesseurs, attribua cette affection à une influence nerveuse. La théorie de Boyer, de la « suppression de la suppuration », était due à la formation d'abcès secondaires ; Hodgson et Ribes voyant l'origine de la pyohémie dans la phlébite ; Charles Bell voyant dans la prédisposition héréditaire une influence sur la localisation des lésions secondaires ; la théorie de Travers de « l'irritation constitutionnelle », et celle de Bertrandi de la stase dans le foie tenant à la gêne dans la circulation de la veine cave inférieure, causée par la masse plus considérable, et la plus grande vitesse du sang de la veine cave supérieure : toutes ces théories ont eu chacune leur vogue, puis sont tombées dans l'oubli.

Dupuytren, Quesnay, Ledran, Maréchal et autres, ont attribué les abcès viscéraux à l'absorption du pus, à sa présence dans le sang, et à l'inflammation dans les organes internes qui en est la conséquence. Dance, Arnott, Cruveilhier, Blandin, Bérard, etc., regardèrent la pyohémie comme produite par la phlébite. Bordeu attribue la migration du pus aux communications qui existent de toutes parts dans le tissu cellulaire.

Velpeau, dans son mémoire célèbre et si instructif sur ce sujet, résout le problème par la combinaison de la théorie d'Ambroise Paré, de l'altération du sang comme cause de la maladie, et de celle de Cheston, de l'origine métastatique des abcès viscéraux. Ce médecin distingué montra de plus qu'il y avait un certain rapport entre les symptômes généraux et les dépôts purulents dans les viscères comme de cause à effet.

Nous voyons Guthrie attribuer la fièvre suppurative à une altération du sang provenant de la plaie et à la suppression de la suppuration qui cause l'infection générale.

L'anatomie pathologique de la maladie fut très-complétement et exactement décrite par Velpeau, puis par Rose qui rapportait les symptômes à une influence nerveuse.

Nous devons à Arnott et à Dance, d'avoir rapporté la formation des abcès viscéraux à une phlébite capillaire, et d'avoir essayé de prouver un rapport des plus intimes entre la phlébite suppurée, et l'infection purulente. Cruveilhier publia, l'année suivante, le résultat de ses expériences nombreuses et intéressantes sur l'introduction des substances étrangères dans le sang. Il est arrivé à la conclusion que, les symptômes et les lésions pathologiques que l'on trouve dans la pyohémie peuvent être reproduits par l'introduction dans le sang de substances étrangères trèsvariées, et que les lésions viscérales sont le résultat immédiat d'une phlébite capillaire.

Piorry deux ans plus tard donna à la maladie le nom de pyæmie (pyohémie, pyohæmie).

Les auteurs qui étudient ensuite ce sujet, ou bien acceptent la phlébite comme cause de la fièvre suppurative, ou bien rejettent cette théorie sans en donner une autre.

Nous en étions restés là pendant environ vingt ans, lorsque Castelnau et Ducrest suivirent l'exemple de Cruveilhier, et firent un grand nombre d'expériences, en injectant des substances étrangères dans les veines des chiens. Ces expériences leur ont fourni la conclusion la plus importante : c'est-à-dire, que le pus est la seule substance capable de produire des abcès en tous points semblables à ceux appelés chirurgicaux.

Sédillot, faisant des expériences à la même époque, est arrivé à conclure qu'il y avait deux affections distinctes causées par l'introduction du pus dans le sang, l'une pouvant être rapportée aux éléments solides, l'autre aux éléments liquides du pus.

Henry Lee, l'année suivante, fait remarquer que la phlébite ne précède pas forcément la pyohémie, et que la coagulabilité du sang est lésée avant que les éléments morbides puissent pénétrer dans la circulation.

Depuis ce dernier quart de siècle, nous trouvons cette origine par phlébite si bien soutenue autrefois par Liston, Cooper, etc., et plus récemment par G. Budd, Wilks, Holmes et autres, maintenant complétement rejetée, et nous voyons les efforts se diriger vers la recherche de quelque matière morbide dans le sang. Wood suppose que l'altération du sang est de nature zymotique. M. le professeur Polli, de Milan, aussi rapporte ce processus à un ferment. D'un côté, Callander parle de la fièvre suppurative comme possédant deux formes : celle d'infection septique et celle de pyohémie, tandis que d'un autre côté Virchow rapporte cette affection à trois ordres de causes : à la thrombose, à la septicémie et à la leucocytose. Dans ces derniers temps, le professeur Fayrer, de Calcutta, a rapporté la cause de la fièvre suppurative à l'ostéomyélite, mais il y a peu de preuves à l'appui de cette théorie. Savory publia récemment une étude détaillée de ce sujet, basée sur l'observation clinique; il pense que les phénomènes locaux des abcès secondaires dans les viscères peuvent être rapportés à l'embolie, mais que les symptômes généraux sont dus à la présence dans le sang de quelque substance toxique cachée. Bristowe regarde la phlébite comme une cause fréquente de pyohémie, mais pense que la thrombose est le premier pas vers la formation des abcès viscéraux. Nous voyons donc que les auteurs les plus récents, pendant qu'ils essayent de découvrir quelque cause spécifique à la fièvre suppurative, et tout en rejetant la théorie d'un rapport constant et invariable entre la phlébite et la pyohémie, comme de cause à effet, rapportent néanmoins les abcès viscéraux à la phlébite capillaire, ou à son résultat l'embolie.

Outre les travaux détaillés que nous venons de passer en revue, on trouvera dans ce résumé historique les indications nombreuses d'observations intéressantes sur ce sujet.

CHAPITRE II

La pyohémie peut être ainsi définie : Une fièvre qui sévit à tous les âges, est généralement consécutive à des plaies, des inflammations aiguës des os, à l'état puerpéral, à des opérations chirurgicales, ou à d'autres sources purulentes, ou d'infection septique. Elle paraît exister quelquefois sous forme d'épidémie.

Aucune cause isolée n'a encore été reconnue comme produisant cette maladie. La présence du pus n'est pas indispensable à sa production.

Les injections de liquides putrides, aussi bien que le chyme et autres liquides sains, occasionnent chez les animaux des symptômes comme ceux de la fièvre suppurative, et des lésions pathologiques dans les viscères, semblables à celles que l'on y rencontre, vers le début de cette affection. Les symptômes les plus pathognomoniques de la fièvre suppurative sont : une invasion plus ou moins subite, le quatrième ou le cinquième jour d'une opération, marquée généralement par des frissons ou par de la dépression morale et de l'inquiétude suivies par des sueurs profuses : le pouls est généralement accéléré ; la langue est fendillée, puis chargée, et ensuite devient sèche et fuligineuse ; la peau devient terreuse, puis prend une teinte subictérique ; la prostration et l'amaigrissement est considérable; une ou plusieurs articulations se gonflent, deviennent rouges et douloureuses, et peuvent même suppurer; l'haleine est fade ou présente une odeur purulente; la respiration est gênée, il y a du délire; à ces symptômes s'ajoutent ceux que donnent des lésions dans certains organes en particulier. La fièvre n'a pas de durée fixe, elle se présente sous une forme périodique, et généralement elle diminue ou devient plus intense, le septième, le huitième, le quinzième, le vingt et unième, le vingt-deuxième, ou le vingt-huitième jour, à partir du premier frisson ou autre symptôme initial. Elle est caractérisée par la formation d'abcès secondaires dans les viscères (le plus souvent dans les poumons, le foie, la rate et le cerveau), ainsi que dans les articulations et le tissu cellulaire.

J'ai donné le nom de fièvre à la pyohémie parce qu'il me semble, vu son origine, ses symptômes, marche et lésions, que cette affection se rapproche plus de la classe des affections fébriles que d'aucun autre groupe de maladies que nous connaissons. Cette idée de plus est confirmée, par le seul traitement qui jusqu'à présent ait été suivi de succès. Des stimulants et un régime fortifiant, donné en abondance, mais surveillé, a seul été efficace pour écarter cette issue sérieuse, qui a fait regarder jusqu'ici par les chirurgiens, les frissons qui surviennent après une opération comme le signal de la mort.

Cette affection a reçu divers noms, suivant la source supposée de son principe actif ou sa cause essentielle.

Phlébite. Depuis Hippocrate, même jusqu'à nos jours, cette maladie a été rattachée à l'inflammation des veines ; et la désignation de phlébite est restée en médecine comme synonyme (pour certains) de la pyohémie. Hunter (1793) employa ce terme, Riber (1816) rapporte les symptômes graves à cette complication, Carmichael (1818), Breschet (1819) et Abernethy (1830) ont aussi soutenu ces idées. Guthrie (1827), Sir A. Cooper (1827), Bouillard (1825), Dance (1828), Cruveilhier (1829), rattachaient la formation des abcès secondaires à des phlébites capillaires; Cruveilhier, Dance et Arnott (1829), regardaient la phlébite et l'infection purulente comme des maladies identiques. Liston (1837), Tessier (1838), Samuel Cooper (1826), Syme (1848), Hyde Salter, Bransby, Cooper (1833), Vidal, Nélaton, Bérard (1842), Lee (1850), ont tous employé cette désignation.

Diathèse purulente. Ce nom fut donné par Ambroise Paré (1582), et la maladie qu'il appelait ainsi, était rapportée à une influence atmosphérique. Boerhaave (1737) attribue cette affection à l'absorption du pus par les veines. Ce pus, Morgagni (1740) le faisait provenir des tubercules désagrégés dont les particules arrêtées dans les capillaires agissaient comme des irritants locaux. De Haen (1761) le premier soutenait l'absorption du pus et autres sécrétions morbides. Tessier (1838) soutenait cette doctrine. Legallois (1829) et Billroth (1862) emploient cette expression.

Métastase. Cheston (1766) propose la théorie de l'origine métastatique de cette maladie. Il dit que la migration du pus d'un endroit à un autre se rencontre fréquemment à la suite des amputations. Aretæus (au deuxième siècle) soutenait aussi cette idée.

Infection purulente. Berthelot (1780) emploie cette expression, de même que Hodgson en 1815, et Velpeau en 1826. Sédillot en 1849 donna à son traité le titre suivant : *De l'infection purulente, ou pyohémie ;* Wood (1858) le donne avec ses autres synonymes de la maladie. Toynbee (1860) l'emploie aussi. Panum (1863) l'appelle infection putride ou septique.

La *fièvre jaune* était la désignation qu'employait Larrey en 1812.

Irritation constitutionnelle fut proposée comme nom, d'abord par Travers (1818) qui pensait que le système cérébro-spinal était principalement affecté. Barthez (1843), Brodie, W. Philip et Copland (1858) soutenaient que le principal siége de l'irritation se trouvait dans le système nerveux ganglionnaire. Cette doctrine fut soutenue aussi par Rose en 1828 et Desault en 1794.

Pleurésie purulente des opérés, était le terme que donnait Velpeau en 1826 à cette maladie, à cause de la fréquence des lésions pulmonaires à la suite des opérations chirurgicales.

Abcès multiples. La présence de ces abcès en particulier dans le foie était signalée par Larrey (1812), par Bertrandi et Andouillé (1819), par Pott, etc. ; mais ce nom fut surtout appliqué par Castelneau et Ducrest (1846), qui le regardaient comme la désignation la plus correcte que l'on puisse employer. Les abcès viscéraux étaient rattachés par ces auteurs à un état vicié du sang, et ils préfèrent le terme *multiple* à celui plus ancien de *métastatique*.

Absorption purulente était le terme qu'employa Solly en 1851, et il croyait que cette absorption se faisait en même temps par les veines et les lymphatiques. La doctrine du mélange dans l'économie du pus avec le sang, était soutenue par Home (1810), Montezzia (1813), Carmichael (1818), Quesnay (1819), Gendrin (1820), Maréchal (1828), Dumas (1830), Carswell (1836) et Dupuytren (1839).

Pyohémie. Ce nom (pyohémie) fut proposé, le premier

par Piorry en 1828 et continue maintenant à être le terme par lequel on désigne généralement la maladie. Nous trouvons ce terme employé par Sédillot (1849), Miller (1853), Gamgee (1853), Druitt (1859), Chevers (1859), Callander (1860), Röser (1860), Anderson de Glasgow (1861), Murchison (1862), Erichsen (1864), Fayrer (1865), Paget (1865), Savory (1866), Baker (1866), Bristowe (1866).

Fièvre chirurgicale est le terme employé par Sir J. Y. Simpson (1860), afin de le distinguer de la fièvre puerpérale.

Thrombose et septicémie sont les désignations que donne Virchow (1860), tandis que Sir W. Jenner l'appelle *fièvre pyogénique*.

La Suppression de la suppuration, était le terme qu'employait Boyer en 1814.

CHAPITRE III

OBSERVATION I. — T. B...., tisserand, âgé de 46 ans, est entré à l'hôpital le 7 juin pour une rétention d'urine. Le malade raconta, que depuis quelques semaines avant son admission, il urinait à petit jet, ou bien goutte à goutte, mais que depuis dix ans il avait éprouvé plus ou moins de difficulté à uriner. La rétention était complète depuis huit heures, et était accompagnée de douleurs de ventre et d'envies irrésistibles de vider sa vessie.

Lors de son entrée on fit des tentatives infructueuses d'introduire une petite sonde. Après un bain de siége, et une application de sangsues au périnée il a pu uriner spontanément. Deux jours plus tard, après l'avoir chloroformisé, on a pu introduire une sonde n° 3 et on a évacué 600 grammes d'urine, la sonde fut laissée en place.

Le malade garda la sonde en place, toute la nuit sans éprouver d'accident, mais le troisième jour de l'entrée, il s'est plaint de dyspnée et d'un sentiment d'oppression dans la poitrine, l'exploration de la poitrine ne révéla rien de morbide.

Le jour suivant (11 juin), après une nuit agitée il avait 100 pulsations, la chaleur de la peau était augmentée avec d'autres symptômes fébriles, et on prescrit unepotion diaphorétique. La langue était saburrale, et il s'est plaint d'un peu de dyspnée, mais sans tousser.

Le même état fébrile existait le lendemain (12 juin), et était accompagné d'un peu de toux et de crachats rouillés. Le pouls battait 110, petit, et la chaleur de la peau était augmentée. A l'auscultation on entendait des râles crépitants à la base du poumon gauche; la percussion révélait une matité relative. Pendant la soirée, il eut de l'hémoptysie, rejetant environ une pinte de sang liquide. L'hémorrhagie fut arrêtée avec de l'acide gallique : le malade s'est ensuite endormi pendant trois heures.

13 juin. Il n'y avait pas de difficulté dans la miction, mais les symptômes généraux étaient aggravés. Il avait mal dormi. La respiration était accélérée et gênée, les crachats étaient teintés par le sang. Le facies était anxieux. La langue était fendillée et desséchée, l'appétit avait disparu. On prescrit 180 grammes de vin par jour.

Le lendemain (14 juin), le malade était très-agité, les dents étaient fuligineuses, la langue était couverte d'une croûte épaisse et noire. Le pouls était très-faible et le collapsus commençait.

Il est mort deux jours après (16 juin).

Autopsie. — La cavité pleurale gauche contenait environ 300 grammes d'un liquide opaque et un peu bourbeux. Une couche récente de lymphe plastique tapissait du même côté la plèvre costale et pulmonaire. La moitié postérieure du lobe inférieur du poumon gauche était solidifiée par du sang extravasé ; et au centre il y avait deux cavités tapissées par une membrane très-friable ayant l'aspect de lait caillé, et contenant des détritus de tissu pulmonaire mortifié, et du pus très-fétide, un peu mélangés aux caillots de sang. Ces deux abcès avaient le volume, l'un d'un œuf de poule, l'autre d'un œuf de pigeon. Une mince couche seulement de tissu pulmonaire séparait le plus grand de la cavité pleurale, et encore cette couche paraissait mortifiée. La plèvre droite était normale, mais une petite portion de la base du poumon en arrière était fortement congestionnée et à peine crépitante. Le reste du poumon était très-sain. Il n'y avait de tubercules dans aucun organe.

Le cœur était normal.

La surface du rein droit était légèrement froncée. Le rein gauche était plus volumineux qu'à l'état normal, la surface était congestionnée : à la section on trouva plusieurs petits abcès dans sa couche corticale et dans la portion médullaire ; le bassinet était très-dilaté, l'uretère épaissi avait aussi augmenté de calibre. La vessie était presque vide, sa tunique était hypertrophiée, elle offrait une dilatation sacciforme. La muqueuse était congestionnée, et présentait des ecchymoses sur plusieurs points. Dans la portion dilatée de la vessie la muqueuse était légèrement ulcérée. En examinant le périnée, on trouva un abcès du volume d'une pêche contenant du pus très-fétide, il était placé à droite du bulbe, mais ne communiquait pas avec l'urèthre. Un autre abcès plus petit se trouvait au point de réunion du scrotum avec le périnée, et le cathéter avait pénétré dans cette poche au lieu de parcourir l'urèthre qui était rétréci à ce niveau.

Réflexions. — Voilà une observation de fièvre suppurative, consécutive à une des opérations les plus simples de la chirurgie, au cathétérisme de la vessie. La fièvre a suivi une marche rapide, débutant d'une façon insidieuse le troisième jour de l'entrée à l'hôpital, c'est-à-dire après la première tentative de cathétérisme, par des troubles pulmonaires, qui deux jours plus tard se manifestèrent par une pneumonie évidente, le tout se termina par le coma.

Le seul symptôme anormal à noter dans cette observation, est l'hémoptysie abondante qui arriva le second jour de la fièvre.

Le traitement de ce malade, ainsi qu'on le remarquera pour les autres cas que nous rapporterons, consistait dans les moyens les plus propres à combattre les symptômes à mesure qu'ils se présentent, ainsi que dans l'emploi de stimulants et d'une alimentation nourrissante, afin de soutenir l'économie.

L'autopsie offre un intérêt particulier, dans ce sens qu'elle montre une destruction considérable de tissus produite par cette maladie, dans un espace de temps relativement très court. La pneumonie du côté gauche, que l'on avait reconnue pendant la vie, avait passé, dans l'espace de quelques heures, de l'engouement à la suppuration ou à la mortification ; et c'était probablement à cause de cette rapidité même que l'hémorrhagie eut lieu dans l'une de ces excavations que l'on a trouvées après la mort. Les abcès près du col de la vessie et du périnée, montrèrent qu'une phlébite avait probablement précédé la formation des abcès métastatiques trouvés dans les viscères.

OBSERVATION II. — A. J. fut reçu à l'hôpital le 16 mars avec une fracture de l'humérus, compliquée de plaie. L'accident avait été occasionné, un peu avant l'entrée, par le passage d'un wagon de chemin de fer sur le bras. Le blessé commençait à se remettre de l'ébranlement nerveux et d'une perte considérable de sang. On pratiqua l'amputation immédiate du bras sans chloroforme.

Le malade alla bien pendant un mois et toutes les ligatures étaient tombées. Le pouls battait 84.

Le vingt-huitième jour de l'entrée (12 avril), il survint des frissons, qui furent suivis de fièvre. Le pouls était à 120, la langue était saburrale, et l'appétit disparu. La soif était considérable, et le facies anxieux. La suppuration du moignon était mal liée et peu abondante, les bourgeons charnus étaient pâles et flétris.

Le lendemain le malade eut deux autres frissons, suivis de sueurs profuses et de grande faiblesse. Le traitement consista dans l'emploi des toniques et des stimulants.

Quatre jours plus tard (17 avril), le malade s'est plaint de douleurs au côté gauche de la poitrine, et dans l'épaule gauche, avec impossibilité de remuer le bras. Il avait aussi par moments de la dysphagie, et les muscles abdominaux étaient très-contractés. Le pouls était à 130. Les frissons et les sueurs profuses ont continué. On prescrivit 12 centigrammes de sulfate de quinine, trois fois par jour, et on lui badigeonna l'épaule malade avec de la teinture d'iode.

Le 21 avril, l'aspect typhoïde de la fièvre était très-marqué. Le malade était amaigri, le facies, tiré et épuisé. Il y avait une douleur très-vive, accompagnée de secousses, dans les muscles de l'épaule gauche et du côté du cou. Le pouls était à 130, petit. Il ne se plaignait pas de tousser. On prescrivit cinq gouttes de teinture d'aconit (P. L.) trois fois par jour.

La dépression générale continua à marcher, et le malade succomba deux jours plus tard (le 23 avril), douze jours après le début de la fièvre. Il avait eu des frissons, chaque jour, jusqu'à sa mort. On ne constata ni fluctuation, ni tuméfaction dans l'épaule gauche, et la douleur avait été diminuée par l'application de l'iode. Avant la mort il y eut un abcès sur le sacrum.

Anatomie pathologique. — L'autopsie fut faite trente heures après la mort. Le corps était très-amaigri, la putréfaction commençait. La roideur cadavérique était peu marquée. Le plexus brachial du côté gauche était sain ; mais dans l'aisselle, sous le muscle petit pectoral, les nerfs étaient entourés de petits abcès. Des branches de l'artère axillaire le sang s'écoula en abondance et ressemblait à de l'eau dans laquelle on aurait lavé de la viande crue. Il y avait du pus dans l'articulation scapulo-humérale gauche, le cartilage était érodé et en partie détaché. Il y avait aussi du pus dans l'articulation sterno-claviculaire gauche. — La moelle épinière était saine, mais les veines rachidiennes étaient très-congestionnées. Le reste du corps ne fut pas examiné.

Réflexions. — Dans cette observation, se trouvaient réunies les causes principales de la dépression des forces vitales, c'est-à-dire, de l'hémorrhagie, un ébranlement général très-considérable, causé par le genre même de la blessure et aggravé par l'amputation sans chloroforme. La fièvre, cependant, ne s'est montrée qu'un mois après l'opération, lorsque l'on regardait toute crainte comme dissipée. Si l'on recherche une cause occasionnelle, on est dérouté, car il n'y eut pas de symptômes de pneumonie pendant la vie. Cette invasion de la fièvre, à une époque où les causes ordinaires de l'infection septique sont éloignées, est aussi un point saillant de cette observation, et on le retrouve fréquemment dans la fièvre suppurative.

Le traitement ne mérite pas d'attention spéciale, il consistait dans l'emploi de la quinine, des stimulants et une nourriture fortifiante.

Il est à regretter, à cause de l'opposition des parents, que l'on n'ait pas pu faire l'autopsie plus complétement. Ce que l'on a vu a prouvé cependant que nous avions bien eu affaire à une fièvre suppurative, et qu'il y avait de nombreuses sources d'infection purulente, en rapport

intime avec les gros vaisseaux. La destruction des surfaces
articulaires avait marché très-rapidement et était beaucoup plus marquée qu'on ne devait le penser, d'après les
symptômes observés pendant la vie. En tous cas, la solution de ce problème : Quelle était l'origine de la pyohémie
dans ce cas? est encore à résoudre.

OBSERVATION III. — B. D., âgé de 15 ans, entra à l'hôpital le 4
décembre 1864 pour une tumeur à médullocelles du bras.

On remarqua la tumeur pour la première fois trois ans auparavant, elle avait alors le volume d'une aveline, mais n'occasionnait
ni douleur ni gêne. Depuis elle avait augmenté graduellement de
volume sans paraître altérer la santé générale. On l'avait traitée
par les résolutifs, elle avait été ponctionnée pour un abcès, et une
portion en avait été extirpée au mois de février dernier ; depuis
lors l'accroissement de la tumeur avait été très-rapide, et il y eut
à plusieurs reprises des hémorrhagies par la portion ulcérée. La
tumeur occupait toute la partie supérieure du bras. Le malade
avait un aspect anémique et il y avait un souffle anémique au cœur.
L'appétit était conservé, et le moral intact. Il n'y avait pas d'engorgement des ganglions lymphatiques, ni de l'aisselle ni du creux
sus-claviculaire.

Le 6 décembre, on désarticula l'épaule, et pendant l'opération
il y eut une hémorrhagie veineuse abondante à cause de la dilatation marquée des veines sous-cutanées. On remarqua que le sang
artériel était plus foncé qu'à l'état normal. Après l'opération il y
eut de la tendance aux syncopes, mais on y remédia par des stimulants. Le soir le malade allait remarquablement bien.

La seconde nuit après l'opération il avait un léger état fébrile,
mais ces symptômes disparurent rapidement. On fut obligé de
donner des opiacés pour le faire dormir.

On nota (13 décembre) l'appétit conservé et le moral excellent :
toutes les ligatures, sauf celle de l'axillaire, étaient tombées. La
portion de la plaie qui au premier abord paraissait vouloir se réunir par première intention, s'était recouverte de bourgeons charnus. La plaie était pansée avec une solution de soda chloré, et lavée
avec de l'eau chaude contenant de la solution de condy. Le traitement général consistait dans des stimulants et des toniques.

Une hémorrhagie secondaire de l'artère axillaire eut lieu à

midi (le 21 décembre), juste quinze jours après l'amputation. Le même matin le malade avait eu des frissons violents. On fit la ligature de l'axillaire plus haut sans qu'il y eût beaucoup de sang de perdu. La surface interne des lambeaux, surtout l'antérieur, avait un mauvais aspect; elle était lisse et grisâtre.

Le lendemain matin le malade déjeuna bien, mais avait très-soif. Il était constipé, la langue était un peu saburrale. La surface interne des deux lambeaux fut touchée avec une solution concentrée d'acide nitrique.

Trois jours plus tard le malade avait de petits frissons, qui ont bientôt cessé ; mais on remarqua l'odeur fade de l'haleine. Il était agité pendant la nuit.

Le lendemain il avait des frissons avec sueurs profuses et d'autres symptômes évidents de pyohémie.

Les deux jours suivants il a eu des vomissements, qui furent suivis de délire et d'une teinte ictérique de la peau. On continua à donner des opiacés le soir.

Le malade baissa peu à peu et mourut le 2 janvier, vingt-huit jours après l'amputation, et douze jours après les premiers frissons. Les vomissements et le délire ont persisté jusqu'à la fin, et la coloration pyohémique de la peau était devenue de plus en plus prononcée.

On n'a pas pu faire l'autopsie.

Réflexions. — Dans cette observation nous trouvons certaines causes prédisposantes, qui diffèrent de celles de l'observation précédente. Il y avait eu à plusieurs reprises des pertes de sang, et la tumeur à médullocelles avait produit chez notre malade de l'anémie et de la cachexie, qui rendaient très-défavorables les chances de guérison d'une maladie longue ou d'un ébranlement nerveux sérieux. Quoique considéré comme bien portant par ses parents et par lui-même, le souffle anémique du cœur indiquait suffisamment une hématopoïèse imparfaite.

Un point à faire remarquer surtout dans les symptômes, est leur retour périodique, diurne et hebdomadaire. Le début a été marqué par des troubles du tube intestinal, puis par des frissons ; ensuite apparut l'odeur de foin caractéristique qu'exhalait l'haleine ; et enfin la teinte ictérique. Le délire provenait sans doute de l'état anémique du cerveau, résultant de la faiblesse générale.

A. Bonnet (1) et d'autres chirurgiens insistent beaucoup sur l'emploi du cautère actuel et des caustiques sur les moignons gangréneux des malades atteints de pyohémie, ils pensent, de cette façon, écarter la principale source de l'infection de l'économie. Chez notre malade, malgré l'emploi hardi d'acide nitrique concentré, le moignon n'a jamais présenté un bon aspect depuis l'hémorrhagie secondaire.

OBSERVATION IV. — G.-H., âgé de 26 ans, entra à l'hôpital le 16 janvier 1865 pour une fracture comminutive et compliquée de la jambe communiquant avec l'articulation tibio-tarsienne.

Le malade était employé de chemin de fer et alcoolique. Environ six heures avant son entrée, pendant qu'il détachait un cheval d'un wagon, il fut renversé et le wagon passa sur le membre. A l'entrée, on constata une fracture comminutive et compliquée du tibia et du péroné de la jambe gauche, et pénétrant dans l'articulation tibio-tarsienne, il y avait un gonflement considérable de la jambe. Les plaies qui communiquaient avec la fracture étaient petites. Le malade paraissait en état d'ivresse, et il était difficile d'obtenir de lui des réponses exactes aux questions. Le membre fut placé dans un appareil de M'c Intyre (2), et on y appliqua des réfrigérants. Il a bien dormi pendant la nuit.

Le lendemain, il avait retrouvé sa connaissance, et s'est plaint de souffrir beaucoup de sa fracture.

Le jour suivant, il eut des frissons. Le pouls était plein et battait 82 pulsations. L'appétit était bon, mais la langue était saburrale, il y avait de la constipation.

Le sixième jour de l'entrée, le malade était agité et divaguait un peu.

(1) Voy. Philipeaux, *Traité pratique de la cautérisation, d'après l'enseignement clinique de A. Bonnet.* Paris, 1856.

(2) L'appareil de M'c Intyre est une gouttière mécanique, système de double plan incliné. Voy. Erichsen, *Science and Art of Surgery.* 5e édition, 1869, t. I, p. 60.

Ces troubles cérébraux étaient le début d'un delirium tremens qui se confirma le lendemain.

Le pouls était à 84. Il transpirait abondamment, mais l'appétit s'était conservé.

23 janvier. Il avait passé une nuit très-agitée, et avait déliré pendant son sommeil. Il avait des hallucinations comme un homme en proie à un delirium tremens : il se voyait entouré de démons. Le pouls plein battait 80. Le traitement consistait dans l'emploi de l'opium à haute dose et d'une alimentation nourrissante.

Ces symptômes cérébraux ont augmenté, et sont devenus si violents qu'il a été nécessaire de transporter le malade dans une salle spécialement réservée aux maniaques et aux malades bruyants. Il essaya à plusieurs reprises de se lever, et était si agité qu'on a été obligé de l'attacher. Il avait des intervalles lucides entre les paroxysmes d'excitation maniaque ; cependant l'intensité et le même caractère des accidents cérébraux ont persisté à peu près au même point jusqu'à sa mort le 8 février, le vingt-troisième jour de l'accident, et le vingt et unième après l'apparition des premiers frissons.

Autopsie. — On constata la fracture comminutive et compliquée de la jambe gauche, pénétrant dans l'articulation tibio-tarsienne. Le cœur était dilaté et contenait dans ses cavités du sang imparfaitement coagulé. Les deux poumons contenaient de nombreux abcès secondaires, à différentes périodes de développement, leur surface était recouverte de couches de lymphe plastique récente.

Le foie offrait une teinte d'un vert foncé qui n'était pas le résultat d'une putréfaction. Les reins étaient normaux. La rate était volumineuse, ramollie, en bouillie. La muqueuse intestinale était congestionnée par places.

Il y avait de nombreux abcès secondaires dans différentes parties du corps, mais ils ne paraissaient communiquer avec aucune des veines avoisinantes. Un de ces abcès d'un volume considérable siégeait dans le muscle psoas du côté droit.

Les vaisseaux de l'encéphale étaient congestionnés, mais on ne trouva pas d'abcès dans la cavité crânienne.

Réflexions. — Cette observation montre bien les accidents cérébraux intenses que l'on rencontre quelquefois dans la fièvre suppurative. Ce malade, prédisposé par des habitudes alcooliques, montra de bonne heure des

symptômes de dérangement intellectuel, qui augmentèrent jusqu'au délire violent, qui se maintint jusqu'à la
fin.

Le caractère périodique de la fièvre suppurative est
encore à remarquer : le malade est mort juste à la fin du
troisième septénaire, à compter du début de la fièvre. Il
faut noter de plus que le pouls n'a jamais été très-accéléré ;
qu'il y avait presque absence complète des sueurs profuses, de la coloration ictérique spéciale et des frissons répétés, qui sont les symptômes principaux de la maladie. Chez ce malade les symptômes constatés pendant la
vie, étaient principalement ceux qui provenaient d'une
excitation nerveuse ; mais l'examen cadavérique indique
une septicémie générale.

Afin de rendre la narration de ces cas aussi concise et
aussi intéressante que possible, nous ne rapportons avec
détail que les traits particuliers de chaque cas. Par conséquent nous avons passé sous silence le traitement des
malades de cette observation, car il a consisté dans
l'emploi des mêmes moyens à peu près que dans les autres
cas.

OBSERVATION V. — A. M. V..., âgé de 44 ans, entra le 17 janvier
avec une maladie de l'articulation du poignet, qui avait succédé à
un coup reçu sur le dos de la main, un an auparavant, par une
pierre qui est tombée dessus. A la suite de cet accident, le malade
avait été incapable de travailler pendant deux mois, mais à partir
de ce moment, il avait pu reprendre ses travaux de journalier
jusqu'à il y a quatre mois. Depuis neuf semaines, il s'écoulait du
pus de l'articulation.

Lors de l'entrée, on trouva l'articulation complétement désor-
ganisée, très-gonflée, avec plusieurs fistules pénétrant dans son
intérieur. Le malade était d'une grande faiblesse, évidemment
provenant d'une alimentation insuffisante, d'un logement malsain
et d'une maladie débilitante. Il transpirait beaucoup la nuit, et

maigrissait depuis quelque temps. L'appétit était bon. A l'auscultation de la poitrine, on trouva la résonnance de la voix augmentée au sommet droit, avec matité au même niveau.

Le 24 janvier, huit jours après l'entrée, on amputa le membre au-dessus du poignet.

Après l'opération, on prescrit au malade un traitement tonique et réconfortant, et tout alla bien jusqu'au matin du 30, le septième jour de l'amputation, lorsqu'il fut pris d'un frisson qui dura une demi-heure. La plaie ainsi que la suppuration avait un bon aspect. L'appétit était diminué, et il y avait de la constipation. Le pouls plein était à 80. On prescrit comme traitement interne, de fortes doses de quinine et du chlorate de potasse en boisson.

Trois jours plus tard l'haleine du malade avait une odeur fade, doucereuse, la peau et les conjonctives présentaient la coloration pyohémique caractéristique, le pouls était très-accéléré, petit, la plaie avait un mauvais aspect, la suppuration, diminuée, avait une couleur verdâtre, l'extrémité amputée du radius était nécrosée.

La fièvre suivit sa marche habituelle et se termina par la mort le 4 février, le cinquième jour après le premier frisson. Les symptômes terminaux étaient purement typhoïdes, c'est-à-dire des sueurs profuses, un pouls petit, irrégulier, la respiration accélérée, de la dysphagie et de l'insomnie.

On n'a pas pu faire l'autopsie.

Réflexions. — Ce malade, débilité par une nourriture insuffisante, habitant un logement malsain, surmené par le travail, avec cela une maladie qui l'épuisait, était certes peu propre à subir une amputation. Il présentait les signes physiques d'une tuberculisation pulmonaire débutante et un état général affaibli ; la seule raison qui faisait pratiquer l'amputation était la certitude d'éloigner une source permanente d'affaiblissement général. Il était impossible de remettre l'opération, jusqu'à ce que la santé générale eût pu être améliorée par des moyens hygiéniques, parce que la destruction de l'articulation l'affaiblissait constamment, et causait assez de douleur pour nécessiter de fortes doses d'opium toutes les nuits. Malgré les symptômes initials de la tuberculisation pulmonaire le malade ne toussait pas ni ne crachait. Les accidents ont commencé par des troubles digestifs ; et bientôt après les frissons ouvraient la scène aux accidents caratéristiques de la fièvre suppurative. La quinine, à ce moment vantée comme très-efficace dans la pyohémie, fut administrée à fortes doses, avec des préparations ferrugineuses et des stimulants. Diverses lotions désinfectantes furent employées chaque jour.

OBSERVATION VI. — Cl. M. Q., âgé de 35 ans, entra à l'hôpital le 19 avril pour une ankylose du coude. Le malade était un Irlandais fort bien constitué, et selon toute apparence un cas très-favorable pour une opération. Il attribuait son affection articulaire à une entorse violente qu'il aurait eue environ huit mois auparavant. La douleur au moment de l'accident était intense ; et on avait été obligé de demander les secours de l'art. Quatre ou cinq semaines après l'accident, le malade a pu reprendre ses travaux ; mais il a été obligé quelque temps après de les suspendre.

Lors de l'entrée, le malade se plaignait d'une douleur sourde dans l'articulation lésée, qui était très-raide ; le bras était un peu atrophié. Il déclare avoir toujours été sobre. Comme il y avait plusieurs opérations dans la même salle que ce malade, on remit le moment de la résection ; et pendant ce temps, on lui remontait l'état général par des moyens hygiéniques.

Le 16 mai, presqu'un mois après l'entrée, on fit la résection du coude à l'aide d'une simple incision linéaire. Le malade à ce moment était habitué à l'air et à la nourriture de l'hôpital, et comme il sortait beaucoup au grand air, son état général état aussi satisfaisant que possible. L'opération s'est faite sans accident.

Quatre jours après l'opération, le malade eut un léger frisson suivi de sueurs froides. Bientôt après, il s'est plaint de tousser et d'une douleur légère à la base de la poitrine pour laquelle on appliqua un cataplasme. Pendant la nuit, il eut du délire et fut très-agité. La plaie avait un bon aspect, sauf qu'elle était entourée d'un léger érythème. Les ligatures sont tombées ce jour là.

Le 22 mai, le malade était un peu mieux. Il avait moins de délire, et avait mieux dormi. Le visage était congestionné, mais il ne s'est pas plaint de douleur ni de gêne dans la poitrine. Il n'avait pas d'appétit, et était constipé. Les urines avaient une couleur rouge-brique, et laissaient déposer un nuage muqueux. L'expectoration était abondante, visqueuse, et il y avait des crachats rouillés. La plaie avait un bon aspect.

Le jour suivant, le malade était à peu près de même; mais il avait des sueurs profuses, et l'avant-bras et le bras étaient couverts par des plaques d'érythème. La suppuration de la plaie était un peu diminuée, mais était de bon aloi. Le délire avait cessé. L'expectoration était abondante, et il y avait des crachats purulents. Le traitement se composait de stimulants, d'une alimentation nourrissante, avec des opiacés le soir et de la quinine quatre ou cinq fois par jour.

Tableau du pouls.

DATE.	POULS.	DATE.	POULS.
Pouls normal....	65	Mai 25....	90
Mai 16 soir.......	72	— 26...........	84
— 18...........	62	— soir.........	78
— 19...........	70	— 27..........	76
— 19 soir......	66	— 28..........	82
— 20..........	68	— 28 soir......	80
— 20 soir......	64	— 29..........	90
— 21..........	66		et sautant.
— 22..........	84	— 29 soir......	76
— 23..........	70	— 30..........	72
— 23 soir.......	72	— 31..........	70
— 24...........	100		et très-faible.

Les plaques érythémateuses s'étendaient sur toute la partie postérieure du tronc, mais l'état général du malade a peu changé pendant les jours suivants : la suppuration de la plaie peu à peu prit une couleur et une odeur malsaines, et diminua d'abondance ; mais la surface de la plaie avait toujours un bon aspect.

Le 26 mai, le malade eut des frissons suivis de sueurs profuses. L'examen de la poitrine montra une pneumonie double des lobes inférieurs des deux poumons. L'appétit était bon, et la plaie avait un bon aspect, mais il n'y avait pas de suppuration. Un érythème très-étendu couvrait toute la partie postérieure du tronc. On prescrit quinze gouttes de perchlorure de fer, et douze centigrammes de quinine toutes les quatre heures. On lava et on pansa la plaie avec des solutions désinfectantes. ·

Les symptômes de la fièvre suppurative devinrent de plus en plus marqués chaque jour. Le 27 mai son haleine avait une odeur fade et son urine était albumineuse.

Le 28 mai, la teinte ictérique était très-marquée, et il avait, en même temps, la langue sèche et fendillée, un peu de délire, et les urines fortement ammoniacales. La dose du perchlorured e fer est élevée à deux grammes toutes les deux heures. Il y eut des frissons, de temps en temps. La suppuration de la plaie était peu abondante, sanieuse, d'une couleur bleu verdâtre, et d'une odeur très-fétide. Le délire augmenta. On continua le même traitement local.

La fièvre continua ainsi jusqu'à la mort qui eut lieu le 31 mai.

Autopsie. — Il y avait un peu de sérosité sanguinolente dans le péricarde. Le sang des vaisseaux était en partie coagulé. Les fibres du cœur étaient saines, mais il y avait des plaques laiteuses à la surface. Les deux cavités pleurales contenaient un peu de liquide séro-purulent teinté de sang. Les deux poumons étaient œdémateux, congestionnés, et contenaient de nombreux abcès secondaires, à divers degrés de développement. Le foie était mou, friable et gras. La rate, un peu ramollie, contenait des abcès secondaires à un degré de développement peu avancé (congestion). Les reins étaient gros et mollasses.

En ouvrant le crâne, on trouva la dure-mère adhérente à la voûte crânienne au niveau du tiers postérieur de l'hémisphère droit, et il y avait de la lymphe plastique épanchée à ce niveau sur la surface du cerveau. Le liquide céphalo-rachidien était en plus grande abondance qu'à l'état normal. La substance cérébrale était aussi très-œdémateuse, et un peu congestionnée. Les plexus choroïdes étaient remarquables par leur état anémique.

La plaie avait un très-mauvais aspect et était complétement désunie ; les parties molles avoisinantes étaient comme macérées, et d'une couleur verdâtre ; les extrémités des os baignaient dans un pus verdâtre fétide, et présentaient un commencement de nécrose.

Réflexions. — « La résection du coude, dit M. le professeur Erichsen, en ce qui touche la question de vie ou de mort, est une opération très-heureuse. » Par conséquent un cas comme celui-ci devient intéressant.

Vu les renseignements sur la santé et les habitudes

antérieures du malade, vu la nature et la simplicité de l'opération, et l'absence de complications pendant l'opération, vu la marche ensuite jusqu'au début de la fièvre, nous ne trouvons aucun renseignement sur une cause prédisposante ou efficiente de la pyohémie. Le premier frisson apparut le quatrième jour de l'opération, et était accompagné de troubles digestifs. Quelques heures plus tard se présentèrent les premiers symptômes de pneumonie, c'est-à-dire gêne dans la base de la poitrine en arrière. Le malade a eu continuellement de la toux, une expectoration visqueuse, contenant plus tard des crachats purulents et rouillés, il avait eu des frissons avec des sueurs profuses, il s'est affaissé graduellement avec du délire.

Le traitement tonique avait été ici poussé aussi loin que possible, mais était resté impuissant.

Dans les détails de l'autopsie, il faut noter un point : c'est l'état extrêmement anémique des plexus choroïdes. J'ai observé cela dans bien des cas de fièvre suppurative.

L'exposition des extrémités sciées du radius et du cubitus, à l'imbibition d'une suppuration de mauvaise nature, serait regardée par certains comme la cause efficiente de la pyohémie chez notre malade.

Pendant le courant de la maladie, lorsque les symptômes étaient évidemment ceux de la fièvre suppurative, on a fait une analyse quantitative des urines, et on y trouva *une légère diminution de l'urée.*

OBSERVATION VII. — H. J., âgé de 14 ans, fut reçu à l'hôpital le 24 mai, avec une déchirure du périnée et de l'urèthre. Il avait reçu ces blessures environ vingt heures auparavant à une station de chemin de fer, au moins à cinquante kilomètres de l'hôpital. En l'examinant, on voyait que la plaie du périnée était étroite, et on l'agrandit avec le bistouri, alors on trouva l'urèthre qui était déchiré au devant de la prostate ; la partie antérieure du sphincter anal était aussi complétement divisée. Le rectum était considérablement dilacéré. On introduit une sonde métallique dans la vessie pour la vider. Plus tard on a essayé sans succès d'introduire une sonde molle, et on laissa alors l'urine s'écouler par la plaie.

Le troisième jour de l'accident, le malade avait un peu de fièvre et toussait. L'examen de la poitrine fit constater une bronchite dans la moitié supérieure du poumon gauche, une pleuro-pneumonie dans le tiers inférieur du poumon droit, et de la bronchite dans le reste de ce poumon. On prescrit une potion expectorante et diaphorétique. La plaie avait bon aspect, et le passage de l'urine n'y causait pas de douleur.

Le lendemain on introduisit dans la vessie une sonde métallique, que l'on laissa à demeure. Les symptômes fébriles et pulmonaires continuèrent à peu près les mêmes. La langue était fendillée, et l'appétit avait un peu diminué. On donna des opiacés le soir pour le faire dormir. La plaie avait un bon aspect.

Les symptômes pulmonaires augmentèrent d'intensité et le malade éprouvait de vives douleurs dans la plaie lorsqu'il toussait. A cause de l'affaiblissement graduel du malade on ne fit plus d'exploration complète de la poitrine. L'appétit était bon ; mais la langue était fendillée, et les papilles de la pointe étaient très-saillantes. On donna une alimentation nourrissante et des stimulants en abondance et fréquemment.

L'après-midi du 31 mai, le malade eut un frisson intense, suivi de chaleur, et d'une transpiration abondante qui l'affaiblit beaucoup. Les urines avaient une couleur pâle plombique, l'odeur en était fortement ammoniacale, la réaction était alcaline, et il y avait un excès d'urates et de chlorures avec une faible proportion d'albumine. L'appétit était bon, et la plaie avait un bon aspect. Les symptômes pulmonaires s'aggravèrent. Les ganglions inguinaux étaient engorgés des deux côtés.

Il y eut, le lendemain, de la diarrhée qui fut arrêtée par du cachou et de l'opium.

Le 2 juin, le malade devint agité, le facies était anxieux. Il s'est plaint de gêne considérable dans la poitrine et d'une toux fatigante. La respiration était difficile ; et l'haleine avait une odeur fade doucereuse. Il mangeait peu. Les urines contenaient des urates et des phosphates en excès, il y avait aussi de l'albumine. La plaie avait pris un mauvais aspect. Le malade baissa peu à peu et mou-

rut le 4 juin, le douzième jour de l'accident, et le huitième après
le début des symptômes de la fièvre suppurative.

Tableau du pouls.

DATE.	POULS.	DATE.	POULS.
Mai 25............	84	Juin 1er............	80
— 26............	90	— 1er soir....	98
— 28............	80	— 2............	90
— 29............	84	— 3............	100
— 29 soir......	96	— 3 soir......	104
— 30............	90	— 4............	très-accéléré et faible.
— 31............	100		

Anatomie pathologique. — A l'autopsie, faite environ trente
heures après la mort, on trouva la putréfaction marchant rapidement. La roideur cadavérique était peu marquée. Les tissus de
la partie inférieure du bassin, au voisinage de la plaie, étaient
très-décolorés par la putréfaction. Le sang était en partie coagulé
dans les vaisseaux. Les extrémités rompues de l'urèthre étaient
très-éloignées l'une de l'autre. Les deux poumons étaient parsemés de nombreux abcès secondaires de diverses grandeurs, et
plusieurs larges plaques de lymphe plastique recouvraient la base
du poumon droit. On n'examina pas les autres organes.

Réflexions. — Nous voyons ici un malade pris de
fièvre suppurative pendant qu'il se remettait d'une façon
inespérée de lésions très-graves. Les premiers symptômes
étaient ceux de la pneumonie et de la bronchite, probablement occasionnés par l'exposition au froid pendant le
trajet par chemin de fer qu'il avait fait pour venir à
l'hôpital. Il n'y eut pas de frissons marqués pour annoncer la fièvre, mais un frisson intense précéda l'état
typhoïde. Il y eut ensuite une diarrhée éliminatrice, mais
à cause de l'affaiblissement déjà considérable du malade
elle avait de la tendance à dépasser les limites que per-

mettait la prudence, et on a cru devoir l'arrêter. Nous avons vu, chez le malade de l'observation IV, les symptômes principalement marqués du côté du cerveau. Chez celui-ci nous les trouvons surtout du côté des poumons.

Le traitement se composait de stimulants, une bonne nourriture, des potions expectorantes contre la toux, et de l'opium le soir pour le faire dormir.

OBSERVATION VIII. — J. L., âgé de 36 ans, journalier, entra à l'hôpital le 2 juin, avec une fracture compliquée de la jambe gauche. L'accident est arrivé, quelques heures auparavant, par la chute sur le membre d'une poutre de 18 pieds de long sur 1 de large. Pendant les vingt-quatre heures qui précédèrent l'accident, le malade avait été occupé à un travail très-dur.

A l'entrée on constata qu'il y avait fracture des deux os de la jambe au tiers inférieur, le fragment supérieur du tibia faisait saillie à travers la plaie. On plaça le membre dans un appareil de Mc Intyre et on pansa la plaie.

Le lendemain le malade s'est plaint de douleur dans la poitrine et dans l'abdomen, il expectorait quelques crachats purulents teintés de sang. Le visage était congestionné et il y avait de la constipation. Il était nécessaire de donner des opiacés le soir pour le faire dormir. Il n'avait pas d'appétit, et la langue était saburrale. Le fragment supérieur du tibia coupé très-obliquement passait toujours à travers la plaie, qui avait un bon aspect ; la suppuration était de bon aloi.

Le 6 juin il y avait un peu d'érythème autour de la plaie, et la température du membre était augmentée. Les symptômes généraux restèrent à peu près les mêmes ; mais ce qu'il y avait de plus ennuyeux à ce moment était une tympanite intestinale et de l'insomnie. On prescrit une potion diaphorétique. La douleur dans la poitrine, dont le malade s'est plaint ces jours derniers, est revenue au côté gauche. L'appétit était nul. La plaie avait un bon aspect et la suppuration était abondante.

Les plaques érythémateuses ont bientôt disparu et la plaie suppurait abondamment. Des fusées purulentes se sont ensuite montrées sous la peau, nécessitant des contre-ouvertures à la face postérieure de la jambe. Cette évacuation amena du soulagement et l'appétit s'est amélioré. On donna en abondance des stimulants (du *porter* et du vin), afin de soutenir ses forces, et on appliqua des cataplasmes sur la blessure.

Le 18 juin il y eut une légère hémorrhagie veineuse par la plaie, mais elle fut facilement arrêtée. L'état général était bon, et le malade mangeait avec beaucoup d'appétit. On a toujours été obligé de donner de l'opium le soir.

Il n'y eut pas de changement notable jusqu'au 23 juin, — juste trois semaines après l'entrée, — lorsqu'il commença à avoir des sueurs profuses. La suppuration, quoique toujours très-abondante, était devenue plus fluide, et grumeleuse. L'appétit commençait à diminuer et la langue était chargée.

Tableau du pouls.

DATE.	POULS.	DATE.	POULS.
Juin 3	70	Juin 26	94
— 5	74	— 27	100
— 6	66	— 28	90
— 6 soir	76	— 28 soir	110
— 7	68	— 29	96
— 8	74	— 30	120
— 9	80	— 30 soir	100
— 10	80	Juillet 1er soir	94
— 10 soir	76	— 2	92
— 12	80	— 4	100
— 15	70	— 5	96
— 16	80	— 5 soir	108
— 17	84	— 6	120
— 18	84	— 6 soir	108
— 20	84	— 7	96
— 21	90	— 8	124
— 22	84	— 14	120
— 23	88		et très-faible.
— 24	78	— 15	132
— 25	80	— 17	120
— 25 soir	90		

Le 27 juin, le pouls est élevé et l'état général s'aggrava beaucoup à cause de l'insomnie de la nuit précédente. Les sueurs profuses et les troubles digestifs ont continué. La plaie a pris un mauvais aspect: et le malade souffrait beaucoup dans la jambe blessée.

Trois jours après, on examina la poitrine, mais on ne découvrit rien d'anormal; le malade se plaignait cependant de douleurs et de toux. L'insomnie, un peu de délire, et autres symptômes ont persisté.

Voyant la santé du malade si profondément altérée par l'irritation de la fracture, et l'abondance de la suppuration, et, comme il n'était pas possible de sauver le membre, on pratiqua l'amputation au-dessous du genou le 1ᵉʳ juillet, un mois après l'accident.

Après l'opération il y eut de l'amélioration qui continua jusqu'au 4 juillet, lorsqu'il eut pendant la nuit un frisson intense. Les frissons se sont montrés ensuite toutes les douze heures jusqu'au soir du 6 juillet. Il eut la nuit suivante des sueurs profuses, la peau brûlante, de la perte de l'appétit et de l'agitation. Les bords de la plaie avaient un aspect gangréneux. Plusieurs caillots sont sortis de la plaie, et la suppuration, quoique abondante, était de mauvaise nature. Il eut des boissons médicamenteuses pour calmer sa soif; et le moignon était lavé avec soin deux fois par jour avec de l'eau tiède contenant un peu de la liqueur désinfectante de Condy.

Le 8 juillet, il y eut un suintement veineux par la plaie, qui fut facilement arrêté. La plaie avait un meilleur aspect; mais l'état général ne s'améliora pas. La suppuration du moignon était très-considérable et avait une odeur infecte.

Le 11 juillet, il paraissait mieux et était bien plus gai.

Les frissons ont apparu de nouveau dans la nuit du 13 juillet, et ont continué le 14 juillet, et le malade commença ensuite à s'affaiblir: la plaie devient peu à peu blafarde; la suppuration était aqueuse et fétide, et enfin se supprima. Il succomba le 19 juillet, le quinzième jour après le premier frisson. On n'a pas pu obtenir de faire l'autopsie.

Réflexions. — Chez ce malade, nous avons de la fièvre suppurative survenant longtemps après la blessure et même après que l'on avait éloigné la source de l'irritation générale. Le malade de plus était bien constitué. On a soigné ses blessures bientôt après l'accident. Il fut placé dans une salle bien aérée et propre, qui n'était pas encombrée à ce moment, et de plus il n'y avait pas de blessures graves, ni d'opérés. Le malade a présenté les symptômes habituels de la fièvre suppurative, on a suivi un traitement simplement stimulant, et on mit beauconp de soin à désinfecter la plaie, il n'y eut pas de complication de l'opération. Néanmoins l'économie a fait peu d'efforts pour se relever, après l'opération.

Les frissons ont montré une périodicité marquée, mais il n'y eut pas de symptômes localisés. La plaie présenta un bon aspect jusqu'à un moment voisin de la mort.

OBSERVATION IX. — J. M., âgé de 38 ans, fut reçu à l'hôpital le 27 juin 1865 avec une fracture compliquée de la jambe droite, communiquant avec l'articulation tibio-tarsienne. L'accident a été occasionné par le passage sur la jambe d'un wagon de chemin de fer, chargé.

Le malade avait eu autrefois des habitudes alcooliques, mais il les avait cessées depuis quelque temps. Il a toujours joui d'une bonne santé. Il entra à l'hôpital bientôt après l'accident, et on pratiqua l'amputation immédiate au-dessous du genou ; mais une heure environ après l'opération, il y eut de l'hémorrhagie causée par la réaction, et on fut obligé d'ouvrir les lambeaux pour faire plusieurs ligatures. On prescrivit 130 grammes de vin de Xérès par jour avec des toniques, et de l'opium le soir.

Le second jour de l'opération, on donna un purgatif, qui a bien agi après, et le malade s'est trouvé mieux.

On signala, deux jours après, le facies anxieux, et des sueurs profuses. L'appétit s'est amélioré, mais la langue était toujours saburrale et il y avait de la constipation. Les veines qui partaient du moignon étaient enflammées, et la peau avoisinante avait une teinte érythémateuse. A peu près quatre centimètres du bord du lambeau postérieur étaient gangrenés ; mais le reste du moignon était sain, et il s'en écoulait une suppuration abondante. On suivit le même traitement général que dans les autres cas, c'est-à-dire des toniques, des stimulants et des opiacés pour la nuit. Des lotions résolutives et opiacées furent faites sur le membre enflammé.

Dans la soirée du lendemain, il y eut du délire, le malade s'imaginait voir des personnes et des objets danser autour de son lit. Le moignon avait un très-mauvais aspect, et la suppuration était peu abondante ; on appliqua en conséquence un cataplasme de charbon. On ne donna pas d'opium le soir, mais on administrait abondamment et fréquemment des stimulants pendant la nuit ; il en est résulté que le malade a bien dormi, et le lendemain matin n'avait plus de délire.

Les symptômes de la phlébite de la cuisse continuèrent à marcher avec de la douleur et de l'infiltration du membre, mais il n'y eut pas de symptômes du côté des poumons.

Le 4 juillet, le malade n'a pas reconnu sa femme, il divaguait et urinait sous lui. Il y eut tous les jours, par moments, des sueurs profuses, et une teinte ictérique s'est montrée aux conjonctives et à la face. Il mangeait bien et buvait tous les jours des grandes quantités de vin de Xérès. La plaie est lavée et pansée avec de l'eau tiède contenant de la liqueur de Condy.

Le 6 juillet, il s'est plaint de roideur dans les épaules. La cuisse droite et le moignon étaient gonflés et tendus : il y avait une sensation d'empâtement et un peu de décoloration de la peau dans l'extrémité inférieure du membre en dedans, près du genou. L'appétit était meilleur, il avait mieux dormi et était très-faible.

Tableau du pouls.

DATE.	POULS.	DATE.	POULS.
Juin 27 soir.. ...	82	Juillet 1er........	90
— 28..........	72	— 1er soir....	84
— 28 soir.....	97	— 2..........	92
— 29..........	106 et faible.	— 4..........	100
— 29 soir.....	92	— 5..........	108 et faible.
	et plus fort.	— 6..........	108
— 30..........	84	— 7..........	120
— 30 soir.....	96		et très-faible.

Le délire recommença, et les sueurs profuses affaiblirent peu à peu le malade; le moignon devint gangréneux et blafard, le malade succomba à midi, le 8 juillet, le septième jour après l'apparition des premiers symptômes de la fièvre suppurative.

On n'a pas pu obtenir de faire l'autopsie.

Réflexions. — Il est à remarquer chez ce malade l'absence de frissons et de beaucoup des symptômes caractéristiques de la fièvre suppurative. A part la phlébite des veines du moignon, les symptômes ici n'ont indiqué qu'un état général très-affaibli. Il y avait deux circonstances malheureuses pour ce malade : son transport à deux heures du matin d'une distance considérable de l'hôpital (dans une voiture, puis dans une autre), puis la présence de l'hémorrhagie par réaction après l'opération. Nous ferons remarquer, à propos, la fréquence de la fièvre suppurative survenant, après les amputations immédiates, sur des individus qui ont été transportés à l'hôpital de distances considérables, en comparaison des cas où le membre a été amputé immédiatement, sur le lieu même ou à peu de distance de l'endroit où l'accident est arrivé, lorsque les malades n'ont pas eu à subir les désagréments d'un transport. Nous en concluons qu'il est plus avantageux au malade d'être transporté le moins loin possible après avoir reçu un traumatisme sérieux. Cela a été fréquemment un sujet d'étonnement pour les chirurgiens qui ont eu beaucoup d'expérience dans les opérations consécutives aux accidents de chemins de fer, de voir que, lorsque les amputations dans ces cas sont pratiquées sur le lieu de l'accident, et le malade transporté dans une chaumière voisine, où il n'a d'autre luxe que le repos absolu et de l'air pur, et où, peut-être, il n'a que juste de quoi manger, de voir, dis-je, que, malgré cela, la fièvre suppurative, dans ces cas, est étonnamment rare, en comparaison de ceux où le malade a été transporté au loin dans un hôpital avant d'être opéré. La connaissance de ce fait vient à l'appui de l'idée de création d'hôpitaux dans des chaumières. Ce n'est pas le fait de l'isolement dans ces cas, mais bien l'absence de fatigue, ainsi obtenu, qui paraît profiter tant à quelqu'un soigné dans une chaumière plutôt que dans une salle d'hôpital.

Malheureusement il n'y eut pas d'autopsie de ce malade,

sans cela on eût pu éclairer davantage l'anatomie pathologique de cette observation.

Cette observation, placée immédiatement après une
autre semblable, peut lui être comparée. Le traumatisme
était à peu près analogue; mais pendant que dans le
premier cas on a pratiqué l'amputation secondaire, dans
le second l'amputation a été immédiate. Chez le second
malade la constitution était plus ou moins délabrée par
des excès alcooliques antérieurs; nous avons à ajouter à
cela certaines causes prédisposantes, la nature de l'accident ainsi que sa cause, la présence de l'hémorrhagie
survenant par la réaction, tout cela était de nature à
susciter la phlébite, et la fièvre suppurative qui devait la
suivre. Le contraire de l'observation précédente, ici la
plaie a pris un mauvais aspect de bonne heure.

OBSERVATION X. — R. T., âgé de 40 ans, entra à l'hôpital
le 21 juin 1865, pour une affection de l'articulation tibio-tarsienne droite datant de deux ans.

Il n'y avait cependant que quatre mois avant l'entrée, que l'articulation devint gênante au point de nécessiter l'intervention
chirurgicale.

Le 27 juin, on fit l'amputation par le procédé de Syme. Le malade paraissait d'une santé florissante, il était d'un tempérament
nervoso-arthritique. Il dit avoir toujours joui d'une bonne santé
et être de nature sobre. L'appétit était bon. On lui prescrit 125
grammes de vin de Xérès par jour.

Le troisième jour de l'opération, le malade a eu de légers frissonnements; mais à l'aide de la chaleur artificielle et des réconfor-
tants chauds à l'intérieur, ces frissons ont cessé au bout de quelques minutes. Bientôt après, il y eut un léger suintement veineux
par la plaie. Il y eut aussi de la diarrhée qui fut arrêtée par des
médicaments. Le malade a bien dormi la nuit sans opium.

Ces symptômes furent suivis le lendemain par des sueurs profuses, de l'anorexie, de la sécheresse de la langue, et de l'écoulement de la plaie d'un pus bleu verdâtre.

Le traitement se résumait à l'emploi des stimulants, des toniques et à l'usage local de désinfectants.

Il y eut des frissons de temps en temps, de la diarrhée à des intervalles d'un ou deux jours, la plaie est devenue peu à peu gangréneuse, et la suppuration s'est tarie. L'appétit cependant s'est bien maintenu ; il n'y eut pas de symptômes pulmonaires ni cérébraux. Des abcès secondaires se sont développés, à la face, sur l'épaule gauche, et sur d'autres points du corps, leur ouverture amenait un soulagement temporaire. Peu à peu le malade s'est affaibli, et succomba le 25 juillet.

Tableau du pouls.

DATE.	POULS.	DATE.	POULS.
Pouls normal....	84	Juillet 6....	108 et plus fort.
Juin 28 soir.....	104		
— 29.........	114 et faible.	— 6 soir.....	96
— 29 soir.....	106	— 7.........	108
— 30.........	104 avant l'hémorrhagie.	— 9.........	100
		— 10.........	98
— 30 soir.....	92	— 12.........	102
Juillet 1er..	108	— 14.........	110
— 1er soir. ..	102	— 15.........	120 et très-faible.
— 2.........	100		
— 4.........	102	— 19.........	114
— 5.........	108	— 21.........	108
— 5 soir.....	116 et très-faible.	— 24.........	faible et très-accéléré.

Réflexions. — Ce malade paraissait jouir d'une bonne santé, et il avait suivi un traitement préparatif convenable pendant la semaine qu'il est resté à l'hôpital avant d'être opéré. L'amputation tibio-tarsienne est généralement regardée comme une des grandes amputations qui met le moins la vie du malade en danger, et chez notre malade il n'y eut pas de complication pendant l'opération. Il est allé aussi bien qu'on eût pu le désirer pendant trois jours après l'amputation ; mais, à partir de ce moment, le pouls est devenu faible et rapide, pendant que du côté du moi-gnon la suppuration prenait une couleur bleu verdâtre et une odeur fétide.

Il y eut le même traitement général et local que dans les cas précédents. L'économie semblait faire des efforts pour se débarrasser du poison par la peau et le tube intes-tinal; mais les forces du malade ont failli avant que l'éli-mination complète ait pu s'effectuer.

Le moignon s'est ressenti de bonne heure de l'état typhoïde de l'économie. Après quelques jours de suppres-sion, la suppuration a recommencé à se faire abondam-ment; mais le pus était aqueux et avait une odeur fétide. Le malade s'est ensuite plaint de douleurs vagues dans tout le corps, mais qui étaient plus marquées dans les grandes articulations. Il y eut des abcès sous-cutanés qui furent incisés de temps en temps. L'abcès qui s'est formé au niveau de l'épaule gauche contenait une grande quantité de pus mal lié, qui a continué à être sécrété en grande abondance; au fond de l'abcès on trouvait la clavicule nécrosée.

OBSERVATION XI. — J. M., âgé de 30 ans, menuisier, fut admis à l'hôpital le 15 juillet 1865, pour une plaie pénétrante du genou, occasionnée cinq semaines auparavant par la chute d'une do-loire.

Pendant quinze jours après l'accident le malade n'éprouva au-cune douleur ni gêne de sa plaie, lorsqu'un jour, environ trois se-maines avant son entrée, il fut pris subitement d'une vive douleur dans l'articulation avec malaise général. Des frissons sont rapide-ment survenus; et bientôt après un gonflement de la jointure, suivant l'avis du médecin, on appliqua des cataplasmes et d'au-tres remèdes sans succès.

A l'entrée, on constata la présence d'une plaie sur le côté in-terne du genou, qui était fluctuant et très-gonflé. L'état général était bon. Comme traitement, on donna des fortes doses de perchlorure de fer, et on fit des fomentations sur l'articulation malade.

La suppuration des parties molles de l'articulation devint de plus en plus évidente, et nécessita des incisions qui donnèrent issue à du pus grumeleux. Le pouls était à 70.

Le premier frisson eut lieu le 28 juillet et fut suivi d'une transpiration abondante. L'appétit du malade était bon, et il dormait bien la nuit. Il s'écoulait de l'articulation une grande quantité de pus de bonne nature. — Pouls 102 et faible.

Il a eu plusieurs frissons chaque jour jusqu'au 31 juillet, lorsqu'il était évidemment beaucoup affaibli. On remarqua l'odeur pyohémique caractéristique de l'haleine.— Pouls 110. Il s'est plaint d'un sentiment d'oppression dans la poitrine, et la respiration était difficile. — Les sueurs profuses ont continué ; l'appétit a diminué ; et la suppuration de l'articulation, qui a peu à peu diminué d'abondance, était fétide et présentait une couleur verdâtre.

Le 2 août, c'est-à-dire le cinquième jour de la fièvre, le malade devint indifférent et très-sourd. Ses conjonctives et sa peau prirent la teinte jaune terreuse caractéristique. — Pouls à 90. — Sa voix était faible et voilée. La suppuration de la plaie était peu abondante, et avait un aspect encore plus mauvais qu'avant. Le malade n'a eu qu'un frisson hier et n'en a pas eu du tout aujourd'hui.

De l'agitation, qui devint un délire véritable, est ensuite survenue et a été suivie par la perte complète de la connaissance. Il est devenu parfaitement sourd, mais n'avait pas de paralysie. Il est mort le lendemain, 3 août, dans l'après-midi.

Anatomie pathologique. — L'autopsie, faite le 7 août, montra d'abord la face ainsi que le reste du corps d'un teint jaune ; les traits amaigris et grippés ; l'encéphale sain. Dans le thorax, à droite, adhérence complète de la plèvre pulmonaire à la plèvre costale du haut en bas. Le poumon droit était œdématié, mais il n'y avait pas d'abcès secondaires. Il n'y avait pas de traces de pleurésie du côté gauche. Le poumon gauche était légèrement emphysémateux le long de son bord tranchant, œdémateux à son sommet, et dans sa moitié inférieure, il y avait de nombreux abcès secondaires, dont quelques-uns formaient des cavités.

Le foie était sain et pesait 1,600 grammes. La rate avait son volume normal et pesait 250 grammes. Les reins et le tube intestinal étaient sains.

Les cartilages articulaires de la tête du tibia et des condyles du fémur, surtout de l'interne, étaient ulcérés; et le tissu réticulaire sous-jacent était un peu carié. Les tissus mous articulaires et péri-articulaires étaient détruits par la suppuration, et la cavité était remplie par du pus verdâtre et extrêmement fétide. La veine fémorale du même côté était remplie par un caillot dur. Aucune des autres articulations n'était malade.

Réflexions. — Ce malade nous offre un exemple de phlébite suivie de cet état fébrile, auquel, caractérisé par certains symptômes définis, on donne le nom de pyohémie ou fièvre suppurative. Il n'y a rien dans les sypmtômes, dans la marche de la maladie, dans le traitement suivi, ni dans les altérations pathologiques trouvées après la mort, qui mérite d'être noté dans ce cas.

Les plaies des articulations ne sont pas aussi fréquemment suivies de fièvre suppurative que le sont les traumatismes où il y a solution de continuité des os. Il s'en est suivi que quelques chirurgiens ont préconisé l'amputation dans l'articulation plutôt que l'amputation dans la continuité de l'os.

OBSERVATION XII. — J. B., âgé de 40 ans, fut admis dans l'hôpital, le 27 septembre, avec une fièvre suppurative chronique.

Les renseignements que donna le malade sur son état antérieur à l'entrée dans l'hôpital sont peu satisfaisants et n'éclaircissent que peu son histoire. Il raconta que depuis quatre mois il suit un traitement pour une « maladie de foie. » Son médecin avait ouvert, à différentes époques, un abcès dans la région hépatique, et un autre du flanc droit, les deux communiquaient ensemble, et, comme on l'a vu plus tard, étaient dus à la même cause. Ces incisions ont amené du soulagement, mais la santé s'est peu à peu détériorée.

Le malade lors de l'admission était tellement faible qu'on fut obligé de le porter immédiatement dans son lit. A l'exploration de la poitrine, on ne découvrit de lésions pulmonaires ni cardiaques ; mais, à cause de son extrême faiblesse, on ne fit qu'un examen rapide. Il y avait des fistules qui conduisaient aux abcès hépatiques, précités, et qui donnaient passage à de très-grandes quantités d'un pus fétide, mais d'aspect louable. La quantité de pus était si considérable, que l'on était obligé de changer fréquemment le linge du lit malgré les quantités considérables de filasse que l'on mettait pour absorber les liquides. Sa peau avait une teinte ictérique sombre. Il était sujet à des sueurs profuses. L'appétit était mauvais. Le ventre était douloureux à la pression. Il offrait l'apparence d'une débilité extrême. On lui prescrivit des stimulants, des toniques et une alimentation nourrissante et abondante.

Il en est résulté une amélioration sensible dans l'état du malade, et bientôt il a pu se lever sur une chaise, puis se promener un peu dans la salle.

Le 18 octobre, le malade ressentit subitement une vive douleur dans l'abdomen, suivie d'une faiblesse extrême.

Six jours plus tard, il s'est plaint de roideur du cou, et de douleur vive au moindre mouvement; cela est survenu subitement et a été un peu soulagé par de l'opium. Ces symptômes ont disparu peu à peu, et ont été suivis de strabisme de l'œil gauche, de pertes passagères de la connaissance et de somnolence.

Un abcès s'est formé près de l'ombilic quelques jours plus tard, et fut ouvert. Le malade s'est affaibli peu à peu, et succomba le 27 octobre. Avant la mort, il y eut relâchement des sphincters, du priapisme, et du coma ; mais il n'y eut pas de convulsions.

Anatomie pathologique. — Le corps était très-amaigri. A l'ouverture du crâne, on constata une grande quantité de sérosité dans la cavité arachnoïdienne et dans les ventricules. La substance cérébrale était ramollie, et difficilement maniable. On trouva un abcès situé dans l'espace qui sépare l'hémisphère cérébral droit du lobe correspondant du cervelet, ayant détruit la substance de celui-ci.

Il y avait un peu de sérosité dans le péricarde et dans les deux cavités pleurales. Le poumon droit était adhérent à la paroi thoracique dans sa moitié inférieure, et sa base ne pouvait pas être détachée du diaphragme à cause d'anciennes adhérences pleurétiques.

Le foie était très-volumineux ; son système vasculaire était engorgé ; le foie était adhérent au diaphragme, à la paroi abdominale, à l'estomac et au duodenum. Tous ces organes étaient agglutinés par de fausses membranes résultant d'attaques de péritonites circonscrites récentes et anciennes. Au bord tranchant du lobe droit du foie se trouvait un vaste abcès, tapissé par une membrane épaisse et bien organisée, et allant jusqu'à l'incision faite par le chirurgien dans l'hypochondre droit. La rate était très-congestionnée, friable, et sur plusieurs points il semblait y avoir des commencements d'abcès secondaires. Les reins étaient sains.

Réflexions. — Nous voyons ici un bel exemple de fièvre suppurative chronique idiopathique. Quoique la maladie de temps en temps prît un caractère d'acuité, détruisant les tissus d'organes importants d'une façon générale, elle a suivi une marche chronique, affaiblissant graduellement le malade et enfin amenant une terminaison fatale par l'abondance excessive de la suppuration locale et par le développement d'abcès secondaires.

Comme on l'a remarqué dans la plupart des observations précédentes, les poumons contenaient des abcès secondaires et la rate montrait des commencements de dépôts purulents. Chez ce malade nous voyons une lésion relativement rare de la pyohémie, c'est-à-dire un abcès dans la cavité crânienne. L'abcès hépatique était tapissé par une membrane distincte; et c'était là la cause de cette suppuration excessive qui, pendant la vie, faisait penser à un abcès beaucoup plus volumineux que celui que l'on a trouvé à l'autopsie.

OBSERVATION XIII. — C. S., matelot, âgé de 48 ans, fut reçu à l'hôpital, le 18 juillet 1866, pour un anthrax très-volumineux, qui avait débuté comme un clou sur le derrière du cou, environ cinq semaines avant l'entrée. L'abcès s'était ouvert spontanément; et malgré les efforts du médecin, la lésion s'est étendue rapidement. L'état général s'est ensuite altéré; l'appétit s'est perdu, et le malade est devenu très-faible.

Au moment de l'entrée à l'hôpital, toute la moitié supérieure du dos et de la partie postérieure du cou était noire, et avait un aspect gangréneux pendant que le centre de cette masse de tissus en voie de destruction était rouge et irrité. Une petite quantité de pus fétide et d'un mauvais aspect, s'écoulait de ces tissus. Le traitement général prescrit consistait en un purgatif, suivi de médicaments altérants, avec cela une alimentation nourrissante, et un demi-litre de *porter* par jour ou davantage, si le malade le réclamait. Localement on appliqua deux fois par jour des cataplasmes de charbon.

Toute la partie gangrenée se détacha le quatrième jour de l'entrée (22 juillet), et on avait alors une très-bonne dissection de la première couche des muscles de la partie postérieure du cou et de la moitié supérieure du dos jusqu'aux limites inférieures des deux muscles grands dorsaux. La surface qui était à vif avait par conséquent une forme losangique, et les bourgeons charnus avaient un bon aspect. Outre la première prescription, le malade reçut chaque jour 125 grammes de *Whisky*, avec un demi-litre de bouillon de bœuf consommé, et deux œufs. Puis quinze gouttes de perchlorure de fer trois fois par jour.

La santé s'est améliorée, après l'élimination des parties gangrenées, et le malade a pu se lever et se promener toute la journée. — On continua le même traitement.

Le 26 août, cependant, presque un mois après l'entrée, on remarqua que le malade avait la figure rouge et congestionnée ; la peau était chaude et sèche, la langue brune et fendillée. Il dit n'avoir pas eu de frisson, mais avoir eu comme de la diarrhée depuis un ou deux jours. Il ne toussait ni ne crachait. La respiration était gênée, il avait des sueurs profuses. Les bourgeons charnus de la plaie du dos étaient flétris et la suppuration avait diminué d'abondance. On continua le même traitement.

Quatre jours plus tard, le malade mourut. Il a présenté, avant la mort, les symptômes de la fièvre suppurative ; mais ils n'étaient pas bien prononcés et ne se rapportaient pas à des lésions d'aucun organe en particulier. La plaie était atonique, et l'apophyse épineuse de la sixième vertèbre cervicale était nécrosée.

Anatomie pathologique. — Le corps était très-amaigri et avait une teinte jaunâtre. La base du poumon droit était congestionnée et hépatisée, dans sa moitié supérieure se trouvait une ancienne cicatrice près de laquelle était un abcès métastatique qui se formait.

Les deux reins contenaient de nombreux abcès secondaires, à des âges différents ; quelques-uns étaient très-grands. La rate était

congestionnée, ramollie et friable, et présentait des abcès secondaires au début. Tous les autres organes du corps étaient congestionnés, mais sains d'ailleurs.

La plaie était beaucoup moins étendue qu'au commencement,
et se cicatrisait près de ses bords. Elle était recouverte de bourgeons charnus qui paraissaient flétris.

Réflexions. — Dans cette observation nous trouvons un
exemple de fièvre suppurative, survenant pendant le cours
d'une inflammation diffuse et peu intense. Il y a là un
intérêt spécial quant à la cause de cet accident; mais nous
appellerons l'attention sur ce point dans une autre partie de
ce travail. Nous pouvons cependant noter ici ce fait qu'il
y avait chez ce malade une absence marquée de tous les
signes diagnostiques, tandis qu'à l'autopsie on trouva les
preuves évidentes qu'il y avait eu destruction très-considérable des tissus. Il n'y eut pas de frissons pour annoncer
la fièvre. Il avait eu, il est vrai, des sueurs profuses, la
langue chargée, la respiration accélérée et un peu gênée,
mais il n'a pas présenté de signes de lésions pulmonaires,
et le sommeil était conservé.

Comme traitement local on employa des lotions désinfectantes, et en particulier une solution de permanganate
de potasse ; et on soutenait autant que possible les forces
du malade. Il a néanmoins fini par succomber à la
pyohémie.

OBSERVATION XIV.— J. D., âgée de 50 ans, non mariée, fut reçue
à l'hôpital le 3 août 1866 avec un abcès sur le dos du pied
droit.

Comme renseignements sur sa maladie, elle raconta que quelques semaines avant, elle s'est aperçue d'un gonflement avec rougeur et douleur au niveau de l'articulation métatarso-pha-
langienne du gros orteil droit. L'inflammation s'est étendue au
point de comprendre tout le dos du pied. Des cataplasmes avaient
été appliqués sur les parties malades. Elle avait toujours joui

d'une bonne santé, et ne pouvait attribuer aucune cause à son mal. Les époques menstruelles étaient régulières. D'autres renseignements plus précis nous apprennent que la malade, quoique à son aise, était d'une disposition avare, se refusant même les choses nécessaires à la vie, comme nourriture, habitation et vêtements. Son alimentation principale était du thé, et pendant l'hiver, elle préférait rester couchée dans son lit et grelotter plutôt que d'avoir du feu dans sa chambre. On prescrit à l'entrée, comme traitement général, une bonne alimentation et un demi-litre de *porter* par jour avec des toniques. On appliqua des cataplasmes sur le pied. Il n'y avait pas chez elle d'affection organique.

Plusieurs abcès, qui se sont formés à différents moments au bas de la jambe, autour de la cheville, furent incisés. Avec cela, et le traitement général déjà indiqué, il y eut une amélioration marquée dans la santé de la malade. La suppuration du pied était abondante et de bonne nature.

Elle continua à aller mieux jusqu'au 14 août, lorsqu'elle eut un frisson. L'appétit était bon. Les frissons suivis de transpiration abondante eurent lieu régulièrement à midi pendant les quatre jours suivants. On remarqua que la suppuration du pied avait beaucoup diminué d'abondance et avait une couleur vert-bleuâtre et une odeur fétide.

Le jour suivant, les conjonctives et la peau avaient pris une teinte jaune sale. Il n'y avait pas de symptômes pulmonaires ; on ne trouva pas de pneumonie ni de bronchite à l'examen de la poitrine. Elle avait bon appétit. On continua le même traitement.

Deux jours plus tard, ses conjonctives et sa peau avaient la couleur pyohémique caractéristique. Sa respiration exhalait une odeur fade et doucereuse. Elle s'est plainte de douleur dans l'épigastre, et a dit qu'elle craignait que « l'inflammation ne remontât le long de sa jambe. » La jambe droite était beaucoup plus grosse que l'autre, et évidemment infiltrée de sérosité, pendant que la suppuration était peu abondante et de mauvais aspect. Les veines de la cuisse droite étaient saillantes et donnaient la sensation de cordes. Un examen microscopique de son sang, à ce moment, révélait un grand nombre de corpuscules granuleux comme des corpuscules du pus (on en voyait environ quarante ou cinquante en même temps dans le champ du microscope) ; tandis que l'on voyait les globules rouges du sang qui formaient des masses, au lieu d'être rangés en piles, et paraissaient en voie de se transformer en molécules.

L'examen microscopique du pus du pied montrait de même les corpuscules du pus en voie de destruction. Outre le *porter* qu'elle recevait au moment de l'entrée, on lui prescrivit 200 grammes de vin de Xérès et deux œufs par jour avec ses aliments ordinaires.

Le lendemain on mesura la cuisse et la jambe droite, et elles avaient le double de circonférence qu'à gauche ; elles conservaient l'impression du doigt, infiltrées qu'elles étaient de sérosité. Sur la face externe des deux cuisses se trouvaient des phlyctènes, et des taches de purpura d'une forme plus ou moins ovalaire et ayant chacune environ 2 centimètres et demi de longueur. Le pouls était rapide et faible. La malade avait un aspect tout à fait pyohémique. La respiration était accélérée et difficile ; et elle succombait évidemment.

Elle a conservé toute sa connaissance jusqu'à sa mort, le lendemain. Le pied droit avait pris un aspect gangréneux avant la mort.

Anatomie pathologique. — Le corps d'une façon générale était sain. Le membre inférieur droit avait le double de volume du gauche. Les deux poumons étaient gorgés de sang. La moitié inférieure du poumon droit était hépatisée, et la moitié supérieure œdématiée. Il n'y avait pas de traces de pleurésie, il n'y avait pas non plus d'abcès secondaires dans les poumons.

Le foie paraissait avoir subi la dégénérescence graisseuse. La rate était très-congestionnée et friable ; et dans un point à peu près gros comme un pois, le tissu présentait les traces d'un abcès métastatique en voie de formation. Les deux reins étaient congestionnés.

La veine fémorale droite offrait un épaississement de toute sa paroi ; sa membrane interne était congestionnée, et contenait du sang mélangé à un liquide puriforme. En coupant en travers les deux vaisseaux fémoraux au-dessous du ligament de Poupart, il s'échappait un liquide puriforme de leurs extrémités sectionnées. Les ganglions inguinaux étaient en suppuration ; et on trouva des abcès sur différents points du membre, très-près des vaisseaux. Les tissus contenus dans la gaîne des vaisseaux étaient agglutinés ensemble. L'ulcération du dos du pied résultant d'une gangrène superficielle présentait des bords noirs et verdâtres. Aucune des articulations voisines n'était malade.

Réflexions. — Nous voyons ici une lésion insignifiante,

un petit abcès superficiel, se terminer par la mort. Il y
avait chez cette malade beaucoup de causes prédisposantes
à la fièvre suppurative. En premier lieu le découragement,
la malade déclarait dès son entrée qu'elle allait mourir.
Une phlébite du membre malade a cependant précédé la
fièvre suppurative. Le sang a été examiné à ce moment, au
microscope, et a présenté certaines altérations caractéristiques sur lesquelles nous reviendrons plus tard avec détails.

L'autopsie a montré que, malgré la présence de la phlébite, il n'y avait pas eu le temps suffisant pour le développement de beaucoup des lésions viscérales qui caractérisent la fièvre suppurative.

OBSERVATION XV. — Le 26 octobre 1866, le nommé J. H., âgé
de 51 ans, laboureur, fut envoyé de la campagne à l'hôpital,
comme atteint de fièvre rhumatismale. Il était dans un état de
faiblesse extrême, et il était nécessaire de lui donner du cognac
avant de pouvoir le transporter dans son lit; et encore c'est tout
au plus s'il a pu supporter ce petit effort. Ses amis qui l'accompa-
gnaient ne pouvaient donner aucun renseignement sur son état,
si ce n'est que le médecin avait déclaré qu'il était atteint d'une
affection rhumatismale; et le malade était trop faible pour donner
lui-même beaucoup de détails. Il racontait cependant qu'environ
quatre mois auparavant il s'était fracturé l'avant-bras en travail-
lant dans les champs. N'étant pas trop incommodé immédiatement après l'accident, il avait continué à se servir du membre,
pendant une dizaine de jours, lorsqu'il fut obligé d'y renoncer à
cause de la souffrance qu'il éprouvait au niveau de la fracture. Il
s'est ensuite refroidi, a eu de la fièvre, et ressentait de la douleur
dans toutes les parties du corps, et surtout dans les articulations.
Ces douleurs il les attribuait à du rhumatisme.

A l'entrée, on constata que le cubitus gauche avait eu une fracture simple et était baigné dans du pus. Le faciès du malade était
grippé et anxieux; en même temps le visage était congestionné.
Le corps était amaigri; le pouls accéléré et faible; la peau chaude
et sèche. Il se plaignait de douleurs intenses dans toutes les jointures, et ne voulait pas que l'on en touchât ou remuât aucune. Il

était si faible qu'il ne pouvait parler qu'à voix basse ; ses dents et ses gencives étaient recouvertes de fuliginosités. De peur qu'il ne pût pas supporter l'ouverture de l'abcès au niveau de la fracture, de suite après les fatigues du voyage, on remit l'opération. On plaça l'avant-bras entre des attelles, et on y appliqua des cataplasmes. On lui donna des stimulants en abondance et des aliments d'une digestion facile, principalement sous forme liquide.

Deux jours plus tard, le malade étant beaucoup plus fort, l'abcès, qui avait le volume du poing au niveau de la fracture, fut ouvert, et donna issue à une grande quantité de pus vert bleuâtre, fétide.

La malade ne se releva pas cependant, et mourut le 1er novembre.

Autopsie. — Les deux poumons étaient adhérents aux parois costales par d'anciennes fausses membranes. La base du poumon droit était hépatisée, et il y avait, disséminés dans la substance des deux poumons, de nombreux abcès secondaires de dimensions variés et à diverses périodes de développement. Dans la rate se trouvait un abcès commençant. Les deux reins contenaient de nombreux dépôts purulents de petites dimensions. En examinant les différentes articulations qui pendant la vie avaient été le siége des douleurs, on ne retrouvait pas d'altérations appréciables. Au niveau de la blessure, on retrouva au cubitus une fracture simple transversale ; et les deux extrémités de la fracture étaient dénudées de leur périoste et nécrosées. Il n'y avait pas trace de cal, et il y avait un écartement très-distinct des deux fragments. Les parties molles avoisinantes semblaient macérées ; et les différentes couches étaient infiltrées de pus sanieux et fétide. Il n'y avait pas de signes apparents de phlébite.

Réflexions. — Cette observation viendrait à l'appui de l'hypothèse soutenue par quelques chirurgiens distingués, que le pus pénètre dans le sang lorsqu'il y a une surface osseuse à nu dans ce liquide. Chez ce malade, le canal médullaire du cubitus était rempli de pus malsain, et présentait ainsi une cause occasionnelle puissante de la fièvre suppurative : il est très-intéressant de remarquer que les symptômes ressemblaient à ceux du rhumatisme au point de faire faire un diagnostic inexact.

Quoique la maladie ait suivi une marche très-rapide, on trouva après la mort des lésions pathologiques variées et étendues. Il est très-souvent noté que les altérations pathologiques trouvées après la mort, ne correspondent pas aux symptômes que l'on a observés pendant la vie. Dans le cas présent, les symptômes indiquaient principalement une affection des articulations ; et cependant à l'autopsie, on ne trouva pas d'altération des jointures.

Il est très-regrettable que l'on n'ait pas pu avoir l'histoire plus complète de ce malade. L'accident était relativement minime ; mais ayant été négligé il se termina par la mort. Au point où en était le malade lorsqu'il entra à l'hôpital, il n'était pas possible d'avoir quelque espoir de guérison. Qu'un homme ait pu continuer ses occupations manuelles pénibles, sans éprouver de gêne, avec une fracture du cubitus, qu'un abcès très-volumineux ait pu se former sans occasionner beaucoup de douleur, et qu'enfin la fièvre suppurative puisse être prise pour du rhumatisme, ce sont là autant de points qui ont été bien démontrés chez ce malade.

OBSERVATION XVI.—J. H., âgé de 57 ans, fut reçu à l'hôpital le 6 novembre 1866, avec des lésions qui ont nécessité l'amputation immédiate de son avant-bras et de sa jambe gauches.

Cet accident a été occasionné par la locomotive d'un chemin de fer, qui renversa le malade et passa sur sa main et son pied. Lorsqu'il fut reçu, environ deux heures après l'accident, il était très-faible et anémique. Son pouls était rapide et petit, il n'y avait pas d'hémorrhagie sérieuse. Le malade a perdu peu de sang pendant l'opération, et son pouls n'était pas plus mauvais qu'au moment de l'entrée ; mais comme il était très-faible, on le laissa couché sur la table à opération pendant environ une heure après. Pendant la nuit il reçut 500 grammes de cognac et un demi-litre de bouillon de bœuf consommé, on lui administra de plus des opiacés à plusieurs reprises dans le courant de la nuit.

Le lendemain le malade allait mieux, quoiqu'il eût passé une nuit agitée à la suite d'un peu de diarrhée. Il s'est plaint de fréquentes envies d'aller à la garde-robe, mais sans rien rendre. Il fut soulagé à l'aide d'un suppositoire contenant 5 centigrammes de morphine avec 25 centigrammes d'acide tannique. L'appétit était bon, et il avait bu d egrandes quantités de bouillon consommé pendant la nuit. On lui prescrit une « diète lactée », avec un demi-litre de bouillon consommé et deux œufs par jour. On lui donna de plus de l'opium le soir.

Le 8 novembre. On retira les pansements des moignons, ce soir pour la première fois ; et ils exhalaient une odeur extrêmement fétide. Les moignons avaient un bon aspect. L'appétit était bon. Il a mieux dormi. Il n'y eut pas de nouveaux symptômes intestinaux.

Deux jours plus tard le malade allaitassez bien, et mangeait de très-bon cœur. Il expectorait quelques crachats aérés, mais ne toussait pas. On remarqua que les sclérotiques avaient pris une teinte jaune sale. On ajouta 125 grammes de vin de plus à la prescription antérieure. Il eut à 8 heures du soir une légère hémorrhagie veineuse par le moignon de la jambe.

Le 11 novembre. Le malade a bien dormi cette nuit, et se trouve mieux. Il a eu dans la matinée un léger frisson, qui a été suivi d'une transpiration abondante. Son teint est terreux. Il a eu une légère épistaxis. On augmenta la quantité du vin jusqu'à 250 grammes.

Le 12 novembre. Il a bien dormi, et pour la première fois sans avoir eu besoin d'opium. Le moignon de la jambe qui était tendu fut ouvert, et on retira quelques caillots ; on plaça ensuite entre les lambeaux de la filasse imbibée avec la liqueur de Condy. La suppuration était fluide, grumeleuse, et exhalait une odeur infecte. Il y eut ce matin encore un peu d'hémorrhagie veineuse. Et il eut de plus un autre frisson. Il mangeait avec beaucoup d'appétit. On prescrit 375 grammes de vin de Xérès, et 125 grammes de cognac par jour, avec de l'opium le soir.

Le 14 novembre. Depuis, le malade s'est beaucoup plaint de douleur dans l'épaule droite, on prescrit pour le soulager des fomentations. Il n'y avait pas de rougeur ni de tuméfaction, ni d'exagération de la chaleur dans cette épaule. Il a eu fréquemment des sueurs profuses, et sa respiration exhalait l'odeur pyohémique ordinaire. Les moignons paraissaient sains, mais la suppuration était peu abondante. En plus de la prescription antérieure le malade recevait un demi-litre de *porter* par jour.

15 novembre. Pendant la nuit, le malade eut du délire et était très-agité. On lui donna à 2 heures du matin quarante gouttes de teinture d'opium, il s'est ensuite endormi. La première ligature tomba aujourd'hui. Du reste le malade était à peu près dans le même état. A l'examen microscopique, on trouva que le sang se coagulait rapidement ; et il y avait en même temps dans le champ du microscope environ une centaine de corpuscules granuleux, qui par l'addition d'un peu d'acide acétique faible présentaient les caractères des globules du pus (voir planche I, fig. 1, 2).

16 novembre. Le délire et l'agitation persistent. La suppuration du moignon de la jambe était plus abondante qu'elle n'avait été jusque-là. En éternuant il s'écoulait du nez une matière visqueuse purulente. L'épaule était très-douloureuse, et légèrement tuméfiée. L'appétit était très-bon. L'urine avait sa couleur normale, alcaline aux réactifs, et contenait un léger excès de phosphates, d'urates, des cellules épithéliales, quelques corpuscules du pus, des vibrions et des granulations moléculaires (voir planche I, fig. 5), etc. On a remarqué quelques soubresauts de tendons pendant le sommeil. La respiration était gênée : l'expectoration était mousseuse, peu abondante et contenait des crachats purulents. On lui donne de l'opium le soir. Les plaies étaient lavées et pansées avec de l'eau tiède contenant de la liqueur de Condy. La planche I, fig. 3 et 4, représente le sang sous le microscope ce jour-ci, avant et après l'addition d'un peu d'acide acétique faible.

17 novembre. L'état du malade reste à peu près le même, il souffre beaucoup des sueurs profuses. L'appétit était excellent. Une petite pustule superficielle se remarque sur la face externe de la cuisse gauche. Les moignons avaient un meilleur aspect. Une portion du bord du lambeau postérieur du moignon de la jambe s'était gangrenée. Toutes les ligatures sont tombées. La suppuration était meilleure et plus abondante.

18 novembre. Le délire et l'agitation continuèrent, et nécessitèrent l'administration d'opiacés toutes les heures pendant la nuit. La suppuration des moignons était peu abondante, d'une couleur verdâtre et d'une odeur fétide. L'urine avait sa couleur normale, alcaline aux réactifs, et laissait déposer des urates, des phospha-

PLANCHE I.

———

Fig. 1. — Globules de sang, avant d'avoir été traités par l'acide acétique, le 15 novembre.

Fig. 2. — Globules de sang, après avoir été traités par l'acide acétique.

Fig. 3. — Globules de sang, avant d'avoir été traités par l'acide acétique, le 16 novembre.

Fig. 4. — Globules de sang, après avoir été traités par l'acide acétique.

Fig. 5. — 1. Oxalates.

2. Phosphates ammoniaco-magnésiens neutres.

3. Urates de soude.

4. Vibrions.

5. Cellules épithéliales.

6. Globules de pus.

———

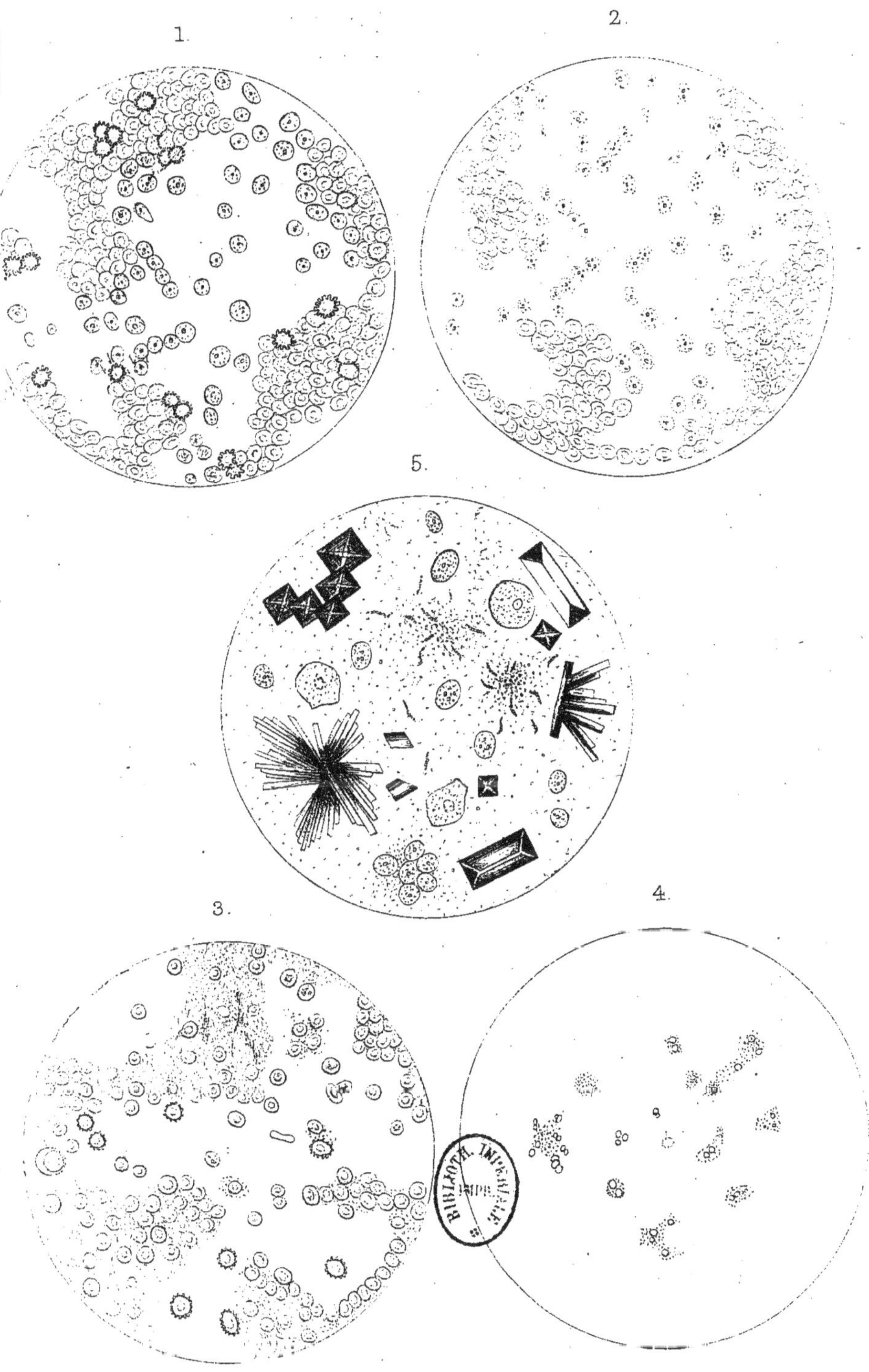
T.I.
1.
2.
5.
3.
4.
P.M.Braidwood del.
W.West Lith.

tes, des oxalates, et des granulations moléculaires. A l'examen microscopique, les globules rouges du sang présentaient des bords crénelés, mais n'avaient pas de tendance à se placer en piles ; on ne retrouva pas de corpuscules granuleux.

19 novembre. Le malade a bien dormi, et avait moins de délire. L'abondance de la suppuration avait augmenté. Sous d'autres rapports il n'y avait rien à noter. Sous le microscope les globules rouges paraissaient avoir de la tendance à se placer en piles, pendant que quelques-uns présentaient des bords crénelés. Il y avait quelques globules blancs, mais pas de globules purulents (voir planche II, fig. 1). Le malade pouvait à peine remuer son épaule droite à cause de la douleur et de la roideur dans l'articulation.

Le 20 novembre. Il paraissait plus faible, et la suppuration du moignon était moins abondante. L'appétit était bon, et la respiration était moins embarrassée qu'auparavant. Vu la grande débilité du malade on ne pouvait pas faire l'examen physique de la poitrine. L'expectoration était beaucoup plus considérable, écumeuse, et striée de sang. L'urine avait une couleur jaune-paille, à réaction alcaline, et laissait déposer des urates, des phosphates, des oxalates, quelques cellules épithéliales, des cylindres granuleux et des granulations moléculaires (voir planche II, fig. 2).

21 novembre. Pendant la nuit le malade n'a pas bien dormi, mais il n'a pas eu de délire. La percussion et l'auscultation de la poitrine ne révélèrent rien de morbide. On retrouva à l'aide du microscope du tissu pulmonaire dans les crachats (voir planche II, fig. 3). Il était toujours tourmenté par les sueurs profuses, et son corps était couvert de sudamina.

Le 22 novembre. La respiration était accélérée et difficile. Toute la journée il délirait en marmottant, et par moments il ne pouvait pas reconnaître ceux qui l'entouraient. Il a eu de l'épistaxis par la narine gauche. Il paraissait très-faible. La suppuration des moignons était plus abondante. Pendant tout ce temps le traitement consistait dans l'administration de stimulants en quantité, une alimentation nourrissante et de digestion facile ; avec cela des toniques ; localement on employa des lotions désinfectantes.

23 novembre. Il n'a pas dormi de la nuit. Son épaule droite était tout à fait immobile et le malade éprouvait une très-vive douleur lorsqu'on appuyait le doigt sur l'acromion et à la partie postérieure de l'articulation ; mais on ne constatait pas de fluctuation. L'urine contenait un dépôt représenté dans la planche III, fig. 1.

PLANCHE II.

Fig. 1. — Globules de sang rouge et blanc.

Fig. 2. — 1. Oxalates.

        2. Phosphates ammoniaco-magnésiens.

        3. Urates de potasse.

        4. Cellules épithéliales (du rein).

        5. Cylindres granuleux.

Fig. 3. — Muco-pus avec épithélium pulmonaire.

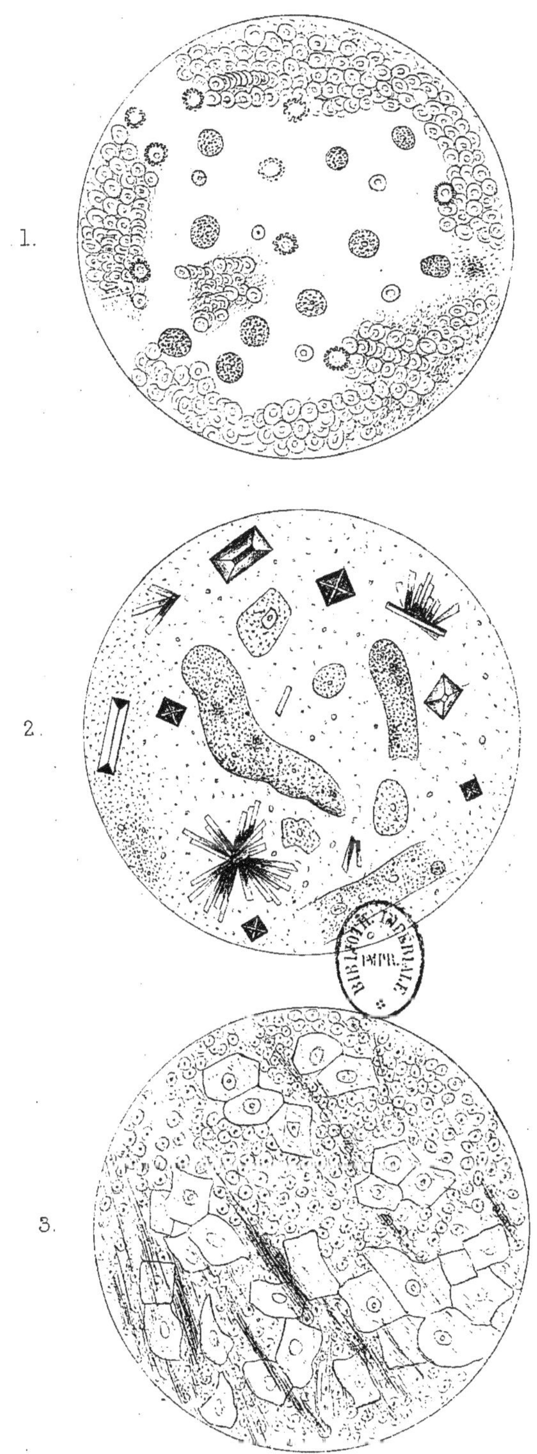

P.M Braidwood del.

W.West Lith^r

24 novembre. Il a mieux dormi, et a très-bien mangé. Il n'avait pas de toux et l'abondance de l'expectoration avait augmenté, les crachats étaient visqueux et purulents. L'urine avait sa couleur normale, une réaction alcaline, et contenait des phosphates, un peu d'oxalates et des granulations moléculaires, mais pas de cylindres.

27 novembre. Le malade est très-affaissé, et ne retrouvait sa connaissance que par moments. Il était toujours tourmenté par ses sueurs profuses. La respiration était difficile et accélérée ; et ses crachats étaient par moments striés de sang. Il avait de légers frissons.

28 novembre. Il a vomi tout son dîner. Il était très-déprimé.

29 novembre. Il a bien dormi, mais l'appétit était perdu. La suppuration du moignon de la jambe était peu abondante, sanieuse, et les bourgeons charnus étaient flétris. Le moignon de l'avant-bras était complétement cicatrisé.

30 novembre. La soif était ardente, mais l'appétit était meilleur. L'urine était légèrement acide, et laissait déposer des urates, des phosphates, des granulations moléculaires, des corpuscules du pus, et des cylindres granuleux (voir planche III, fig. 2).

2 décembre. D'une façon générale, il n'y eut pas de changement dans l'état du malade. A l'examen microscopique, on reconnaissait que le sang était plus coagulable ; les globules rouges se ramassaient en masses, et ne se plaçaient pas en piles, ils présentaient des bords crénelés, et renfermaient au milieu d'eux un grand nombre de corpuscules granuleux, ressemblant aux corpuscules du pus ; on en voyait par moments plus de soixante en même temps dans le champ du microscope (voir planche III, fig. 3). Il faisait quatorze inspirations par minute, elles étaient difficiles.

3 décembre. Le malade était à peu près dans le même état. Les urines présentaient une réaction alcaline. Ils étaient d'une couleur de vin de Bordeaux foncé, et laissaient déposer un sédiment floconneux contenant des débris de cellules épithéliales et des granulations moléculaires.

5 décembre. L'appétit s'est maintenu bon, et il a bien dormi. Il souffrait toujours de ses sueurs profuses, et s'est beaucoup plaint de la soif.

7 décembre. On constata de la fluctuation dans l'articulation scapulo-humérale droite ; et une incision pratiquée dans cette

PLANCHE III.

Fig. 1. — 1. Cellules épithéliales (du rein).

2. Cylindres granuleux.

3. Phosphates ammoniaco-magnésiens.

4. Oxalates.

Fig. 2. — 1. Urates de soude.

2. Oxalates.

3. Cylindres granuleux.

Fig. 3. — Globules rouges de sang et leucocytes.

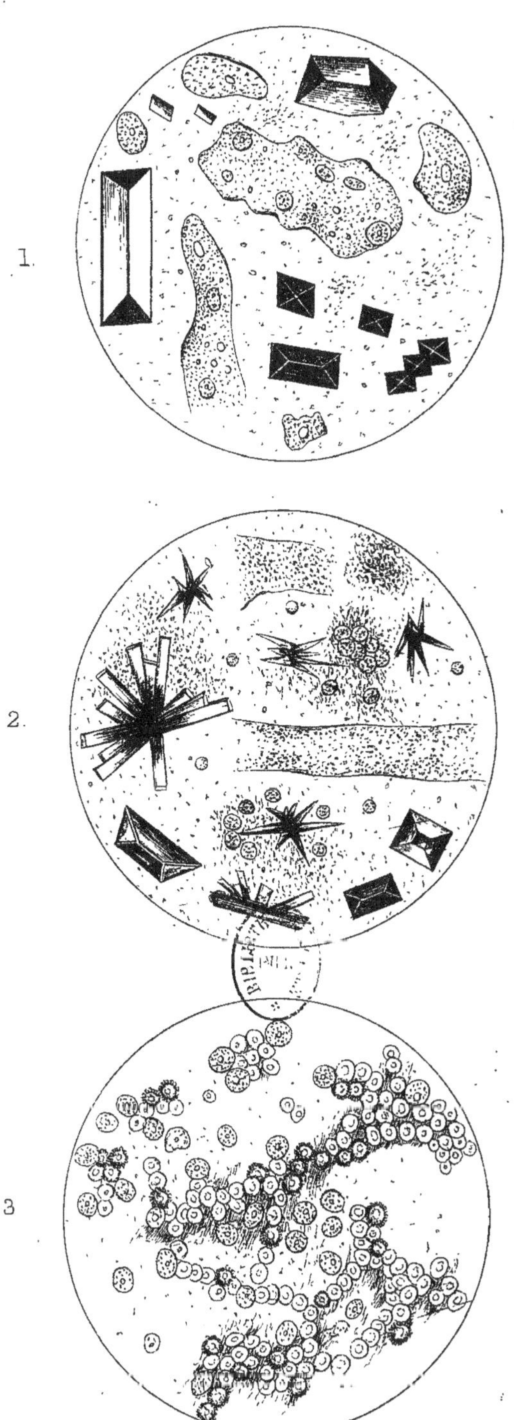

.M Braidwood del.

W West Lith.

région donna issue à une grande quantité d'un pus verdâtre fétide. On introduisit dans la plaie un morceau de tube à drainage de M. Chassaignac.

8 décembre. Le malade a eu du délire pendant la nuit ; son urine était acide, et laissait déposer des urates et des phosphates. L'expectoration était peu abondante, visqueuse et rouillée.

18 décembre. Il a mieux dormi, et a mangé avec appétit. La douleur lancinante dans le troisième espace intercostal droit, dont il s'est plaint hier, avait disparu. En faisant faire des mouvements au bras droit, on avait une sensation de frottement dans l'épaule. Une très-grande quantité d'un pus de mauvais aspect, vert bleuâtre, extrêmement fétide, s'écoulait de l'épaule et du bras droit; mais le moignon de la jambe était presque sec.

Tableau du pouls et de la température.

DATE.	POULS.	TEMPÉRATURE.
		centigrade.
Novembre 7........	90 force moyenne......	
— 12 soir...	120................	38
— 13........	112................	38
— 13 soir...	110................	36,5
— 14.......	120.....:........	39
— 14 soir...	120................	36,5
— 15........	124 et faible........	38
— 15 soir...	120................	35
— 16.......	130................	33
— 16 soir...	118................	35
— 17.......	122 faible et dépressible	39
— 17 soir...	120................	38
— 18.......	118................	35
— 18 soir...	112................	37,5
— 19.......	114 et très-faible......	35
— 19 soir...	116................	37
— 20.......	120................	37
— 20 soir...	112................	36,5
— 21.......	116 très-petit et dépressible............	36,5
— 21 soir...	114................	36,5
— 22.......	121 et très-faible.......	35
— 22 soir...	120................	37
— 23.......	120................	38
— 23 soir...	124................	37
— 24.......	124................	38,5
— 25.......	120 et très-faible.......	38

Tableau du pouls et de la température.

DATE.	POULS.	TEMPÉRATURE.
		centigrade.
Novembre 26.......	112....................	38
— 26 soir...	120....................	38,5
— 27........	116....................	38
— 27 soir...	122....................	38,5
— 28........	116....................	38
— 28 soir...	114....................	37,5
— 29........	120....................	36
— 29 soir...	120....................	38
— 30........	116....................	37,5
Décembre 1er	124....................	38
— 1er soir...	106....................	38,5
— 2........	120....................	38
— 2 soir....	110....................	38
— 3........	120....................	39
— 3 soir....	116....................	38
— 4........	114....................	38
— 4 soir....	114....................	37
— 6........	116....................	38
— 7 soir....	116....................	38
— 8........	116....................	37,5
— 9........	128....................	39
— 9 soir....	114....................	38,5
— 10........	110....................	36,5
— 11........	114....................	36,5
— 13........	130 et très-faible......	38,5
— 14........	124....................	36,5
— 14 soir...	122....................	37,5
— 15........	124....................	37,5
— 16........	130....................	38
— 16 soir...	120....................	36
— 17........	124....................	38,5
— 17 soir...	130....................	38
— 18........	122....................	37,5
— 18 soir...	122....................	38,5
— 19........	130 et très-faible......	38
— 20........	132 faible et dépressible	38
— 21........	128....................	38,5
— 22........	126....................	38,5
— 23........	134....................	38,5
— 24........	132 et très petit........	39,5

11 décembre. Le malade n'a pas dormi cette nuit, et a eu plusieurs selles liquides. On a pu arrêter la diarrhée à l'aide d'un
suppositoire contenant 25 centigrammes d'acide tannique, et 2 cen-

tigrammes et demi de morphine. Il s'écoulait une très-grande quantité de pus de l'épaule droite et de la face interne du bras où le pus avait fusé.

12 décembre. Les traits étaient pincés, et il avait l'air de baisser. L'urine avait sa couleur normale, à réaction alcaline, et contenait des urates, des phosphates, quelques oxalates, des corpuscules du pus, et des corps granuleux très-volumineux, ronds ou ovales (voir planche IV).

13 décembre. Les symptômes étaient à peu près les mêmes qu'hier, mais plus marqués. L'expectoration était abondante, visqueuse, adhérente, rouillée et contenant un grand nombre de crachats purulents. Il avait un peu de diarrhée, qui fut arrêtée à l'aide d'un suppositoire contenant 3 centigrammes de morphine.

14 décembre. Le malade a dormi assez bien, après avoir pris de l'opium. Il était tourmenté encore par ses transpirations abondantes, mais son appétit s'était amélioré. La suppuration de son épaule droite était abondante, très-fétide et plus épaisse. On continua le même traitement, en y ajoutant l'administration de sulfate de quinine.

16 décembre. Il était très-amaigri et mangeait peu. Quant au reste, il n'y avait pas de changement. L'urine avait sa couleur normale, à réaction alcaline, et laissait déposer des phosphates, des urates, des cellules épithéliales ovales et rondes, avec des granulations moléculaires.

17 décembre. Il a mal dormi quoiqu'il ait pris de l'opium. La suppuration de l'épaule droite était moins abondante, et plus sanieuse. Il était toujours tourmenté par des sueurs profuses. On lui donnait 250 grammes de cognac, et 180 grammes de vin par jour.

20 décembre. Il eut de la diarrhée qui fut arrêtée par les mêmes moyens que les autres fois ; il avait aussi des vomissements. Son urine avait les mêmes caractères que nous avons signalés le 16 de ce mois.

22 décembre. Le malade baissait visiblement. Il était agité, bavard, et délirait pendant la nuit. Il a eu un frisson vers 4 heures du matin. La suppuration de l'épaule était abondante et moins fétide qu'auparavant. Le moignon de la jambe était complétement cicatrisé autour de l'extrémité saillante du tibia.

28 décembre. Il continua à peu près dans le même état. Il

PLANCHE IV.

———

Fig. 1. Oxalates.

2. Urates de soude

3. Phosphates ammoniaco-magnésiens.

4. Globules de pus.

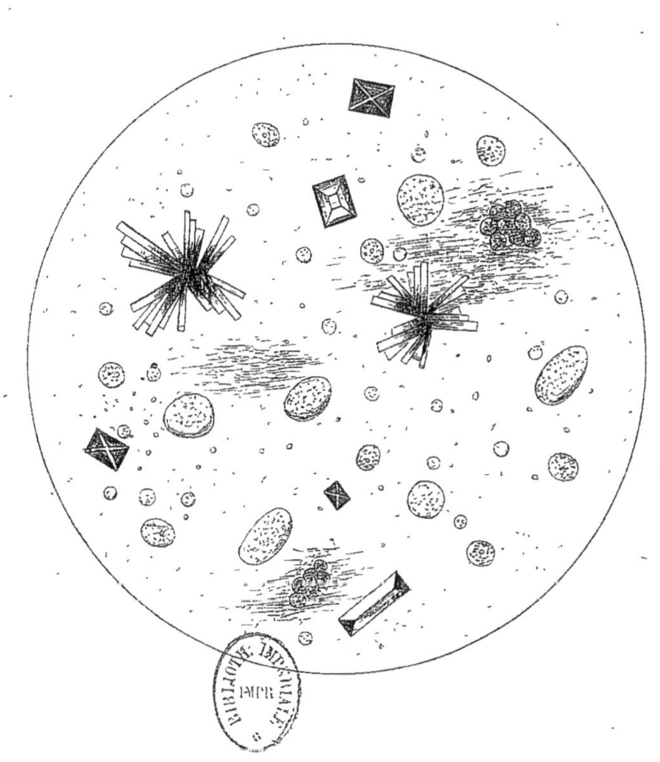

P.M. Braidwood del.

W. West Lith.

transpirait abondamment et mangeait peu. Vers le soir, il eut un délire typhique continu.

24 décembre. Il délirait davantage et baissait rapidement. La suppuration de l'épaule était à peu près nulle. Il avait des soubresauts de tendons très-marqués, et succomba le lendemain à 6 heures du matin.

Autopsie. — Le corps était extrêmement amaigri, le sang fluide.

En ouvrant le crâne, on trouva les veines de la dure-mère congestionnées. Il y avait une grande quantité de sérosité épanchée dans l'espace sous-arachnoïdien et dans les ventricules latéraux. Le cerveau avait sa consistance normale, mais sa substance était plus pâle que d'habitude.

En désarticulant l'épaule, on trouva les parties molles complétement détruites, la tête de l'humérus était cariée. Une partie du cartilage de la tête de l'humérus était détruite par l'ulcération. Les parties molles du bras droit étaient ramollies et avaient un aspect vert gangréneux. La section des vaisseaux axillaires ne laissa pas écouler de sang; ces vaisseaux paraissaient sains. Les vaisseaux fémoraux paraissaient aussi sains. Il n'y avait pas de déchirure de la capsule de l'articulation scapulo-humérale gauche (qui était le siége d'une luxation).

Du côté du thorax, le cœur était sain. Les deux poumons étaient très-adhérents aux sommets, ils étaient congestionnés dans leur moitié inférieure, et parsemés près de leurs bases, en arrière, de points blanchâtres, du volume d'une tête d'épingle, durs au toucher, formant des élevures, et ressemblant à des tubercules miliaires. Comme ces points pour la plupart se trouvaient dans le voisinage des veines, ils faisaient penser à des «embolies.» Près du milieu du poumon droit, se trouvait une large cicatrice comme un pont, et aussi quelques plaques blanchâtres superficielles, probablement d'anciennes adhérences pleurétiques.

Le foie était normal, la rate congestionnée, mais paraissant saine d'ailleurs. Le gros intestin vers son milieu était congestionné sur une étendue de 15 centimètres environ. Les reins étaient sains en apparence.

Il y avait des sudamina en abondance sur la figure et sur le devant de la poitrine.

Réflexions. — Cette observation mérite bien une étude sérieuse. Quant aux symptômes observés, à la marche suivie par la fièvre, le traitement employé, et (jusqu'à un certain point) les lésions que l'on a trouvées après la mort; on ne peut pas trouver un meilleur exemple de fièvre suppurative. C'est pour cela que j'ai donné cette observation avec tant de détails, donnant avec soin les symptômes à des intervalles rapprochés, et indiquant les examens microscopiques répétés que j'avais faits du sang et des urines. Les dessins ont été faits au moment même et retouchés après.

Nous signalerons donc que les symptômes de la fièvre suppurative débutèrent bientôt après l'amputation, et indiquèrent la forme subaiguë de la maladie. Le malade de bonne heure présentait les signes d'une grande débilité. L'appétit cependant s'est conservé intact jusque près de la mort. Il n'y eut à aucun moment des signes évidents de lésions pulmonaires. Les deux moignons se sont cicatrisés rapidement, comme si la santé générale n'eût pas été atteinte. Les forces du malade, d'un autre côté, ont été par moments affaiblies par de la diarrhée. Il était tourmenté par des sueurs profuses, et par moments par du délire. Il est resté ainsi pendant des semaines entre la vie et la mort, et la balance hésitait.

Le début et la marche qu'a suivis la lésion articulaire, est un très-bon exemple de la marche de cette complication assez commune dans la fièvre suppurative. De la douleur et de la roideur, pendant quelques jours, étaient les seuls symptômes; puis l'articulation s'est gonflée subitement. L'incision donna issue à une très-grande quantité d'un pus verdâtre fétide; et le pus a continué à se former en grande abondance jusqu'à une époque voisine de la mort.

Quant au traitement dans ce cas, il faut faire remarquer

que la quinine n'agissait que par ses propriétés toniques. Le malade recevait aussi en abondance des stimulants et une alimentation nourrissante et de digestion facile. Les plaies étaient lavées et pansées deux fois par jour avec de l'eau tiède contenant la solution désinfectante de Condy. Par ces moyens, le malade a été soulagé, mais la maladie ne continuait pas moins son cours.

Enfin, il est à noter que, vu la longue durée de la fièvre, les altérations trouvées à l'autopsie étaient insignifiantes, ou plutôt elles appartenaient à une période de début de la maladie. Celui qui étudie ce cas, même très-superficiellement, doit être frappé de ce fait, que les lésions viscérales trouvées après la mort, ne se rapportaient pas aux symptômes observés pendant la vie. Les reins, par exemple, paraissaient sains, tandis que les urines, pendant la vie, indiquaient que le tissu rénal subissait l'influence morbide. En un mot, quoique la fièvre ait marché lentement, donnant largement le temps pour la formation d'abcès secondaires, il y avait relativement, peu de dépôts purulents dans les organes internes ; et encore ces abcès étaient à une période de début.

OBSERVATION XVII. — W. S., âgé de 12 ans, fut reçu à l'hôpital le 30 juin 1865, pour une arthropathie de l'épaule gauche.

C'était un enfant à physionomie délicate, et la maladie datait de six mois. Les symptômes caractéristiques de l'affection étaient très-nets. On procéda donc à la résection de l'articulation le 5 juin par une simple incision longitudinale.

Pendant la nuit qui suivit l'opération le malade a bien dormi et le lendemain était aussi bien qu'on eût pu l'espérer. Il y avait une légère rougeur de la peau autour de la plaie.

L'après-midi du quatrième jour de l'opération, le malade a eu un frisson. Il n'y avait pas eu de symptôme local prémonitoire et la plaie avait un bon aspect et suppurait abondamment.

Deux jours plus tard, il eut de la tympanite, l'abdomen était distendu au point de gêner la respiration. Il fut soulagé à l'aide de carminatifs.

Le malade alla bien depuis ce moment jusqu'au 14 juillet, lorsqu'il fut pris d'un autre frisson suivi de sueur profuse, et de dépression morale. L'appétit était bon. La plaie continuait à sécréter une grande quantité de pus bien lié et de très-bon aspect. La teinte érythémateuse qui était autour de la plaie avait presque complétement disparu. Le traitement se composait d'une alimentation nourrissante et de digestion facile, avec un peu de vin; localement on employa des lotions, et on apporta des soins extrêmes de propreté, dans les pansements de la plaie.

Trois jours plus tard (17 juillet), il y eut un autre frisson; et le malade s'est plaint de douleur dans le bas de la face interne du bras.

Le malade n'a pas bien dormi; et le 18 juillet l'avant-bras gauche et la partie inférieure du bras étaient très-enflés.

Le 19 juillet. Il s'est plaint de tousser, mais ni la percussion ni l'auscultation, faites avec soin, ne révélèrent rien d'anormal dans la poitrine. Une incision pratiquée sur la face externe du bras, donna issue à une quantité considérable de pus mal lié, fétide. Il eut un autre frisson ce jour-ci.

20 juillet. Il était agité et avait un peu de délire cette nuit, mais quant au reste l'état était le même.

21 juillet. Il a eu un frisson pendant la nuit, et [un second dans le courant de l'après-midi. On remarqua que son haleine avait une odeur fade, de foin. La respiration était accélérée et difficile. Il avait aussi beaucoup de délire. La plaie avait un bon aspect et suppurait abondamment. On continua le même traitement.

Le lendemain, il avait beaucoup de fièvre, et délirait toujours. L'appétit était bon, et il n'y avait pas de symptômes pulmonaires notables.

Deux jours plus tard, le malade éprouva un frisson violent, suivi de transpiration abondante, il continuait à délirer.

Le 25 juillet. Il délirait encore, il avait une toux accompagnée de crachats rouillés, et des crachats purulents. On entendait à l'auscultation de la poitrine, des râles crépitants très-nets, dans la moitié inférieure du poumon droit; la percussion y révélait de l'obscurité du son à ce niveau.

27 juillet. Même état à peu près qu'avant-hier, mais il y avait

de plus de petites secousses convulsives dans les muscles du bras malade et dans la face.

Le 28 juillet. Il délirait davantage. La toux était très-fatigante, et était accompagnée d'expectoration de crachats mousseux et purulents. Il mangeait de bon cœur, et dormait bien. La plaie suppurait en abondance. Comme traitement, on lui donna une alimentation nourrissante et des stimulants, et l'on tenait appliqués constamment des cataplasmes sur la partie postérieure de la poitrine et sur l'abcès du bras.

Deux jours plus tard, on incisa un autre vaste abcès près du milieu du bras. Le malade avait très-bon appétit, et dormait assez bien; mais il maigrissait rapidement.

Le 3 août, un autre abcès qui s'était formé au-dessus de l'apophyse coracoïde gauche fut incisé. Le pus était mal lié et en grande abondance. La toux avait diminué; et l'expectoration était presque complétement celle de la bronchite.

A partir de cette époque la convalescence marcha sans interruption. Le pouls continuait à être très-accéléré, mais devenait plus plein et plus fort. Les symptômes du côté des poumons ont peu à peu disparu; et la suppuration des abcès a diminué.

Le 8 août, un autre abcès fut incisé, sur la face postérieure du bas du bras gauche. L'appétit du malade s'est ensuite amélioré, et les forces revenaient chaque jour.

On trouva le 14 août une eschare grande comme une pièce de deux francs sur le sacrum. Il était très-faible, mais il s'améliorait d'une façon régulière.

Le 22 août, un abcès profond dans le côté gauche de la face fut incisé. On lui prescrivit dix gouttes de perchlorure de fer trois fois par jour.

Le malade est parti guéri le 10 septembre. Il éprouvait peu ou pas de douleur, en se servant de son bras gauche. L'état général était bon. Une petite quantité de suppuration s'écoulait encore de la plaie de la résection, mais toutes les autres incisions étaient cicatrisées.

Tableau du pouls.

DATE.	POULS.	DATE.	POULS.
Juillet 6........	110	Juillet 26.........	88
— 6 soir.....	96	— 27.........	86
— 7.........	92	— 28.........	100
— 9.........	90	— 30.........	104 et faible.
— 10........	94	Août 1er.........	108
— 11........	88	— 3..........	110
— 12........	92	— 5.....	120
— 14........	100 et faible.	— 7.........	126
— 16........	94	— 9.........	116
— 17........	96	— 11.........	128
— 18........	88	— 13.........	122
— 19........	86	— 14.........	118
— 20........	100 et faible.	— 16.........	114
— 21........	86	— 18.........	118
— 23........	100	— 20.........	114
— 24........	108 et faible.	— 22.........	120
— 25........	98	— 24.........	120

Réflexions. — Personne à coup sûr ne doutera que ce ne fût là un cas de fièvre suppurative. La teinte pyohémique de la peau, l'odeur purulente de l'haleine, la mauvaise qualité de la suppuration, les sueurs profuses, et ce qu'il y a de plus caractéristique de tout, la formation d'abcès sous-cutanés secondaires en différents points, tout était réuni chez notre malade. De plus chez lui la fièvre suppurative fut compliquée de pleuropneumonie qui a suivi sa marche ordinaire. La guérison était des plus heureuses, car la fièvre suppurative ne laissa pas de traces.

Dans le traitement de ce malade, comme règle, tous les efforts ont tendu à soutenir l'économie et non pas à essayer de couper court à la maladie.

Observation XVIII. — C. M., âgé de 14 ans, fut admis à l'hôpital le 3 mai 1865 avec de l'arthropathie du tarse du côté gauche.

Cette affection a débuté six mois auparavant par du gonflement avec douleur et rougeur autour de l'articulation du cou-de-pied gauche ; or, le malade l'attribua à ce qu'il avait porté des bottes trop serrées. Au moment de l'entrée à l'hôpital, on trouva un gonflement du pied gauche, et il y avait un peu de douleur à la pression au niveau du tarse, surtout au niveau du premier cunéiforme. On provoquait une douleur considérable lorsque l'on pressait les surfaces articulaires les unes contre les autres, mais on ne sentait pas de crépitation, il n'y avait pas de trajets fistuleux.

Six jours plus tard, on amputa le pied par le procédé de Syme et on retrouva des altérations considérables des articulations. On administra de l'opium au malade après l'opération, ce qui lui procura du sommeil. Dans le courant de la soirée, il eut un peu de suintement veineux, mais pas d'hémorrhagie par réaction.

Le lendemain, quoique le malade eût assez bien dormi, le visage était congestionné, et sa peau était chaude et sèche.

Deux jours plus tard, la jambe gauche avait une teinte érysipélateuse, on appliqua des fomentations pour le soulager. Il eut besoin d'opium le soir. Son appétit était diminué, et sa langue chargée. On prescrivit des stimulants, et on pansa la plaie avec de l'eau tiède contenant de la solution de Condy.

Vers 11 heures du matin, le 14 mai, il y eut de l'hémorrhagie veineuse et des frissons. La chaleur du corps était augmentée, il eut des vomissements et de la diarrhée. Quelques heures plus tard, le malade s'est plaint d'une douleur lancinante dans la partie inférieure de la poitrine. Le moignon avait un bon aspect, et les ligatures étaient toutes tombées.

Le lendemain, il eut encore des frissons vers 11 heures du matin. Il se plaignait d'une douleur qu'il rapportait à l'épigastre et dans la moitié inférieure du poumon droit. La langue était sèche. La plaie avait un aspect gangréneux, il s'en écoulait de grandes quantités de pus sanieux et extrêmement fétide. On appliqua un cataplasme de charbon sur le moignon. Au pansement du soir la plaie avait pris un meilleur aspect, et la suppuration était moins fétide.

A 7 heures du soir, le lendemain, il y eut une hémorrhagie qui obligea de décoller les lambeaux. On fit une ligature, et on enleva une portion du tibia qui s'était exfoliée. Les parties molles de la jambe, sur une étendue de 5 centimètres au-dessus de la plaie, se gangrenaient. L'état général paraissait meilleur le lendemain ;

mais le 19 mai, la plaie avait pris de nouveau un mauvais aspect, et la suppuration était très-abondante. Les conjonctives et la peau commençaient à prendre la teinte jaune terreuse.

Le 20 mai, on note que la plaie avait meilleure apparence, et que la suppuration paraissait plus louable. Pendant la nuit, le malade était agité et délirait. La douleur dans la poitrine et la toux continuaient à peu près la même chose qu'auparavant ; l'appétit était très-mauvais.

Le lendemain, il y eut un autre frisson. Il y avait plus de délire, mais le malade avait des moments de lucidité. Le moignon « paraissait bien mieux. » On continua à administrer de l'opium le soir.

Un abcès qui s'était formé au-dessus de l'apophyse zygomatique gauche fut incisé le 22 mai.

L'urine était normale. L'expectoration était peu abondante et purulente. Il n'y avait pas de douleur, et seulement un peu de toux.

Le malade succomba dans le délire le 23 mai.

Tableau du pouls.

DATE.	POULS.	DATE.	POULS.
Mai 9 soir.......	114 et fort.	Mai 15 soir.....	90
— 10...........	94	— 16......... ..	82
— 10 soir.....	112	— 17..........	88
— 11...	86	— 18..........	84
— 12..	115	— 19....	96
— 13..........	110	— 19 soir......	110
— 14...	88 faible et dépressible.	— 20....	108
— 15....	100 faible et irrégulier.	— 21...	102
		— 22....	96
		— 23.... ....:	90

Anatomie pathologique. — A l'autopsie faite le 27 mai, on trouva un abcès circonscrit dans le voisinage des veines méningées gauches.

Dans le thorax, on trouva les bases des deux poumons congestionnées ; et il y avait des abcès secondaires nombreux, d'étendue variable et à des époques diverses de développement, dans les deux tiers supérieurs des deux poumons. — Près du centre du poumon gauche se trouvait un abcès secondaire de près de 4 centimètres de long sur plus de 2 centimètres de large, qui contenait

du pus fétide et des débris de tissu pulmonaire. Le reste de ce
poumon était œdémateux.

Le foie était ramolli et flasque, et paraissait gras ; il n'y avait
pas d'abcès secondaire. La rate était d'un volume moyen, ramollie, et contenait près de son extrémité inférieure un seul abcès
secondaire. Les reins présentaient les apparences ordinaires de la
tuméfaction trouble. — Tous les autres viscères étaient sains.

En examinant le moignon, on trouva le tibia ramolli au centre,
et contenant un liquide purulent sur une étendue de près de
20 centimètres. Le péroné était malade sur une étendue d'environ 5 centimètres. On trouva des abcès au milieu des parties
molles de la jambe sur presque la moitié de sa longueur ; et l'un
d'eux était situé très-près de la veine tibiale postérieure, et environ à 10 centimètres de son extrémité inférieure. La veine jusqu'à
cé niveau était dure, d'une couleur verdâtre, avec du pus infiltré
le long de sa paroi interne, et au milieu de ses tuniques. L'extrémité du moignon avait un aspect gangréneux, et les bouts des os
étaient nécrosés.

Réflexions. — Nous avons ici un cas de fièvre suppurative, survenant à la suite d'une des moins graves des
grandes amputations. Les premiers frissons se sont montrés le cinquième jour de l'opération et furent suivis
presque immédiatement de symptômes de pneumonie. Les
frissons étaient séparés par des intervalles ; il y eut un
suintement veineux et une hémorrhagie ; des abcès secondaires sous-cutanés se sont formés et furent incisés ; une
portion du tibia s'est exfoliée. L'état typhoïde s'est montré
le sixième jour après le début de la fièvre, et se termina
par la mort trois jours plus tard.

Si l'on considère les symptômes qui ont existé chez ce
malade, il faut remarquer l'absence des sueurs profuses
si caractéristiques de la fièvre suppurative, et que la teinte
pyohémique n'était pas aussi marquée qu'on le trouve
quelquefois.

L'autopsie, ici, présentait un intérêt tout particulier.

Les abcès secondaires étaient très-disséminés, et n'auraient pas pu être diagnostiqués par les symptômes offerts pendant la vie. Ce qui méritait, parmi les lésions pathologiques, le plus d'être signalé, c'était l'état des os du moignon, qui ressemblait plus que dans aucun autre cas que j'aie rencontré, à l'ostéomyélite décrite par M. le professeur Fayrer. Presque toute l'étendue du canal médullaire du tibia et presque la moitié de celle du péroné étaient ramollies, aréolaires, et détruites par places, de façon à former des abcès distincts.

Observation XIX. — W. P., âgé de 31 ans, fut admis à l'hôpital le 14 janvier 1865 pour des hémorrhoïdes internes.

Le malade raconta qu'il souffrait de ses hémorrhoïdes depuis sept ans, et qu'il avait subi des opérations deux fois déjà. Elles avaient beaucoup saigné dans ces derniers temps ; ce qui l'avait affaibli et rendu très-anémique.

On pratiqua la ligature des hémorrhoïdes, le 14 janvier, après avoir donné un lavement. L'opération fut faite sans chloroforme. Une des hémorrhoïdes présentait une surface ulcérée assez étendue.

Le 16 janvier (deux jours plus tard), le malade éprouva des frissons, qui sont revenus à des intervalles rapprochés jusqu'au 18 janvier, lorsqu'il s'est plaint de douleur dans le côté gauche du thorax. On appliqua des sinapismes sur la poitrine, et on donna de l'opium le soir.

Le 20 janvier, il allait beaucoup plus mal. Le pouls était à 140 et très-faible. La peau présentait une couleur jaune sale. Il délirait et était très-agité pendant la nuit malgré l'administration d'opium. A l'auscultation, on entendait un bruit de frottement dans la partie inférieure du côté gauche du thorax ; on appliqua un vésicatoire sur cette région. Pour diminuer la douleur occasionnée par la ligature des hémorrhoïdes, on appliqua sur le périnée des cataplasmes deux fois par jour.

Le malade passa une très-mauvaise nuit, et le lendemain allait bien mal. Ses lèvres et sa langue étaient desséchées. — Il avait très-soif et mangeait peu. A l'examen de la poitrine, fait avec soin, on a reconnu qu'il avait une pleuro-pneumonie à la base du poumon gauche. La respiration était accélérée et douloureuse. Il était aussi tourmenté par des transpirations abondantes. On lui prescrivit de grandes quantités de cognac, de la glace et du chlorate de potasse comme boisson. Les hémorrhoïdes se sont détachées le huitième jour de l'opération.

Le 26 janvier, le malade était extrêmement affaissé, mais il avait moins de délire. Le pouls était à 108, et plus fort. Il s'est moins plaint de douleur en toussant. Son aspect général et les symptômes qu'il présentait étaient bien ceux de la fièvre suppurative.

Le lendemain, son pouls était à 110. — Il ne mangeait rien. Il avait toute sa connaissance, mais était trop faible pour répondre aux questions. Il mourut dans le courant de l'après-midi.

Malheureusement, les parents du malade ont refusé la permission de faire son autopsie.

Réflexions. — Nous voyons donc que l'opération relativement bénigne de la ligature des veines variqueuses est quelquefois suivie de fièvre suppurative.

Les symptômes que nous avons constatés chez ce malade sont, je pense, suffisamment pathognomiques. Il eût été cependant très-intéressant de constater, par l'autopsie, l'étendue des dépôts purulents secondaires. Le premier frisson fut ressenti, dès le second jour de l'opération ; le processus inflammatoire nécessaire à l'élimination des hémorrhoïdes liées a suivi sa marche normale ; mais le sixième jour après l'opération les symptômes d'une pleuropneumonie se sont montrés. A partir de ce moment, le malade est allé de plus en plus mal. Un état typhoïde, caractérisé par le délire, a suivi ; et il succomba le treizième jour de l'opération. Quoiqu'il n'y eût pas dans ce cas formation d'abcès secondaires sous-cutanés, la plupart des symptômes de la fièvre suppurative s'y trouvaient. C'était plutôt un cas d'infection générale de l'économie, qu'une pneumonie à forme typhoïde.

Lorsque nous n'avons pas le témoignage de l'examen

cadavérique dans les cas de fièvre suppurative, nous devons poser notre diagnostic d'après l'ensemble des symptômes, et ne pas nous fier à un seul signe pris isolément. De même que, dans d'autres fièvres, le signe le plus pathognomique manque souvent, c'est ainsi que nous rencontrons fréquemment des exemples de fièvre suppurative dans lesquels les abcès sous-cutanés, ou les lésions des articulations, ne se sont pas développés.

OBSERVATION XX. — Le nommé R. H., âgé de 19 ans, matelot danois, fut reçu à l'hôpital le 26 avril avec une nécrose à marche rapide du fémur gauche et s'étendant jusque dans l'articulation du genou.

Les renseignements qu'on a pu recueillir du malade ont été donnés en allemand (le malade ne parlait pas cette langue très-bien), voici ce qu'il raconta : pendant qu'il était en mer, environ trois ou quatre semaines avant l'entrée, le malade s'est aperçu qu'il avait le genou gonflé, il y avait de la douleur à la partie supérieure et interne. Il n'en connaissait pas de cause occasionnelle, il n'y eut pas de frissons au début. Quelques jours plus tard, la cuisse est devenue le siége de gonflement et de douleur. Sans s'inquiéter de ces symptômes, le malade a continué à travailler jusqu'à huit jours avant l'entrée, lorsqu'il s'est alité. L'appétit était conservé, et l'état général était bon; la douleur dans l'articulation était la même la nuit. comme le jour. Peu après le début de sa maladie, il a consulté un chirurgien norwégien qui a prescrit des onctions qui ont teinté la peau, mais sans procurer de soulagement.

Lors de l'entrée, on constata que le genou était très-enflé et douloureux, qu'il y avait de la fluctuation dans l'articulation au-dessous de la rotule. La cuisse avait un volume double de l'état normal, et était très-sensible à la pression, surtout vers son tiers inférieur, où on sentait une fluctuation profonde. Les malléoles et le pied gauche étaient œdémateux. Le malade était très-faible, mais on ne trouvait pas de symptômes de lésion viscérale. On appliqua des fomentations chaudes sur l'articulation malade, et on maintint le membre élevé.

A l'aide de ces moyens l'œdème a disparu au bout de quelques jours, mais le volume de la cuisse et du genou n'était pas diminué. L'appétit et l'état général s'étaient améliorés, et il éprouvait peu de douleur.

Le 1er mai, l'état général était beaucoup meilleur; mais derrière le genou malade, il y eut une augmentation subite du gonflement, et on sentait une fluctuation évidente. On pratiqua, en conséquence, une incision sur la face externe de la cuisse, immédiatement au-dessus du genou, et passant à travers les gaînes des muscles; il s'en écoula une quantité considérable de pus et de sang veineux. On pratiqua de suite l'amputation dans le tiers inférieur de la cuisse, car il était évident que la veine poplitée s'était rompue. Après avoir scié le fémur au point habituel, on le trouva altéré plus haut; et on fut obligé d'en enlever une plus grande longueur. La suppuration s'étendait dans la cuisse, le long du fémur au-dessus du point que l'on avait scié en dernier lieu. Il n'y eut pas d'hémorrhagie par réaction. La dissection du membre fit voir une petite ouverture ulcérée sur le côté externe de la veine poplitée, et les tissus de la gaîne des vaisseaux fémoraux étaient épaissis et agglutinés ensemble. Le tissu médullaire du fémur était détruit et macéré dans du pus mal lié et fétide.

Le malade alla chaque jour après l'opération de mieux en mieux. Il engraissa, et était très-gai. Le moignon se cicatrisait bien, et la suppuration était abondante et de bonne nature. Le traitement se composait d'une bonne alimentation, avec des toniques, du vin et du cognac en grandes quantités. De temps en temps, on donna de l'opium le soir. Les ligatures sont tombées à leur époque habituelle.

Le 11 mai, on s'est aperçu que le malade avait une eschare au sacrum.

Il eut un frisson deux jours plus tard; le lendemain, la plaie avait un aspect atonique, et la suppuration avait diminué. Des frissons se sont montrés tous les jours, et furent suivis par une fièvre continue.

Le 16 mai, le visage était coloré, et l'appétit avait diminué. Les lèvres étaient desséchées. Il avait un peu de toux. La suppuration du moignon était peu abondante.

Le lendemain, le malade eut beaucoup de délire, et était très-agité. Quoi qu'il eût reçu de l'opium le soir, il avait été très-agité toute la nuit. La langue était sèche et noire, ses dents étaient couvertes de fuliginosités. La teinte pyohémique, jaune sale, était bien développée, et l'haleine avait une odeur douce, comme de foin. La plaie était gangréneuse et atonique, sécrétant une très-petite quantité d'un pus vert bleuâtre très-fétide.

Le malade succomba dans la soirée du lendemain.

Anatomie pathologique. — Le corps avait la teinte jaune sale caractéristique de la fièvre suppurative.

A l'ouverture du thorax, on trouva dans ses cavités une grande quantité de liquide séro-purulent; mais il y en avait beaucoup moins du côté droit que du côté gauche. La plèvre pariétale, de même que la plèvre viscérale, était recouverte de lymphe plastique, et les deux poumons contenaient de nombreux abcès métastatiques à des périodes diverses d'évolution. La partie inférieure du poumon gauche adhérait fortement à la paroi thoracique par d'anciennes fausses membranes. Il y avait un peu de sérosité jaunâtre dans le péricarde, et un caillot dur dans le cœur.

Tableau du pouls.

DATE.	POULS.	DATE.	POULS.
A l'entrée......	90 et de force moyenne.	Mai 9..........	90
Avril 30........	108	— 10..........	88
Mai 1er..........	96	— 10 soir.	112 et très-faible.
— 1er soir.....	112	— 11....	100
— 2......... ...	96	— 12......... ...	86
— 3......... ...	96	— 14......... ...	104
— 4....	90	— 15....	94
— 5......... ...	92	— 15 soir..... ..	100
— 6....	100	— 16.........	102
— 7...	118	— 16 soir.	100
— 7 soir... ...	96	— 17....	132 et à peine perceptible.
— 8..........	100		
— 8 soir... ...	90		

Le foie était plus gros que d'habitude, mais il n'y avait pas de coloration anormale. Il y avait plusieurs points d'extravasation sanguine, disséminés dans le tissu hépatique. La rate était grosse, ramollie et contenait beaucoup de pigmentation. Les reins étaient un peu flasques. Il n'y avait pas d'abcès secondaires dans l'abdomen.

A la dissection du moignon, on trouvait le périoste jusqu'au petit trochanter, très-épaissi. L'extrémité du fémur était nécrosée. Il y avait des abcès secondaires, contenant un pus verdâtre fétide, tout auprès des vaisseaux sanguins, sur une étendue d'environ la moitié de la cuisse; mais ils ne communiquaient pas avec les vaisseaux.

Réflexions. — Il y a bien des points dans cette observation qui méritent de nous arrêter.

La lésion primitive était évidemment une nécrose du fémur, à marche aiguë qui bientôt intéressa l'articulation du genou. Dans les quelques jours qui ont suivi l'entrée du malade à l'hôpital il s'est beaucoup amélioré, jusqu'au moment où une tuméfaction subite à la face postérieure du genou fit soupçonner la présence d'une hémorrhagie dans les parties molles profondes du membre. Une incision exploratrice prouva l'exactitude de cette hypothèse; et en disséquant le membre après l'amputation, on retrouva une ouverture ulcérée, sur le côté externe de la veine poplitée, pénétrant dans l'intérieur du vaisseau. Cette lésion est intéressante à cause de sa rareté, mais l'est davantage, lorsqu'on la considère dans ses rapports d'origine de la fièvre suppurative.

La présence de l'ostéomyélite du fémur que nous avions ici, fait demander, si la fièvre suppurative, qui est survenue, doit être rapportée à la pénétration par la veine, de la substance morbide dans l'économie, ou bien, à son imbibition dans la substance médullaire de l'os, ou bien enfin à ces deux causes réunies. La phlébite, qui suit d'ordinaire l'ostéomyélite, ne fut pas constatée chez ce malade; et les symptômes qui existaient font plutôt conclure, que ces inflammations de mauvaise nature n'étaient pas les sources de l'infection générale. Malgré l'amputation du membre, la complication malheureuse de la fièvre suppurative est survenue, ce qui confirme les remarques que j'ai faites touchant la proposition, de M. le professeur Fayrer, de guérir la pyohémie par l'amputation; ces remarques se trouvent consignées dans le chapitre : *Du traitement de la fièvre suppurative.*

CHAPITRE IV

De même que la plupart des fièvres non contagieuses, la fièvre suppurative présente une forme chronique et une forme aiguë.

La pyohémie chronique se trouve le plus généralement en rapport avec des affections médicales comme le typhus, la fièvre scarlatine, l'empyème, le rhumatisme, la dyssenterie, etc. ; tandis que la pyohémie aiguë se montre en général à la suite des opérations chirurgicales , des traumatismes et des accouchements.

Si nous examinons avec soin les symptômes offerts par ces deux formes de la maladie, nous y trouvons des signes généraux et des signes locaux. Les signes constitutionnels ou généraux qui caractérisent la fièvre suppurative dans sa forme aiguë, c'est-à-dire qui viennent compliquer des affections ou opérations chirurgicales, sont le mieux analysés comme il suit :

Physionomie. — Le visage est souvent congestionné, cette congestion est générale et rougeâtre ; quelquefois il y a une grande pâleur, et quelquefois des alternatives de rougeur et de pâleur. Le facies est anxieux ; mais il n'y a pas de facies particulier, caractéristique connue de la péritonite ou de l'apnée. Quelquefois le malade est déprimé ; — il s'attend dès le début à une issue funeste. A mesure que la fièvre marche, les traits deviennent pincés, hagards et fatigués. Pendant le sommeil, les paupières sont à demi closes, le globe oculaire est renversé en haut, et la cornée devient terne et sèche ; ou bien il y a un voile nuageux qui les recouvre. Les yeux sont sans expression et enfoncés dans les orbites vers la fin de la maladie.

Peu à peu les conjonctives et la peau prennent une teinte terreuse, blafarde, ictérique, que l'on retrouve ensuite sur le reste du corps. Les narines deviennent sèches et leur intérieur se recouvre d'une croûte noire formée par la sécrétion normale de la muqueuse, desséchée. A l'approche de la mort, les gencives et les dents sont recouvertes de fuliginosités, et les lèvres deviennent livides.

Ces symptômes sont toujours plus ou moins prononcés ; mais ils ne peuvent pas être considérés comme pathognomoniques, car ils se retrouvent dans l'état typhoïde qui accompagne d'autres maladies.

Altérations morbides du côté de la peau. — La teinte *terreuse, blafarde, plombée* ou *ictérique*, de la peau, sur toute la surface du corps est un des points les plus marqués de cette maladie. Ressemblant quelquefois à la coloration qui se rencontre dans des maladies à type typhoïde, la teinte caractéristique de la fièvre suppurative en diffère en ce qu'il y a une teinte jaunâtre mélangée à la coloration plombée, terreuse, qui accompagne les autres cachexies. Quand on l'a bien observée une ou deux fois, on la reconnaît, et on distingue bien cette coloration de la teinte simplement blafarde de la cachexie et de la teinte plus franchement jaune de l'ictère.

Dans l'observation XVI, on a noté avec beaucoup de soin la température tout le temps qu'a duré la fièvre, c'est-à-dire pendant près de six semaines. On l'a inscrite, le plus souvent, deux fois par jour, à midi et à minuit.

Il n'y eut pas à signaler beaucoup de variations dans la température pendant cette longue période, il n'y eut pas non plus de rapport que l'on ait pu retrouver entre les variations du pouls et celles de la température du corps.

Souvent après le frisson prémonitoire, il y a de la sécheresse, et une augmentation de la température de la surface du corps, cela dure pendant un temps plus ou moins long. Cet état est suivi par des transpirations abondantes et froides. Les transpirations qui accompagnent cette affection sont très-abondantes comme celles qui se trouvent dans la phthisie à une période avancée. Jamais elles ne précèdent les frissons, mais elles peuvent se montrer indépendamment d'eux. Elles existent soit d'une manière continue, ou bien elles offrent des exacerbations plus ou moins marquées. Elles sont parfois accompagnées de sudamina (comme dans l'observation XVI), et nous ne connaissons pas de remède qui puisse les faire diminuer. Les sudamina sont quelquefois entourés d'une auréole de congestion (d'après Bristowe (1)), qui pourrait les faire prendre, à un examen superficiel, pour des taches du typhus, ou de la fièvre typhoïde. Quelquefois (d'après Callander (2)) la transpiration est peu abondante ; mais, avant la mort, il y a une sueur froide visqueuse, et une coloration basanée de la peau.

Dans quelques cas (comme dans l'observation XIV) des phlyctènes et des taches de purpura se montrent dans le cours de la fièvre suppurative, et (comme dans l'observation XVI) on peut y trouver des pustules.

(1) Bristowe, p. 214.
(2) Callander, p. 271.

« Il n'est pas rare, dit Callander (1), de voir des taches d'une coloration cendrée sur la peau, ni d'observer des éruptions de pustules ou une apparition subite de furoncles. »

H. Lee et Wilks ont décrit une éruption de pustules comme pouvant se rencontrer parfois. Savory rapporte qu'il se développe quelquefois des vésicules miliaires sur la poitrine et les parties environnantes (2).

On observe quelquefois (comme dans les observations, VI, VIII, IX, X et XVII) une rougeur comme érythémateuse, qui commence au niveau de la plaie, et s'étend ensuite de façon à comprendre (comme dans l'observation VI) tout un membre et tout un côté du tronc. Cette colo-

(1) Callander, p. 272.

(2) A propos de ces éruptions cutanées, nous citerons l'article que M. le professeur Verneuil a publié dans la *Gazette hebdomadaire de médecine et de chirurgie* du 13 novembre 1868 ; M. Verneuil rapporte plusieurs cas de pyohémie, qui ont présenté des éruptions variées ; chez l'un des malades, il y avait des saillies rouges, éparses sur le dos de la main, des poignets et des avant-bras, rappelant tout à fait l'urticaire. Le lendemain, l'éruption était généralisée, mais offrait çà et là comme de gros boutons de varioloïde, ou bien de larges papules dont quelques-unes se desquamaient au centre de manière à simuler le psoriasis ; ailleurs, sur le thorax et l'abdomen, se trouvaient des plaques larges comme la paume de la main, offrant au centre une desquamation blanche presque nacrée, comme dans le psoriasis ; dans la même soirée, tout a disparu brusquement, laissant pour uniques traces un peu de desquamation et des taches ecchymotiques analogues au purpura.

Chez un autre malade, c'étaient des taches comme de psoriasis à la face dorsale du poignet et autour des olécranes et des rotules ; enfin, chez un troisième, il y avait des taches bleues comme dans la fièvre typhoïde, et un zona bulleux formant une demi-ceinture autour de l'abdomen ; les bulles avaient de 5 à 8 millimètres de diamètre, et quelques-unes étaient entourées d'une zone inflammatoire ; le derme au niveau de ces bulles était gangrené dans presque toute son épaisseur. Chez ces trois malades, l'éruption a apparu comme l'avant-coureur d'une mort prochaine.

ration ressemble beaucoup à celle de l'érythème ou de
l'érysipèle. De même que dans cette dernière affection
après avoir présenté une coloration d'un rouge vif, elle
pâlit peu à peu et a généralement disparu, le quatrième
ou le cinquième jour de son apparition ; mais quelquefois, elle dure jusqu'au septième ou au huitième
jour.

Elle suit la même marche pour disparaître qu'elle avait
suivie pour se développer. La rougeur de la peau qui survient dans la pyohémie, comme celle de l'érysipèle, est
parfois (comme dans les observations VIII et X), suivie
d'infiltration purulente sous-cutanée, qui peut être circonscrite, formant des abcès profonds, ou bien diffuse.
Il est de plus à noter à propos de cette forme d'érythème
qu'elle se montre le troisième, le cinquième ou le septième
jour après l'apparition du premier frisson. Elle a cela de
commun avec les sueurs profuses, et la teinte ictérique
dont nous avons déjà parlé. Avec l'érythème nous trouvons (comme dans l'observation IX) les veines superficielles partant de la plaie, enflammées et formant des espèces
de cordes. Si l'on considère, que nous n'avons pas de
preuves que cette forme d'éruption se propage par la
contagion (comme dans l'érysipèle), qu'elle n'accompagne
pas forcément la pyohémie, et qu'elle s'accompagne d'une
affection des veines superficielles, nous pouvons donc
nous demander, s'il n'est pas probable qu'elle est due à
une gêne quelconque dans la circulation capillaire de la
peau. De même, les taches de purpura, notées (dans l'observation XIV), ne sont-elles pas dues à des thromboses
veineuses locales ?

Savory a souvent observé une odeur particulière, qui
s'exhalait du corps dans le cours de la pyohémie.

Phénomènes morbides du côté de l'appareil respiratoire.
— A côté des lésions que nous venons de décrire, les symptômes que l'on rencontre le plus fréquemment sont ceux
qui indiquent une affection pulmonaire. Dès que l'état
fébrile (chaleur, sécheresse de la peau, frissons et sueurs),
a diminué, le malade se plaint d'un sentiment d'oppression
ou de chaleur dans une partie quelconque de la poitrine,
avec gêne de la respiration. Le lendemain il a de la toux,
de la dyspnée, avec une expectoration mousseuse, visqueuse et peut-être des crachats rouillés. La respiration
peu à peu devient de plus en plus difficile et accélérée.
Les inspirations arrivent fréquemment à quarante ou
cinquante par minute, et quelquefois davantage (Bristowe) (1). La respiration ensuite s'accompagne de plaintes
et de gémissements. L'expectoration augmente et le malade rejette des crachats purulents (2).

A l'examen microscopique (voir Obs. xvi, pl. II, fig. 3),
on voit que ces crachats purulents sont composés de portions de tissu pulmonaire et des corpuscules du pus.

Dans quelques cas (comme dans l'observation I), il y a
de l'hémoptysie ; à d'autres moments il y a une sensation
de pesanteur à la région précordiale, des hoquets fréquents, et des soupirs ; à un examen soigneux de la poitrine,
par l'auscultation et la percussion, on découvre de la
pneumonie, à la base de l'un ou des deux poumons, avec
plus ou moins de bronchite. On trouve quelquefois du
frottement pleural.

Nous avons insisté beaucoup sur une odeur particulière, *fade, douce, de foin, purulente* que l'on observe chez
les malades atteints de pyohémie, et que quelques auteurs

(1) Bristowe, p. 215.
(2) Voir Observation XVI, pl. II, fig. 3.

considèrent comme pathognomonique. Si on le recherche avec soin, ce symptôme se retrouvera presque toujours, et doit avoir un grand poids dans le diagnostic de cette maladie. On s'accorde généralement à attribuer à Bérard d'avoir le premier appelé l'attention sur cette odeur caractéristique de l'haleine. De même que l'odeur particulière qu'exhale la peau, dans la variole, dans la scarlatine, dans le choléra, dans le typhus et dans le rhumatisme, ce signe fourni par l'haleine dans la fièvre suppurative est très-remarquable et se reconnaît facilement.

La pneumonie, non-seulement se retrouve presque toujours dans la fièvre suppurative, mais elle est généralement l'un des premiers ordres de symptômes, qui indiquent une affection organique. Quelques chirurgiens affirment qu'elle ne manque jamais et qu'elle marque le début de la pyohémie après les opérations chirurgicales et les traumatismes. En examinant les observations que nous avons rapportées, nous voyons que la pneumonie s'est montrée le troisième ou le quatrième jour de l'opération, ou bien aussitôt que les frissons, qui signalaient le début de la fièvre suppurative, avaient cessé.

Malgré le mauvais état général, lorsque le malade atteint de pyohémie guérit (comme dans l'observation XVII), la pneumonie qui était venue compliquer l'affection, suit sa marche habituelle. Dans les cas où la pyohémie a été mortelle, il est probable que la congestion de la pneumonie augmente la tendance à la formation d'abcès métastatiques dans les poumons.

Nous voyons donc que les symptômes dont nous avons donné les détails indiquent simplement une pneumonie, une pluropneumonie, ou de la bronchite. Le seul autre symptôme dans cet ordre, et le seul pathognomonique de la fièvre suppurative, c'est l'odeur, douce, comme de foin, que présente l'haleine.

Désordres du côté du système digestif. Les organes de la digestion, lorsqu'ils ne sont pas le siége d'un dérangement avant le frisson initial, le deviennent bientôt après.

Règle générale, dans les expériences de Lee (injection de pus et substances putrides dans les veines de chiens).

« Ces premiers symptômes généraux étaient un dérangement dans le système digestif, vomissements, soif, ou bien de la diarrhée, suivie par des frissons, ou des symptômes nerveux, tels que convulsions, délire, etc. (1).

Après toutes les opérations, et surtout maintenant que l'on emploie habituellement le chloroforme, il y a plus ou moins de constipation. — Donc la constipation est la règle ; la diarrhée l'exception. La langue est saburrale ; quelquefois il y a des nausées, et l'appétit est diminué. On se rend maître de ces accidents à l'aide d'un purgatif. L'amélioration dure pendant quelques jours, puis ces mêmes symptômes reviennent.

Dans d'autres cas il y a une soif vive ; la langue devient chargée à sa base, tandis qu'à la pointe les papilles sont saillantes. Quelquefois la langue est lisse et présente des fissures. Parfois le malade est tourmenté par de la tympanite ; ou bien il y a de la dysphagie, avec de la rigidité des muscles abdominaux (observation II), ou bien le malade vomit continuellement (comme dans l'observation III) ; ou bien il est épuisé par la diarrhée (comme dans les observations X, XIII et XVII). Dans ce dernier cas les garde-robes sont infectes. Callander fait remarquer « que des nausées, des vomissements, ou de la diarrhée avec garde-

____
(1) Henry Lee, p. 50.

robes sanguinolentes contenant des fragments de fibrine, du mucus et du pus, indiquent une lésion du tube intestinal, et rappelle ce fait, que la pyohémie s'associe quelquefois à la dyssenterie. De la diarrhée avec évacuations bilieuses abondantes, indique une altération du foie, de même que des garde-robes contenant des aliments non digérés sans mélange de bile, surtout lorsque ce symptôme s'accompagne d'ictère, enfin de la douleur dans la région hépatique vient confirmer ce diagnostic (1). »

Aux approches de la mort, la langue devient de plus en plus sèche et noire, et enfin elle se recouvre complétement d'une croûte noire et épaisse. Quelquefois (comme dans les observations III, IV, XVI et XVII), l'appétit se maintient jusqu'à la fin.

Ces symptômes cependant peuvent accompagner toute maladie mortelle, et par conséquent ne peuvent pas être regardés comme pathognomoniques de la fièvre suppurative, quoiqu'ils s'y trouvent toujours. On ne peut tenir compte de l'état de l'appétit, dans la fièvre suppurative, car on voit fréquemment des malades manger avec avidité jusqu'à la fin.

Phénomènes morbides du côté du système nerveux. — Les symptômes nerveux qui se trouvent dans la fièvre suppurative peuvent se résumer en un mot, c'est l'état *typhoïde*, de l'insomnie et de l'agitation pendant la nuit ; pendant le jour, des frissons, de la dépression, un peu de typhomanie, tels sont les symptômes qui ouvrent la scène aux phénomènes nerveux de cette affection. Des nuits consécutives se passent dans l'insomnie, de temps à autre un peu d'assoupissement mais qui n'amène pas de soulagement ;

____

(1) Callander, p. 272.

pendant le jour le malade, est agité, irritable, par moments perd connaissance, ou bien est tourmenté par des hallucinations diverses (comme dans l'observation IV). Le frisson commence quelquefois par un tremblement violent de tout le corps. Parfois je l'ai vu si violent, que non–seulement le lit en tremblait, mais encore on sentait ce tremblement transmis au parquet. D'autres fois ce sont de petits frissonnements avec sensation de froid que le malade ressent. Le frisson dure en général de dix minutes à une demi–heure et revient à des intervalles de dix à trente–six heures, quelquefois plus souvent. « Les frissons, dit M. le docteur Bristowe (1), sont quelquefois quotidiens et peuvent être pris pour des accès de fièvre intermittente. »

L'épuisement du malade est ensuite indiqué par un délire continuel, ou bien par son affaissement dans son lit, espèce de collapsus ; ou bien ses idées sont confuses, il ne reconnaît pas ses plus proches parents ; ou bien encore, il y a des secousses qui se passent dans certains groupes de muscles (comme dans l'observation II) ou dans les muscles de tous les membres. Il perd ensuite complétement sa connaissance, ou tombe dans le coma (comme dans l'observation XII) ; ou bien est pris d'excitation maniaque et meurt épuisé (comme dans l'observation IV).

Vers la fin il y a presque toujours des soubresauts de tendons. Quelquefois avant la mort il y a de la carphologie et le relâchement des sphincters ; d'autres fois le malade devient subitement sourd, et continue ainsi jusqu'à sa mort (comme dans l'observation XI). Parfois (comme dans l'observation XII) de la contracture (comme tétanique)

____

(1) Bristowe, p. 214.

de certains muscles (d'où strabisme), et du priapisme, s'observent avant la mort, et indiquent nettement la formation d'abcès intra-crâniens. Rarement il y a des convulsions.

Dans le cours de cette maladie, le malade se plaint souvent de douleurs localisées, généralement dues à une affection articulaire; ou bien il est tourmenté par de la céphalalgie.

Les premiers symptômes nerveux se montrent le quatrième, le cinquième, le septième, le huitième, le quinzième, le vingt-et-unième, le vingt-deuxième ou le vingt-huitième après l'opération ou l'accident. On retrouve aussi les exacerbations ces mêmes jours. En somme, les symptômes nerveux que l'on rencontre le plus souvent sont : l'insomnie, l'agitation la nuit, de la typhomanie, avec perte plus ou moins complète de connaissance, et à la fin le coma.

Phénomènes morbides du côté du système circulatoire. — Le pouls est très-variable dans la fièvre suppurative. Dans la série d'observations que nous avons rapportée, nous trouvons beaucoup d'exemples, dans lesquels le pouls ne dépasse pas beaucoup la fréquence normale ; tandis que dans d'autres, le pouls a constamment été au-dessus de 90.

Il est à remarquer, cependant, que lorsque le pouls s'est élevé au début de la pyohémie, il a continué ainsi jusqu'à la fin ; et ce n'est que dans les cas de guérison qu'il est descendu à son chiffre normal. A mesure que la fièvre avance, le pouls devient très-faible, dépressible, et très-variable, le moindre effort du malade l'accélérant beaucoup. Savory caractérise ainsi le pouls dans la pyohémie : « Il est, dit-il, accéléré, petit et faible, devenant, à mesure que l'affection avance, ondulant et imperceptible. » D'après Callander, « le pouls s'élevant rapidement jusqu'à

100 ou 120 par minute, est faible, quelquefois intermittent, et quoique sautant est facilement dépressible (1). »
D'après Bristowe, « le pouls qui au début a pu rester sans
changement, devient accéléré, même très-accéléré, faible,
et peut être intermittent; et ces signes de faiblesse du
pouls augmentent à mesure que la maladie avance. Il
n'est pas rare de trouver le pouls battant 140 ou 160, et
même il peut s'élever à plus de 200 pulsations par minute (2). »

Les bruits du cœur ne sont pas altérés, quelquefois ils
sont seulement faibles. Il est rare d'apercevoir un frottement péricardique, quoiqu'il puisse exister de la péricar-
dite.

Le sang (dans les observations XVI et XVII) était extrêmement coagulable. A l'examen microscopique (dans
l'observation XIV), le troisième jour après le premier
frisson, on trouva les globules rouges agglomérés en
masses, et n'ayant aucune tendance à se placer en piles;
ils paraissent de plus en voie de se transformer en granulations moléculaires. On voyait en même temps sous le
champ du microscope, quarante ou cinquante corps granuleux arrondis, comme des corpuscules du pus. Dans
l'observation XVI le sang a été fréquemment examiné au
microscope. Le quatrième jour après le premier frisson, le
sang se coagulait avec une très-grande rapidité : les globules rouges formaient des masses agglomérées, et
quelques-unes présentaient des bords crénelés. De plus on
voyait au même moment dans le champ du microscope
environ une centaine de corpuscules granuleux, qui avant
et après l'addition d'un peu d'acide acétique, offraient les

(1) Callander, p. 271.
(2) Bristowe, p. 251.

caractères des corpuscules du pus (voir pl. I, fig. 1 et 2).

Le lendemain (cinquième après le frisson), le nombre des globu lesrouges avait diminué, et ils étaient évidemment en voie de destruction. On voyait aussi sous le champ du microscope des granulations moléculaires et des corpuscules granuleux qui, par l'addition d'un peu d'acide acétique, présentèrent un noyau très-net comme les globules de pus. Nous ferons remarquer (dans la pl. I, fig. 3) que les granulations moléculaires étaient disséminées autour des groupes de deux ou plusieurs globules rouges du sang, comme si elles étaient les restes de globules rouges qui auraient été détruits.

Quand on les a examinés le lendemain (sixième jour après le frisson), on trouva les globules rouges en très-petit nombre, avec des bords crénelés, tandis que l'on constatait sous le microscope une grande quantité de granulations moléculaires, et des noyaux libres brillants et nettement délimités, mais il n'y avait pas de corpuscules granuleux.

Le septième jour après le frisson, les globules rouges avaient les bords crénelés, mais n'avaient aucune tendance à se placer en piles.

On a noté le huitième jour une amélioration très-marquée dans l'état du malade, et cette amélioration s'est constatée dans le sang sous le microscope (voir pl. II, fig. 1). Les globules rouges avaient de la tendance à se placer en piles, et de plus il y en avait peu qui présentassent des bords crénelés ; au milieu d'eux on voyait de gros corpuscules granuleux comme des corpuscules blancs du sang, mais on ne retrouva plus les globules granuleux que nous avons signalés.

Le vingt-deuxième jour aprèsle premier frisson, nous

avons examiné encore le sang (voir pl. III, fig. 3). Il était encore extrêmement coagulable ; les globules rouges s'aggloméraient par masses, au lieu de former des piles ; et quelques-uns avaient des bords crénelés ; on voyait un grand nombre de granulations moléculaires, à bords nets, réfractant fortement la lumière ; on en voyait par moments jusqu'à une soixantaine en même temps, qui flottaient dans le champ du microscope. A partir de ce moment la maladie marcha sans rémission jusqu'au terme fatal ; le sang continua à être extrêmement coagulable, et à présenter sous le microscope le même aspect que nous venons de décrire.

M. Gamgee a examiné le sang sous le microscope dans deux cas de pyohémie, et y a trouvé des globules blancs du sang, mais pas de globules du pus. Il a ensuite confirmé cette étude par l'examen microscopique du sang après la mort.

Comme cela est arrivé dans l'observation XVI, nous observons parfois de l'épistaxis, qui dure peu, paraît soulager, mais qui revient rarement. Dans d'autres cas il y a de l'écoulement par les oreilles ou le nez. Il faut noter de plus, que le début de la fièvre suppurative est souvent (comme dans les observations III, VIII et XVI, précédé par un suintement veineux de la plaie ou par une hémorrhagie secondaire. Le suintement veineux parfois revient (comme dans l'observation XVI) à des intervalles réguliers, et est suivi à des époques fixes, par des frissons. Quelquefois, les capillaires superficiels de la peau deviennent engorgés et donnent lieu à des ecchymoses circonscrites ou à des infiltrations sanguines.

La désignation de phlébite avait été appliquée à cet état morbide que nous appelons maintenant pyohémie,

parce que les veines qui partent de la plaie sont dans certains cas douloureuses, gonflées, formant des espèces de
cordes, et leur trajet est marqué par une coloration rose
superficielle. Dans l'observation XIV cet état était très-
marqué. J'ai vu de ces signes de la phlébite, très-marqués
chez des malades après une amputation, disparaître
graduellement sans être suivis de symptômes de pyohémie.

Donc, comme règle générale : le pouls est accéléré et
faible dans la fièvre suppurative : le sang pendant la vie
présente une disposition à se coaguler plus qu'à l'état
normal, tandis qu'il devient très-fluide après la mort ; les
globules rouges sont crénelés aux bords, se détruisent, et
sont mélangés à des corpuscules granuleux ressemblant
plutôt à des globules du pus, qu'aux globules blancs du
sang.

Phénomènes morbides du côté des urines. — Il est une
particularité frappante, et qui attire l'attention de l'obser
vateur le plus superficiel, c'est que, malgré les lésions les
plus profondes, et même la destruction du tissu rénal,
dans la fièvre suppurative vérifiée par l'autopsie, que ces
altérations sont rarement indiquées pendant la vie par des
symptômes marqués. L'urine dans la pyohémie conserve
sa couleur normale. D'abord sa réaction est alcaline,
mais peu à peu elle devient acide. « Quelquefois, dit
Savory, elle est rare et très-colorée. » Elle contient des
phosphates, des urates et des oxalates en excès ; on y retrouve généralement de l'albumine en plus ou moins
grande quantité. Parfois elle a une odeur ammoniacale
très-forte, et laisse déposer des chlorures en excès. On a
examiné les urines de temps à autre dans presque toutes
les observations que nous avons rapportées ; mais les résultats dans tous ces cas étaient tellement semblables, que

la description suivante, que nous allons donner, de celle du malade de l'observation XVI, peut être considérée comme offrant tous les caractères que présentent les urines en général dans cette maladie.

Le cinquième jour après le frisson initial de la pyohémie, on examina l'urine ; sa couleur était normale, d'une réaction alcaline, elle laissait déposer un sédiment contenant des phosphates et des urates en excès ; avec des cellules épithéliales, quelques corpuscules du pus, des vibrions et des granulations moléculaires (voir observation XVI, pl. I, fig. 5).

En l'examinant deux jours plus tard, on trouva la couleur normale, la réaction alcaline, des urates, des phosphates, des oxalates en excès, et quelques granulations moléculaires.

Le neuvième jour après le premier frisson, elle avait une couleur jaune-paille, une réaction alcaline, et laissait déposer un sédiment dans lequel on reconnaissait sous le microscope des urates, des phosphates, des oxalates, quelques cellules épithéliales, un grand nombre de cylindres granuleux, et des granulations moléculaires (voir pl. II, fig. 2).

Trois jours plus tard, on trouva l'urine la même que la dernière fois, sauf qu'il n'y avait pas d'urates (voir pl. III, fig. 1).

Le lendemain l'urine avait sa couleur normale, une réaction alcaline, et laissait déposer un sédiment contenant des phosphates, quelques oxalates, des granulations moléculaires, mais pas de cylindres granuleux.

Le lendemain l'urine était la même.

Le dix-neuvième jour à compter de l'apparition du premier frisson, l'urine avait sa couleur normale, avait une réaction légèrement acide, et contenait des urates, des phosphates en excès, quelques cylindres granuleux, des globules du pus et des granulations moléculaires (voir pl. III, fig. 2).

Trois jours plus tard, l'urine avait une couleur vineuse foncée, d'une réaction alcaline, elle laissait déposer un sédiment floconneux contenant des cellules épithéliales et des granulations moléculaires.

Cinq jours plus tard, en examinant l'urine on la trouva acide, contenant des urates et quelques phosphates.

L'examen suivant fut fait quatre jours plus tard (un mois après le premier frisson), l'urine était d'une couleur normale, à réaction alcaline, et laissait déposer un sédiment, dans lequel on voyait, sous le microscope, des urates, des phosphates, quelques oxalates, des corpuscules du pus, des corps très-gros, ronds ou ovales et granuleux, ainsi que des granulations moléculaires (voir pl. IV, fig.   ).

Quatre jours plus tard, l'urine était alcaline, contenait des phosphates et des urates en excès, des cellules épithéliales et des granulations moléculaires.

On examina pour la dernière fois les urines de ce malade, quatre jours plus tard, elle avait alors sa couleur normale, une réaction alcaline, et laissait déposer un sédiment abondant de phosphates et d'urates, des corps volumineux, ronds ou ovales et granuleux, ainsi que des granulations moléculaires.

On a aussi fait l'analyse quantitative de ces urines, mais la seule différence que l'on y trouva fut une très-légère diminution dans la quantité de l'urée. Cette différence d'avec l'urine normale est insignifiante.

Il n'y a donc rien de caractéristique, que nous puis-

sions reconnaître dans les urines de la fièvre suppurative,
ni par l'examen qualitatif, ni quantitatif, ni chimique,
ni histologique.

Les altérations que l'on observe dans ce liquide n'indiquent pas le moins du monde le degré de l'altération pathologique.

Phénomènes morbides locaux de la fièvre suppurative. —
La plaie (ou le moignon, dans les cas d'amputation) paraît
saine jusqu'au moment où apparaît le frisson, et quelquefois jusqu'à une époque voisine de la mort. La suppuration, qui avait été de bon aloi et abondante, subitement
devient sanieuse, et aqueuse, prend une couleur verdâtre
particulière, et souvent a une odeur très-fétide. Ou bien
si la plaie s'était presque complétement réunie par première intention, et ne sécrétait que quelques gouttes d'un
pus épais, jaunâtre, ses lèvres alors commencent à s'écarter, et elle sécrète une grande quantité d'un liquide sanieux et grumeleux. Quelquefois une plaie qui jusque-là
avait un aspect atonique et blafard, prend un caractère
franc et bien portant, lorsque apparaissent les symptômes
de la pyohémie; mais bientôt elle change de nouveau
pour prendre l'aspect pyohémique habituel.

Nous remarquons ensuite, que les bourgeons charnus
sont flétris, et ont un aspect gangréneux et exubérant.
La suppuration, toujours malsaine et fétide, diminue d'a-
bondance, devient rare, et enfin cesse complétement. La
plaie devient sèche et luisante. Quelquefois les téguments
autour de la plaie deviennent foncés, indurés et se cou-
vrent de pustules. Les parties molles sont flasques. L'os
est à nu et commence à se nécroser. Le périoste manque
en général au niveau de la plaie; ou bien s'il est recouvert
de bourgeons charnus, ceux-ci sont pâles et luisants

comme ceux des parties molles. Le reste du périoste est épaissi et peut être facilement séparé de l'os.

Dans l'observation XIV, le membre, opposé à celui où se trouvait l'abcès qui était l'origine de la maladie, s'était gonflé du double de son état normal, et laissait l'empreinte du doigt ; pendant que les veines superficielles du membre primitivement malade étaient distendues, proéminentes, douloureuses, et formaient comme des cordes. Le pus d'une plaie aussi malsaine, à l'examen microscopique, présentait des globules qui se transformaient en molécules, et paraissant subir la dégénération graisseuse.

Les altérations spéciales que subissent les os, dans le cours de la fièvre suppurative, ont été bien décrites par M. le professeur Fayrer de Calcutta : « Dans la forme aiguë (de l'ostéomyélite), dit-il, généralement, dans l'espace d'une semaine ou d'une dizaine de jours, peut-être plus tôt, après l'opération, ou la blessure, le moignon ou la plaie, ou la contusion, a pu avoir été très-bien. Il s'était peut-être gangrené un peu, les eschares sont tombées, et des bourgeons charnus se sont formés. Les lambeaux se sont peut-être réunis par première intention complétement, sauf en un ou deux points, où il existe encore de la suppuration. La douleur n'est pas forcément vive, et la sensibilité à la pression, sur le moignon, est peu augmentée. La suppuration devient plus abondante, mais ce n'est pas du pus de bonne nature bien lié. Si on introduit un stylet par la plaie, on trouve l'os sec et dénudé, et, si l'extrémité est à nu, la moelle sort comme une espèce de fongus, pendant que le périoste est détaché..... A une époque plus éloignée, la moelle est détruite, noircie et encroûtée ; dans le canal médullaire, c'est une masse putride de débris d'os et de pus. Un stylet parcourt l'os dans toute sa longueur. »

Il est à remarquer de plus, qu'à moins que les symptômes n'indiquent une amélioration dans l'état général, on
ne voit jamais la séparation d'une portion ou de la totalité
de l'os nécrosé. L'inflammation de l'os, en somme, prend
le caractère adynamique de la maladie. Pendant la convalescence nous trouvons parfois, mais rarement, de petits
séquestres, qui sortent par quelques-unes des plaies, pratiquées pour vider les abcès secondaires, qui se forment
souvent dans cette maladie ou bien par la plaie primitive
de l'opération ou de l'accident. Dans tous les cas que nous
avons rapportés, les symptômes locaux que nous venons
de décrire étaient plus ou moins marqués ; mais dans aucun il n'y avait de la tendance à l'élimination de l'os
nécrosé. Il est de plus intéressant à noter, que dans le cas
d'une double amputation (comme dans l'observation XVI),
l'un des moignons se cicatrise complétement, même par
première intention, pendant qu'il existe des signes généraux marqués de la pyohémie, et pendant que l'autre
moignon est malsain et bâillant.

Ces signes locaux donc indiquent simplement le caractère asthénique de la réparation des plaies chez les malades
atteints de pyohémie. Sauf la teinte verdâtre particulière
que présente le plus souvent le pus de la pyohémie, les
autres phénomènes ne peuvent pas être considérés comme
pathognomoniques.

Phénomènes morbides accessoires de la fièvre suppurative.
Nous en avons un exemple excellent dans l'observation
XVI. Le jour qui a suivi le frisson initial de la pyohémie,
le malade s'est plaint de douleur dans l'épaule droite. Il
faut noter, en passant, qu'au moment de l'accident, le
malade s'était luxé l'épaule, gauche, on a réduit la luxation au moment de l'opération ; et c'était l'épaule du

côté opposé qui a présenté des lésions secondaires. Il n'y avait ni rougeur, ni gonflement, ni augmentation de chaleur, ni fluctuation au niveau de l'articulation malade. Quatre jours plus tard, on remarqua un peu de gonflement, et la douleur de l'articulation était excessive. Peu à peu la jointure devint roide et immobile ; mais l'examen le plus minutieux ne put y faire constater de la fluctuation.

Le vingt-troisième jour après que l'on eut noté la première fois la douleur de l'articulation, on sentit très-distinctement du liquide dans la jointure, on y fit une incision, qui donna issue à une grande quantité d'un pus verdâtre et fétide. Il y eut ensuite une suppuration profonde de la face interne du bras qui nécessita des contre-ouvertures. Quelques jours plus tard, en faisant faire des mouvements de rotation à ce bras, on sentit de la crépitation dans l'articulation.

Quelquefois toutes les grandes articulations du corps, d'autres fois celles d'un membre ou de tout un côté du corps, deviennent subitement douloureuses et roides. Elles enflent rapidement, présentent de la rougeur de la peau à leur niveau, et même se remplissent de pus. Dans quelques cas, la guérison a lieu malgré tant de désordre local. La présence du pus dans une articulation est accompagnée souvent de beaucoup de souffrance ; mais il n'est pas rare de le voir s'y accumuler d'une façon insidieuse et sans que pendant la vie on s'en soit aperçu. Parfois (comme dans les observations II et XV), les autres symptômes d'une affection articulaire existent pendant que le gonflement et l'empâtement manquent. On peut voir aussi quelquefois une articulation être prise, suppurer, être incisée, et guérir ; puis une seconde suppurer de même, et ainsi de suite.

Les ganglions sont, quelquefois, engorgés, indurés, (comme dans l'observation VII), ou bien elles deviennent le siége d'une suppuration circonscrite (comme dans l'observation XIV).

Des abcès secondaires dans le tissu cellulaire et musculaire sont plus fréquents. Aucune partie du corps n'est exempte de cette forme de l'affection. Ils siégent cependant le plus souvent dans le voisinage des plaies. Dans l'observation II, une de ces inflammations secondaires avait été constatée pendant la vie au niveau du sacrum. La formation de ces abcès a lieu généralement d'une façon insidieuse, sans être accompagnée d'aucun symptôme aigu ; et on ne les reconnaît le plus souvent qu'après la mort.

Dans les vingt observations que j'ai rapportées, les lésions anatomo-pathologiques trouvées à l'autopsie ont été décrites dans douze cas, et parmi ces douze on a trouvé après la mort sept fois des abcès sous-cutanés qui n'avaient pas été soupçonnés pendant la vie. Une ou plusieurs articulations ont été trouvées en suppuration dans les observations II, IX et XVI. Dans l'observation I on a trouvé après la mort deux abcès profonds du périnée. Dans l'observation IV, on a trouvé, après la mort, des abcès secondaires dans différentes parties du corps, et un très-volumineux dans le muscle psoas du côté droit, c'est-à-dire du côté opposé à celui du membre blessé. Dans les observations II, XI, XIV, XVI, XVIII et XX, il y avait des collections de pus dans les parties molles et limitées au membre malade. Gamgee rapporte qu'il a rencontré trois cas d'abcès de la prostate, étant survenus dans la pyohémie (1) ; dans tous ces cas on n'avait pas soupçonné l'exis-

____

(1) Gamgee J. S., 1853, p. 188.

tence de ces abcès pendant la vie. Quelquefois au lieu de
pus c'est un liquide grumeleux qui se trouve dans ces abcès que nous venons de décrire.

La formation des abcès secondaires est le symptôme le
plus caractéristique que nous connaissions jusqu'à présent dans la fièvre suppurative. Il est vrai, ces abcès
n'existent pas toujours, mais, lorsqu'ils existent avec quelques-uns des autres symptômes, ils sont pathognomoniques.

Tels sont les symptômes que présentent les malades atteints de fièvre suppurative aiguë. « Dans d'autres cas,
dit Callander, l'affection est moins aiguë et les symptômes
simulent ceux de la fièvre typhoïde. Dans cette forme
l'action du poison animal est purement locale, et se termine
souvent par la guérison ; d'un autre côté si la mort arrive,
il est possible de l'expliquer par des causes prédisposantes,
ou par des accidents qui sont survenus secondairement (1). » Cette forme de la fièvre suppurative peut être
appelée *fièvre suppurative chronique*. On la rencontre
sans doute fréquemment, surtout dans la pratique privée ;
mais peu d'observations ont été prises avec soin et publiées.
D'après Bristowe, Wilks et d'autres, les principales preuves de la fièvre suppurative chronique se trouvent dans la
suppuration successive des articulations, dans le tissu cellulaire, dans l'œil, ou ailleurs. Dans la série d'observations
que nous avons rapportées, nous avons un exemple de cette
forme de la fièvre suppurative (observation XII) ; mais la
portion la plus intéressante de l'histoire de ce malade
nous manque malheureusement.

La fièvre suppurative chronique présente trois variétés,

____

(1) Callander, p. 267.

analogues les unes aux autres, mais cependant offrant assez de différences entre elles pour mériter d'être étudiées
séparément. On peut donner à ces variétés les termes de
subaiguë, *idiopathique* et *à rechute*.

A. La variété *subaiguë* de la fièvre suppurative chronique
est celle que l'on rencontre le plus ordinairement dans les
hôpitaux, quelques auteurs lui ont donné le titre de « pyohémie chronique ». Parmi les observations que nous avons
rapportées, il y a plusieurs exemples plus ou moins marqués. L'observation XVI nous fournit un exemple type des
symptômes de cette variété de pyohémie. Un malade est
pris de frissons, le quatrième ou le cinquième jour de l'o-
pération, ou bien il présente quelque autre symptôme
qui indique l'invasion de l'économie par le poison subtil
de la fièvre suppurative. Il peut être tourmenté par des
transpirations abondantes ; il a besoin d'opium, le soir
afin de se procurer quelques heures de sommeil ; il a
probablement de la bronchite, ou bien il est pris d'une
pneumonie ; a du délire, est amaigri, et déprimé. Généralement, cependant, l'appétit se maintient, ou du moins
le malade prend une quantité considérable de nourriture ;
les bourgeons charnus de la plaie sont pâles et flétris ; la
suppuration devient ichoreuse et fétide, mais ne cesse pas
complétement. Par l'administration fréquente en petites
quantités d'aliments nourrissants et de stimulants, par l'u-
sage de lotions diverses de la plaie, en mettant toute son attention à vider aussitôt que possible les abcès secondaires
qui se forment, enfin en employant les autres moyens thérapeutiques sur lesquels nous reviendrons plus loin, le
malade se traîne, suspendu à la vie par un fil pour ainsi
dire, et souvent, donnant un démenti à notre pronostic,
funeste, il revient lentement à la santé.

La convalescence ne marche pas d'une manière régulière comme dans la plupart des fièvres. Pendant qu'un
jour la plaie a un meilleur aspect, que la suppuration est
de bonne nature, que le moral est meilleur, que l'appétit
est augmenté ; le lendemain, le malade est déprimé, trans-
pire plus abondamment, et refuse de manger. L'état local,
de plus, dans ces cas, indique de la vitalité, les bourgeons
charnus sont rosés, et non exubérants, la suppuration
est abondante et de bonne nature. La plaie guérit, même
pendant que l'économie est détériorée par la fièvre suppurative. Lorsqu'il y a formation d'abcès secondaires, ou
que les articulations sont malades, la guérison a lieu d'ordinaire d'un côté avant qu'un autre soit envahi ; mais la
guérison dans ces cas est le plus souvent le desséchement
d'une plaie plutôt qu'une réparation véritable.

Donc cette variété subaïgue de la fièvre suppurative,
ayant ce caractère dès le début, ou bien étant le résultat
d'une attaque aiguë, poursuit sa marche lente pendant des
semaines ou des mois, et se termine par la guérison ou la
mort.

B. La fièvre suppurative a quelquefois une origine
spontanée ou *idiopathique*. On ne peut retrouver aucune
cause occasionnelle, ni aucune circonstance prédisposante. Elle survient dans le cours de quelque maladie,
qui, le plus souvent, est lente, mais non mortelle, et dans
laquelle il n'y a pas d'inflammation avec tendance à la
suppuration. Cette variété est caractérisée par des symptômes qui ont une différence marquée d'avec les autres
variétés de la pyohémie. Nous trouvons un très-bel exemple de cette forme de fièvre suppurative, rapporté dans le
« Association Medical Journal » (1). Le malade avait été

____

(1) *The Association Medical Journal*, 1855, p. 801.

reçu dans un hôpital pour une maladie de vessie. Il n'avait aucune plaie sur le corps ; il n'avait subi aucune opération ; et d'une façon générale il n'était pas très-malade.

Quelques jours après son entrée, il présenta tous les symptômes de la fièvre suppurative, sans avoir éprouvé de frissons. La pyohémie devint de plus en plus marquée, puis il mourut. On fit son autopsie avec soin ; et on trouva des abcès secondaires dans les reins, on en trouva un aussi dans le tissu cellulaire entre la vessie et le rectum, pendant que tout son corps était parsemé d'abcès sous-cutanés.

M. Gamgee signale cette variété de la fièvre suppurative chronique. Le docteur Wood dit : « J'ai donné mes soins dans le *Pensylvania Hospital*, à un malade qui avait tous les symptômes caractéristiques de l'infection purulente, y compris des abcès dans diverses parties du corps, des plaques d'érysipèle çà et là sur la peau, et des symptômes généraux typhiques, il avait été pris à la suite d'exposition à un froid intense, à de grandes privations et fatigues ; avec cela il avait des habitudes alcooliques, mais on ne put découvrir aucune inflammation qui ait pu en être le point de départ : ce n'est pas là à beaucoup près le seul cas de ce genre qu'il m'a été donné d'observer (1). »

Cette variété de la fièvre suppurative chronique se distingue donc par son origine idiopathique, et non pas par sa symptomatologie, ni sa marche, ni son traitement.

C. M. Paget donne un exemple très-remarquable de la fièvre suppurative à rechute. Il emploie aussi le mot à *rechute*, et fait rentrer cette forme de la maladie sous le titre de pyohémie chronique. Dans son observation III, se

(1) Wood G. B., vol. II, pp. 254, 255.

trouvent les symptômes, marche et terminaison de cette
variété de fièvre suppurative. La guérison dans ces cas est
plus commune que dans les autresvariétés de la maladie.
Mais quoique la vie ait été conservée, quoique la santé
soit rétablie, il est rare que la fièvre ne laisse pas des
traces irréparables de son passage. Les muscles atrophiés,
les articulations plus ou moins ankylosées, les cicatrices
nombreuses qui recouvrent le corps du malade, persistent comme des traces non équivoques de cette maladie.

« Sa marche est indiquée par un amaigrissement lent;
tous les tissus se dessèchent et se ratatinent; la pâleur
augmente, les forces physiques et morales diminuent, la
voix devient faible, l'intelligence est paresseuse et engour-
die, du subdélirium la nuit, le pouls est accéléré et
faible ainsi que la respiration; il y a des sueurs fréquentes
et profuses, surtout lorsqu'il y a une suppuration abondante; les frissons sont moins fréquents; la soif est vive,
habituellement il y a perte de l'appétit; les bourgeons
charnus sont desséchés et ratatinés (1). »

Il est très-rare de rencontrer dans les hôpitaux cette
forme de la fièvre suppurative ; mais il est probable qu'on
les rencontre fréquemment dans la pratique civile. Ces
cas sont probablement, souvent pris pour d'autres affections, jusqu'à ce que l'autopsie vienne surprendre le prati-
cien par la vue d'un grand nombre d'abcès viscéraux.

Résumé des symptômies de la fièvre suppurative. — Après
avoir décrit donc, avec détails, les symptômes présentés par les formes aiguës et chroniques de la fièvre
suppurative et par les variétés subaiguë, idiopathique,

(1) Paget, *Bartholomew's Hospital Reports*, 1865, vol. I, p. 2.

et à rechute de la forme chronique, nous pouvons en faire un résumé du tout, de la façon suivante. Début brusque, généralement par des frissons et de la fièvre, quelquefois par un facies fatigué et anxieux, nous voyons ensuite le malade pris de bronchite, ou de pneumonie, il a des sueurs profuses, une coloration basanée, ictérique des conjonctives et de la peau, une odeur fade ou purulente particulière de l'haleine, de la perte de l'appétit, une prostration extrême, de l'agitation, puis de la typhomanie, et enfin une excitation maniaque, le pouls accéléré, la température augmentée. Tels sont les symptômes généraux qui caractérisent cette affection, et qui sont accompagnés par la formation d'abcès secondaires dans les articulations ou sous la peau ; pendant que la plaie (lorsqu'elle existe) devient atonique, les bourgeons charnus sont reluisants, la suppuration devient sanieuse, fétide, ou d'une couleur verte, bleuâtre, et les lèvres de la plaie sont écartées.

Sauf dans la forme aiguë, où la fièvre s'aggrave, ou diminue d'intensité, généralement ou le septième, huitième, quinzième, vingt-et-unième, vingt-deuxième, ou le vingt-huitième jour après son début, une des particularités de la fièvre suppurative, c'est l'absence de régularité qu'elle présente sous presque tous les rapports. Cela répond à l'irrégularité de la suppuration dans ces cas ; à l'absence d'aucune preuve de l'existence d'une substance infectante isolée ; à l'analogie qu'elle présente avec des affections dissemblables comme l'érysipèle, le phlegmon diffus, la fièvre puerpérale ; à cette particularité inexplicable, de survenir à la suite des blessures, ou des opérations les plus insignifiantes, comme des plus sérieuses ; à la suite d'affections où il y a absence de pus, aussi bien que de celles où il y a de la suppuration ; enfin à la rapidité de la formation des abcès secondaires, le caractère asthénique de l'inflammation, et la généralisation des dépôts purulents dans toute l'économie.

TABLEAU :

Tableau indiquant les différentes périodes de la Fièvre suppurative et leur durée dans les vingt cas rapportés plus haut.

NATURE DE L'AFFECTION PRIMITIVE.	PÉRIODE D'INCUBATION.	DATE DE L'INVASION.	DATE DE LA PÉRIODE TYPHOÏDE.	CONVALESCENCE OU MORT.
Obs. I. — *Rétention d'urine.*	Cathétérisme le 9 juin.....	Symptômes pulmonaires le 10 juin...............	Le 14 juin......	Mort le 16 juin.
Obs. II. — *Fracture compliquée du bras............*	Amputation le 10 mars. ...	Frissons le 12 avril........	Le 21 avril.....	Mort le 23 avril.
Obs. III. — *Tumeur maligne du bras.............*	Amputation le 6 décembre.	Hémorrhagie secondaire et un frisson le 21 décemb. Des frissons le 25 décemb.	Le 26 décembre.	Mort le 2 janv.
Obs. IV. — *Fracture compliquée de jambe..........*	Accident arrivé le 16 janvier	Frissons le 18 janvier......	N'existait pas...	Mort le 8 févr.
Obs. V. — *Arthropathie du poignet...............*	Amputation le 24 janvier..	Frissons le 30 janvier	Le 2 février. ...	Mort le 4 févr.
Obs. VI. — *Résection du coude................*	Opération le 16 mai.......	Frissons le 20 mai.........	Le 26 mai......	Mort le 31 mai.
Obs. VII. — *Rupture du périnée et de l'urèthre......*	Accident arrivé le 23 mai..	Fièvre le 26 mai.........	Le 31 mai..,...	Mort le 4 juin.
Obs. VIII. — *Fracture compliquée de jambe........*	Amputation le 1er juillet...	Frissons le 4 juillet..	Le 14 juillet....	Mort le 19 juill.
Obs. IX. — *Fracture compliquée de jambe..........*	Amputation le 27 juin.....	Facies anxieux le 11 juillet.	Le 4 juillet. ...	Mort le 8 juill.
Obs. X. —*Arthropathie de l'articulation tibio-tarsienne..*	Amputation le 27 juin.....	Frissons le 30 juin........	N'existait pas...	Mort le 25 juill.
Obs. XI. — *Plaie pénétrante du genou............*	Entré à l'hôpital le 15 juill.	Frissons le 28 juillet......	Le 31 juillet....	Mort le 3 août.
Obs. XII. — *Pyohémie chronique...............*	Début inconnu....	Inconnue..	Inconnu..	Mort le 27 oct.
Obs. XIII. — *Anthrax.....*	Idem...............	Devint subitement plus malade le 26 août..........	N'existait pas. ..	Mort le 30 août.
Obs. XIV. — *Abcès du pied.*	Idem..............	Frissons le 14 août........	Le 18 août.....	Mort le 19 août.
Obs. XV. — *Fracture simple du cubitus..............*	Idem...............	Inconnue................	Le 26 octobre...	Mort le 1er nov.
Obs. XVI. — *Plaie de la main et du pied.........*	Amputés le 6 novembre...	Frissons le 11 novembre...	Le 20 novembre.	Mort le 25 déc.
Obs. XVII. — *Résection de l'épaule...............*	Opération le 5 juillet......	Frissons le 9 juillet........	Le 20 juillet....	Convalescence commencée le 3 août.
Obs. XVIII. — *Arthropathie du tarse...............*	Amputation le 6 mai......	Frissons le 15 mai........	Le 20 mai......	Mort le 23 mai.
Obs. XIX. — *Hémorrhoïdes internes...............*	Liées le 14 janvier........	Frissons le 16 janvier.....	Le 20 janvier...	Mort le 26 janv.
Obs. XX. — *Necrose à marche aiguë..............*	Amputation le 1er mai.....	Frissons le 14 mai........	Le 16 mai......	Mort le 18 mai.

CHAPITRE V

La marche ordinaire de cette fièvre a été à peu près complétement indiquée dans la discussion des symptômes. En même temps que nous rappellerons ceux-ci, il serait utile de signaler certaines complications qui accompagnent parfois cette affection, ainsi que les accidents qui peuvent exister après que la convalescence a commencé.

Périodes de la fièvre suppurative. On trouve dans la symptomatologie de la fièvre suppurative, certaines périodes qui sont généralement plus ou moins bien marquées. Ces périodes ressemblent a celles des autres fièvres en ce qu'elles sont caractérisées par certains symptômes, en ce qu'elles ont un certain rapport de chronologie, et enfin elles se succèdent d'une façon définie.

On peut décrire quatre périodes :

La période d'Incubation ;

La période d'Invasion ;

La période Typhique ;

La Convalescence.

On remarquera qu'il n'y est pas fait mention des crises, qui sont un point important dans les autres fièvres. Jusqu'à présent nous n'avons pas des éléments suffisants sur la marche de la fièvre suppurative pour pouvoir délimiter une période de crise.

Sans doute, plus tard ce point sera élucidé, mais pour

le moment il faut parler de la convalescence, à la
suite de l'état typhique de la fièvre suppurative sans que
nous puissions découvrir de limites entre eux. Nous avons
arrangé dans un tableau synoptique (page 130) les vingt
observations rapportées plus haut, dans le but de montrer la succession et la durée de ces quatre périodes.

La période d'*Incubation* de la fièvre suppurative, est
une période latente indéfinie, qui sans doute existe,
mais qui ne peut pas être spécifiée. Dans les fièvres contagieuses, des époques, indiquées par certaines conditions
de contagion, ou bien par l'existence de certaines influences épidémiques, peuvent servir de points de repère
pour déterminer le commencement de la période d'incubation. Dans la fièvre suppurative il n'y a pas de ces
points de repère. Cette fièvre n'est pas contagieuse, et,
quoique, quelquefois formant une maladie régnante, on
ne peut pas à proprement parler, dire qu'elle est épidémique. Quant à la durée, donc, de cette période d'incubation de la fièvre suppurative, et quant aux signes qui
la caractérisent, nous ne pouvons rien en dire de défini
pour le moment.

Un *accès* de fièvre suppurative date le plus exactement
de l'époque où surviennent les premiers frissons ; ou bien,
lorsque ce symptôme manque, de l'époque où apparaît
de la dépression morale, ou un autre des symptômes pré-
monitoires que nous avons déjà décrits. Ainsi que nous
l'avons déjà fait remarquer, la pyohémie et la fièvre puerpérale débutent généralement le quatrième ou le cinquième
jour après une opération, un traumatisme ou un accouchement. Dans quinze, parmi les vingt observations que nous
avons rapportées, ainsi que l'on verra dans le tableau, il y
eut des frissons, et ce symptôme a servi pour limiter la

période d'invasion. Chez deux des malades les renseignements étaient trop peu précis pour nous permettre de fixer les périodes de la fièvre ; et, dans les trois autres cas, la période d'invasion était marquée, dans l'un par des symptômes du côté des poumons, dans un autre par la fièvre, et enfin dans le troisième, c'était le facies anxieux qui a trahi l'aggravation de l'état du malade. L'avénement, donc, de la fièvre suppurative, est indiqué généralement par des frissons, suivis par l'augmentation de la température, des sueurs profuses et de la soif. Cet état fébrile a à peine cessé, que le malade est pris de bronchite ou de pneumonie. L'appétit est rarement altéré à cette période de la fièvre, et pendant quelques jours (trois à dix jours) après le commencement de cette période l'état général ne paraît pas affecté. Le malade se plaint de la toux, d'agitation pendant la nuit, de frissons, et de transpirations abondantes ; mais il paraît du reste assez bien, lorsque subitement survient l'état typhoïde.

La *période typhique* est caractérisée par une prostration extrême, de la typhomanie, et une perte plus ou moins complète de la connaissance ; par la coloration jaunâtre terreuse (pyohémique) de la peau et des conjonctives, par la perte de l'appétit, par l'odeur purulente de l'haleine, et par la formation des abcès métastatiques. Localement, cette période est marquée par l'état gangréneux, atonique de la plaie, avec une suppuration ichoreuse fétide. Nous ne pouvons pas dire, quant à présent, à quoi est dû cet état. Que les symptômes typhoïdes soient dus à la rétention dans l'économie de l'urée, qui serait décomposée et éliminée sous forme de carbonate d'ammoniaque, comme on l'a supposé dans le typhus ; ou bien qu'ils soient rapportés à la présence dans le sang d'hydro-

gène sulfuré, ou de quelque autre gaz, ou de quelque
substance toxique, ayant pris naissance à l'aide de la suppuration, dans les viscères ou dans la plaie, ce sont des
questions qui sont encore à élucider. Je crois que tout le
monde reconnaîtra que l'infection générale n'a pas une
origine locale, mais que les changements qui se font dans
le sang et qui occasionnent les symptômes typhoïdes, ont
leur point de départ dans les poumons, soit par le défaut
d'oxydation suffisante du sang, à cause de l'hépatisation
du tissu pulmonaire, soit par le développement de quelque
agent spécifique dans l'intérieur des abcès secondaires
des poumons. Le pus, par lui-même n'a rien à faire
avec le développement de la fièvre suppurative, ses parties
liquides non plus, n'occasionnent pas cette affection ;
mais il est probable qu'il y a quelque influence catalytique
exercée par le liquide purulent en contact avec le sang
imparfaitement oxygéné. Lorsque les symptômes typhiques suivent une marche rapide, la suppuration est abondante, la prostration extrême, et la mort a lieu dans
l'espace de trois jours à une semaine à partir du début de
cette période.

Quant à la *convalescence*, les symptômes qui indiquent le
retour à la santé, se développent très-lentement. L'amélioration de l'appétit, un retour de la gaieté sont en général
les premiers signes qui marquent cette période. Dans
l'observation XVII, le seul cas de guérison que j'ai rapporté, la convalescence commença le quatorzième jour
après le début de la période typhoïde. Je crois qu'en
examinant avec soin les cas de guérison, on trouvera que
la période de la convalescence, de même que les autres
périodes de cette fièvre, commence 'généralement à des
époques qui correspondent à des septenaires. Par exemple

dans l'observation III l'hémorrhagie secondaire et les frissons ont eu lieu le quinzième jour de l'amputation ; sept jours plus tard la période typhoïde commença, et une semaine après le malade succomba. Ce caractère périodique de la fièvre suppurative est démontré dans le premier tableau de « l'appendice des statistiques. »

Des complications de la fièvre suppurative. — Les lésions qui viennent le plus souvent compliquer la fièvre suppurative sont la *bronchite*, la *pleuro-pneumonie*, la *phlébite*, l'*érythème*, et les *eschares*. Il ne faut pas confondre ces affections avec celles à la suite desquelles survient la fièvre suppurative.

Il est fréquent de voir la *bronchite* et la *pleuro-pneumonie* au début de la fièvre suppurative. On diagnostique facilement ces complications à l'aide de leurs signes physiques et rationnels caractéristiques. On doit les regarder comme des accidents graves, parce qu'elles tendent à affaiblir le malade et mettent un obstacle à l'oxydation normale du sang. A la bronchite il faut opposer des expectorants et des stimulants. A la période initiale de la bronchite ainsi que de la pleuro-pneumonie, les diaphorétiques sont d'un grand secours. Lorsqu'il existe du frottement, il est bon d'appliquer un vésicatoire au niveau du point malade ; et la gêne de la respiration que le malade éprouve dans la pneumonie, peut être soulagée par l'application continue de cataplasmes chauds. Il faut aussi soutenir les forces du malade à l'aide de stimulants, et d'une alimentation nourrissante.

On a reconnu pendant la vie des complications du côté des poumons, principalement de la pneumonie, chez les malades des observations I, II, VI, VII, VIII, XI, XIII, XVI, XVII et XIX.

La *phlébite* était considérée autrefois comme précédant si souvent la fièvre suppurative, que ces deux termes étaient regardés comme synonymes; et le premier a été appliqué, par quelques auteurs, à l'état général de l'économie qui caractérise la fièvre suppurative. On voit les veine distendues, épaissies, engorgées; douloureuses à la pression, ayant leur parcours tracé sur la peau par des traînées rosées, longeant le membre à partir du siége de l'irritation. Cet état est quelquefois annoncé par une fièvre marquée, et est suivi par l'infiltration de sérosité dans les tissus sous-cutanés, de façon à distendre le membre, jusqu'au [double de ses dimensions normales. Les veines forment comme des cordes et présentent une couleur violette foncée. Cette complication doit être considérée comme la plus grave qui se rencontre dans le cours de la fièvre suppurative. Elle commence d'une façon insidieuse, et produit rapidement l'engorgement des veines, qui peut avoir des conséquences terribles, contre lesquelles nous ne connaissons pas de remèdes efficaces à opposer. Si on le reconnaît au début, avant que les veines soient obstruées sur une grande étendue, on peut avec des lotions tièdes opiacées, ou avec de l'eau de Goulard, et le repos du membre, rendre service en diminuant la douleur et l'inflammation, et peut-être arriver à limiter la coagulation du sang dans la veine. A une période plus avancée de la phlébite, l'inflammation s'étend avec une telle rapidité, qu'à part une diminution dans l'acuïté des symptômes obtenue par les lotions dont nous venons de parler, et en mettant tous ses soins à maintenir le membre dans une position élevée, nous ne connaissons aucun traitement qui pourrait rendre service. Si la veine principale d'un membre est obstruée, et de-

vient le point de départ d'un abcès sous-cutané par la
suppuration du caillot du côté périphérique de l'obstruction, le chirurgien, lorsqu'il est sûr de son diagnostic, ne
doit pas hésiter à évacuer le pus avec le bistouri. On se
débarrasse de l'œdème qui reste, après la disparition des
symptômes aigus de la phlébite, à l'aide de bandages
roulés. Nous avons un bel exemple de cette complication
dans l'observation XIV.

Une autre complication de la fièvre suppurative aussi
fréquente, mais bien moins grave, c'est une affection
érythémateuse ou érysipélateuse de la peau. Cette affection
ressemble à l'érythème et à l'érysipèle, mais diffère des
deux, probablement par sa pathogénie. Elle était très-
marquée dans l'observation VI. L'invasion de cette complication est souvent marquée par des frissons et de la
fièvre. Ensuite autour de la plaie se voit une coloration
rosée, uniforme, qui disparaît momentanément à la pression, elle est accompagnée d'une tuméfaction œdémateuse comme cela se rencontre dans l'érysipèle. Cette rougeur érythémateuse s'étend rapidement, et en deux ou
trois jours peut arriver à couvrir la moitié du corps.
Elle disparaît avec une égale rapidité et cette disparition
s'accompagne quelquefois de démangeaisons. Elle diffère
de l'érysipèle ne ce qu'elle ne laisse pas de traces, telle que
la suppuration du tissu cellulaire. Il est probable que
cette complication est due à l'engorgement des capillaires
do la peau, par suite d'une obstruction subite de quelque
gros vaisseau. Moins on fera comme traitement dans cette
complication, mieux cela vaudra. Elle ne fait pas souffrir
le malade, n'est pas dangereuse et n'a pas de suite fâcheuse. On doit donc la laisser suivre sa marche naturelle; et les démangeaisons que les malades éprouvent

quelquefois, est facilement allégée comme dans d'autres éruptions cutanées, en saupoudrant les parties avec de la poudre d'amidon ou autre poudre semblable.

La dernière complication que nous trouvons, et la plus ennuyeuse, ce sont les eschares. De même que dans toutes les affections à état typhoïde, avec tendance à l'affaissement dans le lit, il est commun de voir se former des eschares au niveau du sacrum et des trochanters. C'est seulement à l'aide des plus grands soins que l'on peut les éviter; et, pour peu que l'on ne surveille pas bien, elles peuvent occuper une étendue considérable avant qu'on les reconnaisse. On peut les éviter, le plus souvent en soustrayant à la pression les saillies osseuses, telles que le coccyx et les tubérosités ischiatiques, par l'usage des coussins à eau, ou bien à l'aide de lits spécialement adaptés à ce but. Lorsque l'eschare est formée, si la partie mortifiée ne s'est pas encore détachée, il faut appliquer des cataplasmes; après la chute de l'eschare il faut panser l'ulcération avec des lotions diverses comme pour les autres ulcères, seulement il faut toujours s'occuper d'écarter la cause occasionelle évidente. Outre le traitement local, cette complication réclame l'usage de moyens généraux, tels que des stimulants en abondance, et une bonne nourriture. On évite rarement la formation des eschares, et elles sont dus le plus souvent à l'inattention des gardes-malades. Il faut donc que tout chirurgien, qui donne ses soins à un malade atteint de fièvre suppurative, ait toujours présente à l'esprit cette complication, et s'occupe lui-même de voir que l'on emploie les moyens propres à éviter les eschares. Il peut de cette façon non-seulement sauver son malade, mais encore avoir un cas plus simple et sans complication.

Les suites de la fièvre suppurative. De nombreuses cicatrices restent pour témoigner de l'usage largement fait du bistouri, qui est d'une importance très-grande dans le traitement de cette affection. Mais outre ces petites difformités, les malades portent des traces quequefois considérables des suppurations qui ont existé. Ce sont les articulations qui en sont le plus souvent le siége, et elles peuvent être parfois ployées au point non-seulement de constituer une difformité, mais de ne pas pouvoir servir à l'individu. Il faut donc s'occuper, pendant la convalescence, à faire jouer régulièrement tous les jours les articulations qui ont été malades. Si les articulations n'ont pas été elle-mêmes le siége d'une suppuration, la douleur occasionnée par la distension des muscles correspondants, fait que l'on est obligé de condamner ces articulations au repos, même dans une position vicieuse. C'est ainsi qu'une déformation articulaire peut être le résultat secondaire d'un abcès métastatique. Il est plus facile cependant, de venir à bout de ces déformations que de celles qui sont dues à la suppuration des articulations ; car, dans ce dernier cas, les jointures sont en général complétement désorganisées. Le thorax, comme cela se voit après une pleurésie, peut être déformé par suite d'adhérences pleurales anciennes et solides, il est bien difficile d'y remédier.

La suite la plus grave de la fièvre suppurative, et contre laquelle on ne peut souvent pas s'opposer malgré les plus grands soins et la plus grande habileté, c'est la débilité générale, qui prédispose le malade à avoir une rechute, ou bien à contracter une maladie qui l'épuise comme la phthisie.

CHAPITRE VI

DU TRAITEMENT DE LA FIÈVRE SUPPURATIVE.

Le traitement de la fièvre suppurative, et de la fièvre puerpérale, consiste en partie dans des moyens prophylactiques, et en partie dans des moyens curatifs. Quoique cela puisse sembler paradoxal de le dire, la prophylaxie est le principal moyen à combattre cette maladie. Il doit ressortir évidemment de la lecture des chapitres précédents, sur les symptômes et la marche de cette fièvre, que l'on ne peut pas trop insister sur les moyens divers, que notre expérience dans d'autres fièvres, nous a appris devoir être efficaces, à empêcher le développement d'une affection générale comme celle que nous étudions.

A. — *Moyens prophylactiques.*

I. *Moyens à opposer à l'origine de la fièvre suppurative.*— Tant que la cause occasionnelle de la fièvre suppurative sera enveloppée dans l'incertitude qui l'entoure encore, tant que les particularités bizarres que nous avons décrites ne pourront pas être rattachées à quelque source spéciale, aussi longtemps, l'origine de cette fièvre ne sera combattue qu'à l'aide de principes généraux.

En étudiant cependant les moyens divers, qui doivent être employés, afin d'éviter l'invasion de cette fièvre au milieu des malades atteins d'affections chirurgicales, et des femmes en couches, on ne peut pas trop faire comprendre que l'insuccès accompagne souvent les efforts les plus ardents que nous opposons à son développement.

II. *Moyens prophylactiques hygiéniques.* — Cette fièvre différente de la fièvre typhoïde, ne se rattache pas essentiellement à l'encombrement, à une aération insuffissante, ou à d'autres conditions qui tendent à débiliter la constitution. J'ai rapporté, dans mes réflexions sur l'étiologie, des exemples frappants de ce fait, que j'avais observés moi-même, chez des malades atteints de fièvre suppurative dans les salles A et B. Dans la pratique privée, de plus, la plupart de ces malades sont dans les conditions les plus favorables quant à l'hygiène. La fièvre suppurative survient aussi, chez les opérés des hôpitaux de nos petites villes et de bourgs; quoique les conditions sanitaires de ces institutions soient satisfaisantes, et le nombre des opérés qu'elles contiennent soit relativement faible. D'un autre côté, beaucoup de chirurgiens, surtout ceux qui sont dans un emploi publique, ou qui pratiquent dans les grands hôpitaux, ont été frappés d'une invasion de pyohémie coïncidant seulement avec une accumulation dans une salle de cas de traumatismes graves, et d'opérés. Et l'observation, consignée dans les œuvres obstétricales de Sir. J. Y. Simpson, de la disparition de la fièvre puerpérale succédant à l'usage de désinfectants et des soins d'aération, prête aussi un appui sérieux à l'hypothèse de cette source. Un autre exemple de l'influence d'une hygiène améliorée, est rapporté par M. Sédillot, qui raconte qu'autrefois il existait une fossé rempli d'eau stagnante, auprès de l'hôpital de Strasbourg, et que l'on sauvait peu des opérés, tandis qu'après que l'on eut comblé cette fosse, on obtenait beaucoup de succès dans les opérations.

Par conséquent, quoique la ventilation, une bonne nourriture, l'éloignement de tout moyen de dépression, ne doivent pas être regardés comme des moyens tout puissants pour éviter la pyohémie, il serait très-blâmable de négliger ces moyens prophylactiques.

Les forces des malades après les opérations, sont souvent affaiblies par une purgation ; il est donc préférable d'évacuer les intestins la première fois à l'aide d'un lavement et d'éviter les purgatifs. Lorsqu'un malade des hôpitaux est pris de fièvre suppurative, il doit être isolé, autant que possible ; et la salle dans laquelle on le place doit être maintenue chaude et aérée, et on ne peut pas être trop soigneux à éviter les courants d'air. La question, à savoir s'il est préférable d'avoir des grandes salles dans un hôpital, contenant un nombre considérable de malades, ou bien, des petites salles où il n'y en aurait que deux ou trois, est un point qui donne prise à une discussion sans fin. — Les deux ont leurs avantages, les deux ont leurs désavantanges ; quant à moi, je donne la préférence aux premières. Parmi les malades, surtout quand il y a la réunion d'un grand nombre, il y a une grande diversité de caractères, et la souffrance excite beaucoup la sympathie. Dans une grande salle, nous avons plus de chance de trouver quelques malades d'une disposition gaie, pleins d'espoir, qui, outre les services qu'ils peuvent rendre aux autres malades, en les soignant, il peuvent par leur gaiété rendre de l'espoir à ceux qui l'ont perdu, et arriver ainsi à des résultats auxquels la médecine serait impuissante. C'est ainsi sans doute que la dépression morale, qui est si facilement causée par des affections chirurgicales graves, est fréquemment évitée. De l'air pur, une bonne nourriture, et de la gaiété sont des moyens très-importants pour éviter l'invasion de la fièvre suppurative et puerpérale, et ne doivent pas en aucune façon être dédaignés.

Quoiqu'une trop grande confiance dans un traitement destiné à préparer un malade pour une opération, sera souvent suivie de mécomptes ; cependant on doit examiner les moyens propres à placer le malade dans une position aussi favorable que possible, pour lutter contre une complication quelconque qui pourrait lui arriver. On devrait par conséquent l'accoutumer à l'air et à la nourriture de l'hôpital, et toutes ses fonctions physiologiques doivent être placées dans les meilleures conditions possibles, avant qu'il subisse l'opération.

II. *Moyens prophylactiques propres à empêcher la propagation de la fièvre suppurative.* — Ils comprennent l'étude des conditions que l'on sait favoriser la contagion d'autres fièvres, telles que la variole, le typhus, c'est-à-dire communication facile entre les malades des différentes salles, ainsi que de ceux qui les soignent. Il ne m'a pas été possible de découvrir une influence fâcheuse, résultant des communications, qui se font entre les différentes salles de chirurgie de nos hôpitaux. Ainsi que nous l'avons signalé, dans le chapitre qui traite de l'étiologie, les salles A et B pour les hommes, et la salle C, pour les femmes, étaient toutes au même étage, qui contenait des salles de chirurgie seulement et avait un corridor commun.

Les infirmières de toutes ces salles, étaient constamment dans une position à communiquer de la contagion s'il en existait ; les étudiants passaient librement et fréquemment d'une de ces salles à l'autre; des visiteurs entraient de même dans les salles ; malgré cela la fièvre suppurative est survenue dans une seule des salles d'hommes à la fois, et ne s'était jamais montrée dans la salle des femmes (qui était de même grandeur que la salle B, et six ou huit de ses malades étaient généralement des opérées).

C'est seulement pour les maladies qui règnent sous forme d'épidémie, que la contagion paraît s'étendre au moyen des assistants. Des éponges, cependant, ne doivent jamais servir au pansement des plaies, car elles peuvent être nuisibles en retenant les impuretés. Il me semble qu'il n'y a aucune raison de craindre la propagation de la fièvre suppurative, par le moyen des gardes-malades ou des médecins.

B. — Moyens curatifs.

Après avoir étudié la prophylaxie de la fièvre suppurative, nous allons maintenant étudier les moyens généraux et locaux à employer dans le traitement de cette maladie. Nous pouvons de plus subdiviser ces moyens en hygiéniques, pharmaceutiques et chirurgicaux.

I. *Moyens hygiéniques à opposer à la fièvre suppurative*. — Les moyens hygiéniques généraux consistent dans une bonne aération, une alimentation nourrissante, et en éloignant tout ce qui peut tendre à débiliter le malade. La chambre du malade doit être fréquemment purifiée en la lavant, et par l'emploi des désinfectants, tels que la poudre de M. C. Dougall, avec l'usage des parfums, afin que l'air soit pure et odoriférant. Des stimulants administrés en abondance, mais avec intelligence, viennent prêter un secours important au traitement de cette fièvre.

Les moyens hygiéniques locaux sont les désinfectants, tels que la solution de Condy, de Chevalier, lotions à base d'acide phénique, de chlorure de zinc (solution à 2 grammes pour 30 d'eau) et d'autres semblables. L'écoulement de la suppuration doit être facile, mais on doit éviter toute exposition inutile d'une plaie à l'air. La méthode employée sur le continent européen, qui consiste à accumuler sur une plaie des couches de charpie, tend à favoriser la putréfaction des liquides, et gêne beaucoup les malades. Plus un moignon est pansé légèrement, mieux cela vaut. On doit enlever les caillots en injectant, dans l'intérieur du moignon, avec une seringue, de l'eau tiède contenant quelque liquide désinfectant; il est avantageux, après que le moignon a été pansé (surtout lorsque la suppuration est abondante), de placer autour de lui un peu de charpie imbibée d'un liquide désinfectant. Les abcès secondaires doivent être incisés aussitôt que possible. Le pus de ces abcès, étant loin d'être de bonne nature, ne serait jamais résorbé, mais aiderait au contraire à la destruction qui se fait dans les tissus voisins (1).

Le repos est encore un moyen local qui rend de grands services; et il est très-préjudiciable de le négliger. « Combien de fois, dit Sédillot, n'a-t-on pas re-

(1) Röser conseille aussi ce mode de traitement. Il pense que les malades atteints de pyohémie doivent être isolés et visités en dernier lieu ; et que les autopsies de ces espèces de malades ne devraient pas être faites par le médecin lui-même. Röser attribue les phlegmons diffus, le tétanos et la pyohémie à une influence miasmatique.

M. P. Hewett « n'a trouvé aucun médicament, sauf l'opium, qui ait eu de la valeur dans cette terrible affection. » Il traite les cas de pyohémie en donnant du rhum et du lait, de bonne heure le matin, du bouillon consommé de temps en temps, et des stimulants, du vin ou du cognac suivant les cas ; avec cela de l'opium le soir, quelquefois aussi pendant la journée. Il rapporte dix cas de guérison de pyohémie, et dit qu'il « a vu des cas graves, dans lesquels il y avait des altérations sérieuses dans les viscères, guérir à l'aide de ces moyens. »

M. le professeur Jüngken recommande beaucoup l'usage des bains tant généraux que locaux.

gardé comme guéris des malades dont les moignons cicatrisés présentaient encore quelques trajets fistuleux par lesquels s'échappait chaque jour une certaine quantité de pus! J'ai trouvé ces malades, dans une position encore bien plus précaire, un, deux, trois et même six mois plus tard, leur santé détériorée et en proie à une pyohémie mortelle. » Cela prouve le danger de renvoyer trop tôt les malades des hôpitaux.

II. *Moyens pharmaceutiques à opposer à la fièvre suppurative.* — Nombreux et variés ont été les médicaments préconisés comme des remèdes efficaces contre cette maladie; chacun et tous ont donné des mécomptes aussi souvent que des succès. Au début, ou dans la période latente pour ainsi dire de la fièvre suppurative, les moyens thérapeutiques servent à alléger les symptômes. Il est bon, et cela soulage, de vider les intestins à l'aide d'un purgatif, ou bien (si c'est la première évacuation après l'opération) à l'aide d'un lavement; il faut combattre la sécheresse, la chaleur de la peau, à l'aide de diaphorétiques et des bains de vapeur; il faut exciter l'excrétion urinaire par des diurétiques; on provoquera le sommeil avec des opiacés. Mais le caractère de cette maladie, qui a été très-bien désignée comme « l'action sans la force, » doit être toujours présent à l'esprit. « L'excitation de l'économie, dit Lee, imitera très-bien tous les signes d'une inflammation franche, sans aucun de ses bons effets; et la perte des forces apparaîtra immédiatement après ou même de pair avec les premiers signes de cette excitation. » Il faudra donc éviter soigneusement tout ce qui aurait de la tendance à affaiblir l'énergie vitale. « Je suis sûr, dit M. Cruveilhier, que les lésions provenant de l'infection purulente ne seraient pas marquées du sceau de l'incurabilité, et que la nature, secondée par l'art, triompherait dans la majorité des cas, si le pus qui est renouvelé incessamment, ne renouvelait pas de même les sources de l'infection. Par la saignée, une partie de la substance toxique est sans doute enlevée du sang; mais, comme elle se reproduit constamment, l'économie est seulement privée des forces qu'elle aurait autrement pour résister à la maladie. »

Pour les troubles de la circulation, Callander conseilla la digitale, de la teinture d'aconit, et des préparations de *veratrum nigrum*.

Lorsque la maladie est nettement établie, lorsqu'en un mot le chirurgien est convaincu qu'il a affaire à une fièvre suppurative, il faut administrer largement des toniques. Les meilleurs que nous connaissons sont les préparations de fer, avec quelques infusions végétales amères. Il ne faut pas que le chirurgien hésite à persévérer dans l'usage de ces remèdes; car, quoiqu'ils ne puissent pas guérir la maladie, ils soutiennent l'économie, améliorent l'état du sang, et viennent en aide ainsi au « *vis medicatrix naturæ*. » Il faut faire des examens fréquents, physiques ou autres, des organes. Un cataplasme appliqué sur la poitrine, au début de la pneumonie, ou bien de la révulsion, aussitôt que l'on découvre du frottement pleural, soulageront le malade et combattront ainsi la complication pulmonaire. Il faut examiner les urines de temps en temps, afin de saisir les indications de remèdes en rapport avec leur état.

Maintenant, quant aux agents curatifs ou spécifiques qui ont été employés dans le traitement de la fièvre suppurative, ils ont été basés, soit sur l'hypothèse d'une élimination du poison par l'économie pouvant être secondée par ces remèdes; ou bien sur l'idée de combattre le poison dans l'économie le détruisant ou le neutralisant d'une façon quelconque ; ou bien ces remèdes ont été regardés comme efficaces par analogie ; ou bien, enfin, leurs prôneurs les ont employés par empirisme sans les rattacher à aucune hypothèse. Nous trouvons, en conséquence, les vieux chirurgiens conseillant les purgatifs et les diaphorétiques afin d'éliminer le poison par les excrétions. M. le professeur Polli (de Milan), considérant que le poison pyohémique agissait comme un ferment, et voyant d'un autre côté que l'acide sulfurique empêchait cette influence catalytique, préconisait beaucoup, il y a quelques années, l'administration des sulfites (qui empêchent la fermentation sans avoir les mauvais effets de l'acide) dans le traitement de la pyohémie. M. le professeur Polli, dans la séance de la *British Médical Association* au mois d'août 1867, dit : « Il y a longtemps qu'en médecine on a admis l'existence de maladies dont la cause et l'origine résident dans un ferment spécifique prenant naissance soit dans l'économie, soit au dehors. Les sulfites n'agissent pas comme des poisons à l'égard des ferments morbifiques que nous avons supposés être les causes de plusieurs affections zymotiques. Ils ne tuent pas les germes catalytiques des poisons organiques ; mais ils réagissent sur l'organisme, et le rendent de cette façon inapte à recevoir l'influence de ces germes catalytiques, ils neutralisent ces poisons. » Dans ses expériences sur des chiens, M. le professeur Polli a trouvé que la présence des sulfites retardait la putréfaction. Le professeur Burggræve (de Gand) recommande l'usage du sulfite de magnésie dans la pyohémie (1).

(1) Burggræve, *in Braithwaite's Retrospect of Medicine*, 1866, vol. LIII, p. 333.

Cet ordre de médicaments n'a pas réussi à M. Simon dans son service à l'hôpital Saint-Thomas (1). Si M. le professeur Polli avait tout d'abord prouvé que le poison de la fièvre suppurative avait le caractère du ferment, son mode de traitement aurait été plus appréciable (2).

Nos connaissances des autres fièvres, et les succès étonnants que nous avons eus dans leur traitement dans ces dernières années, si nous les comparons à ce qui existait aux temps passés, me paraissent prouver que, même quand nous connaîtrions l'agent toxique du sang, qui dans un cas donne le typhus, et dans un autre la rougeole, cette connaissance n'augmenterait pas la valeur des remèdes dont l'action sur l'organisme vivant est peu connu. Même quand nous pourrions extraire ce poison de l'économie, en définir sa composition chimique, et le rendre innocent en ajoutant des sulfites ou d'autres agents, nous ne serions pas autorisés à prédire que l'usage à l'intérieur de ces médicaments serait un remède spécifique contre cette affection. « De ce fait que nous pouvons empêcher, dit Savory, la décomposition du sang dans une bouteille, ou bien que nous pouvons en détruire la putridité en y mêlant une substance antiseptique, cela ne prouve en

(1) Callander, p. 224.

(2) Burggræve prescrit le sulfite de magnésie par doses de 2 grammes toutes les heures ou toutes les deux heures, afin d'en saturer rapidement l'économie et afin qu'il passe dans tous les liquides du corps : l'urine, la salive, la sueur. M. Polli, de son côté, donne les sulfites comme moyen prophylactique dans les cas chirurgicaux. Il donne de 16 à 24 grammes de sulfite de magnésie, ou de l'hyposulfite de soude, pendant les premières vingt-quatre heures, et de 24 à 36 grammes pendant les vingt-quatre heures suivantes, afin de « préparer un malade pour une opération ou un accouchement. » Il ajoute un peu de magnésie calcinée afin de mieux faire supporter le sulfite par l'estomac. M. le professeur C. O. Weber, de Bonn, a aussi expérimenté les sulfites, mais sans résultats bien satisfaisants.

rien que la même substance, mélangée au sang dans la circulation, ferait cesser les transformations qu'un liquide putride pourrait y produire. » Nous devons nous estimer très-heureux, et nous contenter des pas que nous avons faits dans cette direction, et nous devrions réunir tous nos efforts à étudier la maladie, plutôt que de perdre notre temps à courir après des apparences de faits qui doivent servir à étayer des théories.

« Je suis disposé à croire, dit Savory, que dans quelques cas l'emploi de sels alcalins, tels que le bicarbonate de potasse, a pu rendre des services. Je crois qu'il a été prouvé que les alcalins favorisent les transformations et l'élimination des produits de la métamorphose régressive des tissus, et qu'à part une action directe quelconque qu'ils peuvent exercer sur le poison lui-même, je crois qu'ils peuvent nous seconder dans le traitement de la pyohémie. Les alcalis simples doivent plutôt déprimer que les bicarbonates. Je me suis servi d'habitude du bicarbonate de potasse, concurremment avec le carbonate d'ammoniaque. »

Quelques auteurs ont proposé l'usage à fortes doses de quinine et d'arsenic, à cause de l'analogie frappante de la fièvre suppurative et de la fièvre intermittente. Velpeau conseille l'usage du sulfate de quinine lorsque les inter-mittences sont bien marquées et qu'il n'y a pas de troubles gastriques. Marjolin et Blandin disent, avec la quinine, avoir fait disparaître la périodicité de la maladie (1). On remarquera que dans quelques-unes des observations que j'ai rapportées, la quinine a été sans effet sur la fièvre, et n'agit que comme tonique (2).

(1) *Journal hebdomadaire*, t. II, p. 699.
(2) M. Woillez a donné 0,50 centigr. d'acide tannique par jour dans deux cas de fièvre puerpérale, où il y avait des abcès secondaires sous-

Paget dit que l'influence de la potasse dans la pyohémie « mérite d'être étudiée, » et il cite un cas dans lequel elle a paru avoir eu une influence directe dans la
guérison de cette affection.

III. *Traitement chirurgical de la fièvre suppurative.* —
Le traitement de la fièvre suppurative par des moyens
chirurgicaux a été de même très-varié. Afin de se débarrasser de la membrane pyogénique, siége de la reproduc-
tion du pus et du renouvellement de l'agent morbifique,
Bonnet préconise l'application du cautère actuel sur la
surface du moignon ou de la plaie en suppuration. Dans
ce même but, Sédillot regarde les caustiques comme tout
aussi efficaces et comme préférables, à cause de leur action
plus lente. Sédillot, cependant, recommande l'usage du
cautère actuel, dans le but d'oblitérer les veines et de mo-
difier la surface d'une plaie atonique et fétide. De plus,
il croit que l'ablation des parties en suppuration est très-
efficace. Quant à ces façons d'agir, il suffira de dire
qu'elles portent sur l'effet plutôt que sur la cause, et sont
peu utiles.

Après l'application d'un caustique ou l'usage du fer
rouge, une plaie gangréneuse pourra offrir une amélioration passagère. Mais cette irritation locale temporaire produit une réaction plus vive dans ces parties et
une augmentation dans la quantité de la suppuration ;
et l'économie étant déjà détériorée, ce processus inflam-

---

cutanés multiples, surtout dans le voisinage des articulations. La quinine dans ces cas paraît « plutôt aggraver les symptômes qu'elle ne les
améliore. »

M. Batailhé « traite les cas de pyohémie par des pansements à l'alcool, de façon à empêcher la putréfaction de la suppuration et à fer-
mer les orifices béants des veines et des lymphatiques. » Il recommande
l'usage des injections alcooliques dans la fièvre puerpérale.

matoire partage l'apathie générale, au lieu de prendre un caractère franchement réparateur.

L'idée de se débarrasser de la source du mal par l'amputation est de date plus récente. Cette conduite a surtout été préconisée par M. le professeur Fayrer, de Calcutta, qui dit : « Lorsque le pouls s'accélère et que les frissons apparaissent, lorsque la suppuration commence à prendre un caractère ichoreux et malsain, lorsque l'on trouve l'os dénudé de son périoste, et le canal médullaire rempli de débris d'os mortifiés, ou de pus, je suis convaincu que plus tôt on fera l'amputation dans ou au-dessus de l'articulation qui se trouve plus haut, plus on aura de chances de sauver la vie du malade. Le danger réside dans la temporisation, dans la prolongation de l'expectation jusqu'à ce que la substance toxique dans le sang, ou les embolies capillaires aient amené des changements dans les viscères qui sont les précurseurs sinon la cause de la mort.

« Le vrai moment, dit-il, pour l'amputation (ou l'ablation de l'os malade) dans l'ostéomyélite n'est pas difficile à déterminer, car on devra agir aussitôt que possible après avoir reconnu la lésion de l'os ; et, comme je l'ai dit, le diagnostique se fait en interrogeant les symptômes locaux et généraux, et en faisant pénétrer un stylet dans le canal médullaire de l'os. Si le stylet arrive près de l'extrémité, sur de la moelle saine et saignante, vous pouvez, si les symptômes généraux ne sont pas trop urgents, attendre et voir si la nature ne limitera pas la suppuration et ne détachera pas une rondelle de l'os malade. »

Ce que nous avons dit plus haut à propos des caustiques et du cautère s'applique à plus forte raison à l'amputation. Quand on examine les signes que donne le professeur Fayrer, comme indiquant l'amputation, nous les trouvons des plus incertains. Dès frissons et l'accélération du pouls indiquent un état fébrile qui peut être occasionné par une légère pneumonie, une bronchite ou bien la fièvre suppurative; mais quant à dire quelle est l'affection qui est ainsi annoncée, cela est impossible pour le moment.

D'un autre côté, combien n'est-il pas fréquent de voir pendant toute la durée de la fièvre suppurative la suppuration avoir un excellent aspect ! Le chirurgien est surpris même de voir la rapidité avec laquelle le moignon guérit, pendant que les symptômes généraux indiquent une pyohémie évidente. Il est très-rare de trouver la moelle de l'os « remplie de détritus d'os nécrosé et de pus ; » et même, dans la période la plus avancée de la fièvre suppurative, la moelle saigne et paraît très-vivace. Si l'on enlève le membre, on enlève l'affection locale, mais le malade est plus mal hypothéqué qu'avant. L'économie est obligée de subir une seconde fois une rude épreuve, et est forcée de recommencer son travail réparateur pénible. L'affection est générale et non locale.

Résumé. — L'expérience nous apprend, comme pour la plupart des autres maladies, que, pour la fièvre suppurative, la prévention est plus efficace que la guérison. Le malade doit être préparé avec soin pour l'opération, ou pour l'accouchement, par l'emploi des moyens que nous savons rendre service, en améliorant l'état général de l'économie. Il faut surveiller les fonctions digestives. Si l'appétit est altéré, il faudrait prescrire des toniques, comme la quinine, ou mieux le citrate de fer et de quinine; s'il y a de la dyspepsie, des médicaments comme le bismuth, le bicarbonate de soude, une solution faible d'acide cyanhydrique, rendront des services : si les fonctions du foie sont languissantes, de la podophylline ou quelques petites doses de calomel seront utiles ; s'il y a de la constipation, il faudrait administrer des purgatifs, tels que des pillules composées avec de la rhubarbe, ou bien du citrate de magnésie. Il est de la première importance, de plus, avant d'entreprendre une opération, telle que la résection d'une articulation, ou l'ablation d'une tumeur. de faire un examen soigneux de la poitrine et des urines ; et on doit se préoccuper des antécédents du patient, à l'égard des maladies qu'il a pu faire antérieurement. Ces connaissances guideront le chirurgien ensuite dans ses soins après l'opération. Il est probable que, si un organe a été le siége d'une maladie antérieure, cet organe sera le plus prédisposé à subir les atteintes d'une affection secondaire à l'opération. Un autre point auquel on ne fait pas suffisamment attention, surtout parmi les malades des hôpitaux, c'est que le système nerveux doit être mis en état, autant que possible, de résister à l'épreuve à laquelle il va être soumis, et il faut éloigner tout ce qui pourrait être préjudiciable au moral.

Si l'affection pour laquelle on opère, occasionne de la douleur, ou bien si ce sont des douleurs sympathiques de l'état puerpéral, il faudrait administrer des opiacés intus et extra. L'alimentation du malade est loin d'être indifférente, dans la prophylaxie de cette affection. Le malade devra être habitué au régime de l'hôpital et ne prendre qu'une nourriture simple. On ne devrait pas donner des stimulants, à moins qu'ils ne soient absolument nécessaires pour soutenir l'état général ; car, si on ne les donne pas à ce moment, ils rendront plus de services à une période plus avancée.

De l'exercice au grand air est très-avantageux et ne doit pas être négligé. Quant aux plaies, le traitement prophylactique consiste dans des soins minutieux de propreté. Les pansements doivent, non-seulement être renouvelés deux fois par jour au moins, si la suppuration est très-abondante, mais encore on se trouvera bien de laver la plaie avec de l'eau tiède contenant de la liqueur de Condy, et de panser avec des cataplasmes de charbon, surtout si la plaie a un aspect gangréneux. Après l'opération ou l'accouchement, on devra avoir encore plus égard à ces préceptes.

Lorsque la fièvre suppurative est survenue, notre planche de salut c'est l'emploi, de bonne heure, des toniques, des stimulants, d'une alimentation nourrissante et de digestion facile, en y adjoignant des opiacés. Parmi les exemples que j'ai rapportés, de la quinine, du perchlorure de fer à hautes doses, furent prescrits dans quelques cas ; tandis que dans d'autres le traitement a consisté dans l'emploi des moyens propres à alléger certains symptômes. Ni l'une ni l'autre de ces méthodes ne pourrait être préférée comme ayant été efficace. Sans doute, les toniques ont servi à améliorer l'appétit du malade, de façon à le soutenir et éloigner l'issue fatale ; mais la maladie a continué sa marche sans interruption apparente. Les toniques devront donc être administrés dans le même but que dans les autres états typhoïdes.

Il y a divergence d'opinions quant à l'usage des stimulants dans les fièvres en général. Sans vouloir discuter toute cette question, je suis amené par mon expérience propre à considérer l'administration libérale de stimulants dans la fièvre suppurative, comme de première importance.

Le carbonate d'ammoniaque a souvent amélioré l'état du

malade d'une façon magique. La plupart des exemples de
guérison de pyohémie nettement établie ont été attribués à
l'usage de vin et d'autres stimulants en abondance. Dans
les cas légers, où l'état adynamique n'est pas très-marqué,
et chez les jeunes malades, il faut administrer les vins et
autres spiritueux avec modération.

Mais lorsque, chez un adulte, il y a une suppuration
excessive ; lorsqu'il a la teinte pyohémique caractéristique,
l'odeur particulière de foin de l'haleine, la respiration difficile, gênée, et une toux sèche ; lorsqu'il a des sueurs
profuses et des frissons, il ne faut pas hésiter de donner
les stimulants largement. Le cognac est conseillé en général comme la meilleure forme des spiritueux, mais le
whisky est à peu près aussi bon. Parmi les vins, les meilleurs
sont les vins de Xérès, de Champagne et le bon porto.
Le champagne a quelquefois un pouvoir merveilleux à
ranimer des malades, dans l'état typhoïde ; et il peut être
conservé dans l'estomac même quand cet organe est très-
irrité. Il y a peu de chose à dire relativement au genre et
à la forme de la nourriture. La plupart des chirurgiens
d'aujourd'hui se sont plus ou moins occupés de cette question, et chacun a son genre favori de nourriture. Cependant il y a une chose dont il faut tenir compte ; c'est de
varier autant que possible, quant à l'espèce de viande et
à son mode de préparation. De plus, on doit donner la
nourriture à des intervalles réguliers et non pas à toute
heure de la journée. Lorsque la bouche est desséchée, la
peau chaude et sèche, et l'estomac très-irrité, il n'y a rien
qui fasse autant de plaisir au malade que la glace. Ce qu'il
y a de mieux après la glace, ce sont les boissons acidulées
effervescentes. Les raisins et d'autres fruits succulents
sont très-goûtés par les malades.

Règle générale : les aliments nutritifs, dans les cas où le malade vomit, sont mieux conservés sous forme liquide, tels que bouillons consommés, ou extraits liquides de viandes.

Enfin, parmi les médicaments se trouvent les opiacés. Il est très-important que les malades atteints de fièvre suppurative dorment bien. Le sommeil n'est pas empêché par la douleur, comme dans d'autres maladies ; mais ils sont agités ; il est donc mieux dans ces cas d'administrer les opiacés par petites quantités et fréquemment.

Quant au traitement local de la fièvre suppurative, notre but principal doit être de maintenir de la propreté. L'amputation, les caustiques, le cautère actuel, tout échoue quand il s'agit de juguler cette maladie. Et cependant on peut rendre de grands services en veillant à ce que la plaie soit maintenue propre ; on y arrive en donnant une issue facile au pus : par l'usage des lotions et des cataplasmes désinfectants, ainsi que par le repos qui modère la suppuration et son absorption. Si la plaie est atonique, il faudrait la toucher légèrement avec des caustiques. Si elle est gangréneuse ou fétide, on emploiera des cataplasmes de charbon ou d'autres substances antiputrides. Dans tous les cas, les plaies doivent être lavées et pansées avec de l'eau tiède contenant de la liqueur de Condy. De temps en temps on pourra varier les lotions.

Les articulations douloureuses, ou des douleurs circonscrites, réclament l'application de fomentations opiacées.

Lorsque la fièvre suppurative succède à des lésions de l'oreille interne, elle est due généralement à la rétention du pus dans les cellules mastoïdiennes, et de sa migration vers les sinus latéraux et le cerveau, au lieu de s'écouler par l'oreille externe. « Dans ces cas, dit Toynbee, si d'une façon quelconque la membrane du tympan avait subi une perte de substance suffisante, au début de la maladie, pour permettre le libre écoulement du pus des cellules mastoïdiennes, l'os serait resté indemne (1), » et la fièvre suppurative aurait été probablement évitée.

« Il n'y a pas de garanties, dit Callander, contre une rechute, ni même contre le retour, après un intervalle plus ou moins long, d'une affection semblable ou analogue, si ce n'est dans les soins minutieux ultérieurs. »

Par conséquent, pendant la convalescence de la fièvre suppurative, les préceptes que nous avons donnés plus haut ne doivent pas être négligés.

On doit persister dans l'usage des toniques et des stimulants, maintenir le repos, et surveiller le malade avec autant de sollicitude pendant sa longue convalescence et jusqu'à ce qu'il ait repris toutes ses forces, que pendant le plus fort de l'infection générale.

(1) Toynbee, 1860, p. 321.

CHAPITRE VII

Les descriptions les plus détaillées que nous avons des lésions anatomiques de cette maladie nous sont données par Velpeau, Castelnau et Ducrest, Sédillot, Lee, Callander et Virchow. Du reste, les auteurs ont plus étudié jusqu'ici l'anatomie pathologique que la symptomatologie de la fièvre suppurative. Le meilleur moyen d'examiner les éléments considérables que nous avons sur ce point, est de les ranger sous deux chefs : (A) les lésions anatomiques trouvées après la mort dans les organes et tissus de malades ayant succombé à la fièvre suppurative, y compris les altérations des plaies ou des moignons ; (B) les altérations pathologiques subies par les liquides de l'économie dans cette maladie. Dans la fièvre suppurative (de même que dans d'autres fièvres), le principe toxique — *materies morbi* — parfois amène la mort avant que les altérations locales aient pu se manifester. On n'a pas démontré de rapport défini entre les altérations locales et les symptômes, c'est-à-dire que des lésions considérables se rencontrent dans des cas relativement de peu de durée ; tandis que dans d'autres cas on peut voir la maladie traîner pendant des semaines ou des mois, et ne trouver à l'autopsie que des abcès viscéraux secondaires indiquant une période de début. De plus, on peut trouver des lésions organiques très-étendues dans des viscères qui, d'après les symptômes constatés pendant la vie, étaient regardés comme sains, et *vice versâ*.

A. — *Lésions anatomiques trouvées après la mort dans les organes et les tissus.*

I. *Altérations pathologiques du côté du système nerveux*. — Les affections secondaires du cerveau, de la moelle épinière, ou de leurs enveloppes, ne sont pas aussi fréquentes que celles des autres organes. Elles n'ont été, en conséquence, décrites jusqu'à présent que très-imparfaitement. Même dans les cas où il existait des symptômes nerveux très-graves, les lésions trouvées à l'autopsie sont souvent très-légères. Ayant vu un cas d'érysipèle rapidement mortel, où les membranes principalement étaient enflammées, j'en conclus que ces altérations pathologiques étaient probablement les mêmes que celles qui existent dans la période peu avancée de la fièvre suppurative.

Le malade était un garçon qui, ayant une plaie au front provenant d'un coup de pierre, est mort d'un érysipèle qui est venu compliquer cette plaie. Les lésions trouvées à l'autopsie étaient les suivantes : Les veines de la dure-mère et des sinus étaient gorgées de sang ; la séreuse était adhérente à la calotte crânienne, et à sa surface se trouvaient des couches récentes de lymphe plastique. En général, les extravasations sanguines ont lieu sur la surface de l'encéphale, et sont pour la plupart circonscrites. Chez ce garçon, entre la dure-mère et l'os du côté droit, il y avait du pus, de même que dans la cavité sous-arachnoïdienne du même côté. Les vaisseaux de l'arachnoïde, ainsi que ceux de la pie-mère, étaient

PLANCHE V.

Elle représente la base du cervelet et les parties environnantes du malade J. B.
(observ. XII, chap. III). Tout le cervelet était très-friable. On voit que l'abcès
a détruit une grande partie du lobe droit du cervelet, les circonvolutions qui
restent sont disséquées par la suppuration. Le contenu de la cavité de l'abcès
se compose d'un pus mal lié, verdâtre, avec des détritus de substance nerveuse.

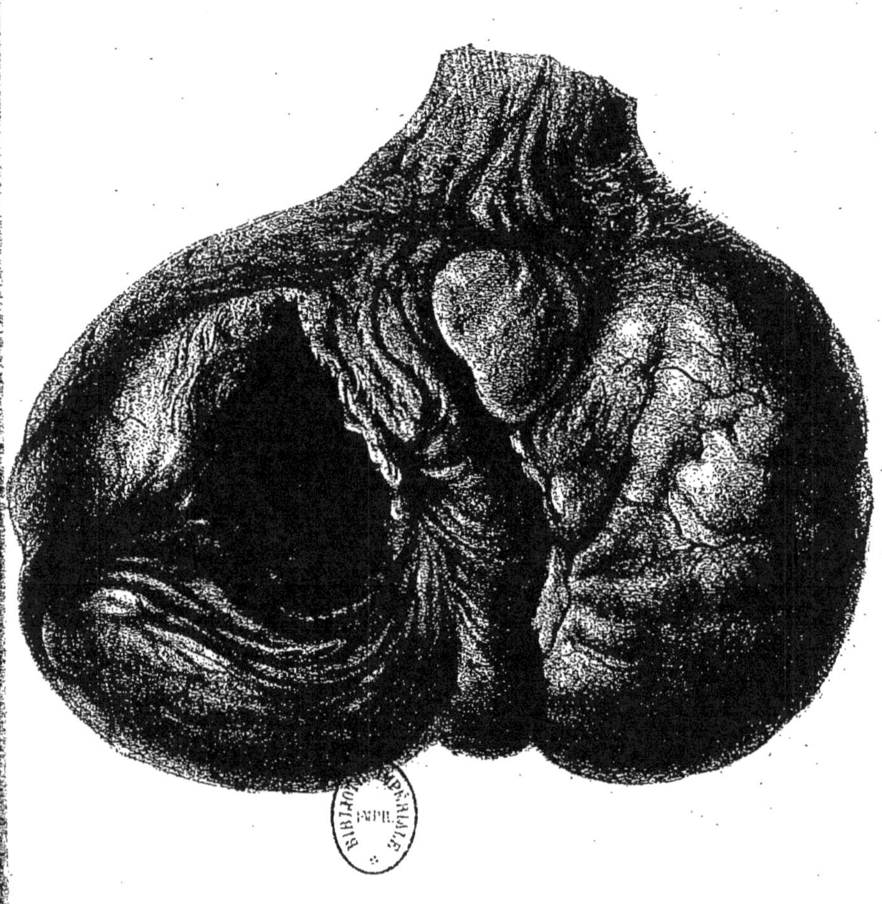

T. V.
W. West Chromo lith.

distendus par le sang. Le liquide ventriculaire avait
diminué. La quantité du liquide ventriculaire et sous-
arachnoïdien est quelquefois augmentée (comme dans
l'observation VI). Les vaisseaux du cerveau et des membranes du côté gauche (chez le garçon en question)
étaient remplis de sang ; mais il n'y avait pas de lymphe
plastique ni de pus de ce côté. La pulpe cérébrale de
l'hémisphère droit était un peu ramollie, mais paraissait
saine d'ailleurs. Quelquefois la substance cérébrale est
congestionnée et œdémateuse (comme dans l'observation VI).

Donc la congestion, l'extravasation sanguine ou du
pus en masse, sont les altérations pathologiques initiales
que l'on trouve après la mort par fièvre suppurative.
D'autres fois, cependant, les produits inflammatoires sont
circonscrits sous forme d'abcès, comme ceux que l'on
trouve en si grande abondance dans les autres viscères.
Commençant comme des points rouges de congestion,
ils prennent une couleur jaunâtre, et sont mous comme
dans les points que l'on appelle « d'embolies » du cerveau ; du pus se forme ensuite dans l'intérieur de ces
points, et va constituer de véritables abcès, qui varient
du volume d'un pois à celui d'un œuf de poule. Le
tissu cérébral est détruit en partie par la suppuration,
mais du pus glaireux jaune-verdâtre se creuse en même
temps un chemin au milieu des circonvolutions, disséquant les différentes couches, jusqu'à ce que la substance nerveuse flotte en lambeaux dans la cavité ainsi
formée (voir planche V).

Dans ces cas, toute la pulpe cérébrale est tellement
ramollie que l'on ne peut pas la manier. Il n'est pas rare
de trouver les plexus choroïdes vides de sang (Obs. VI).

H. Lee décrit ainsi les altérations pathologiques que l'on trouve dans le crâne après la mort par pyohémie :

« Le cerveau et les membranes présentent souvent des lésions chez les malades qui succombent à l'inflammation secondaire; ces lésions, pour la plupart, peuvent être tout à fait indépendantes des effets particuliers de la maladie ; mais, dans quelques cas, il paraît probable qu'elles n'en sont pas complétement indépendantes. Dans une des observations que nous rapportons, le pont de Varole et la moelle allongée avaient une couleur rosée due à la congestion : dans ce cas, l'économie avait été infectée par résorption purulente; dans un autre, il existait une couche de lymphe purulente dans la cavité arachnoïdienne, accompagnée de traces d'inflammation dans le quatrième et dans un des ventricules latéraux (1). »

Ces altérations pathologiques ne sont pas limitées à un endroit spécial du cerveau, elles n'existent pas non plus dans la substance grise plutôt que dans la substance blanche. Dans l'observation XVIII, l'abcès dans la boîte crânienne occupait le voisinage de la veine méningée gauche. « Le nombre des foyers existant en même temps, » dit Bristowe, « varie beaucoup ; quelquefois on n'en trouve pas plus d'un ou deux, d'autres fois ils sont si nombreux qu'on ne trouve pas dans le cerveau un point même du volume d'un marron qui n'en contienne pas (2). »

Les organes des sens n'ont guère besoin d'être examinés. Pendant la vie ils sont rarement le siége de symptômes morbides, et le tracas que donne leur examen après la mort, aussi bien que les résultats peu satisfaisants qu'on en retire, font que ces organes n'ont pas été

(1) Lee, 1850, p. 56.
(2) Bristowe, 1866, p. 196.

étudiés avec autant de soin aux autopsies que les poumons, le foie et les reins. L'œil est l'organe des sens le plus souvent lésé dans la fièvre suppurative. Arnott décrit ainsi cette affection des yeux : « La conjonctive est injectée, il y a de la photophobie et de la contraction de la pupille : à ces signes succèdent rapidement l'opacité de la cornée et un chémosis excessif. L'œil finit·par se perforer, et son contenu s'échappe (1). » Cet organe subit la fonte purulente surtout dans les cas de pyohémie puerpérale.

Si l'œil est rarement examiné pour les raisons que nous venons de signaler, il en est de même à plus forte raison de l'oreille. Le temps et l'ennui qu'exige l'examen de l'oreille, ainsi que l'absence en général pendant la vie de symptômes qui appelleraient l'attention vers cet organe, expliquent le peu de renseignements que nous avons jusqu'à présent sur les altérations de l'oreille dans la fièvre suppurative.

M. Toynbee cite plusieurs cas « d'infection purulente » succédant à la suppuration de l'oreille. « Dans les maladies des cellules mastoïdiennes, » dit-il, « la mort arrive de deux façons : 1° par infection purulente, suite de l'introduction du pus dans la circulation par le sinus latéral ; 2° par propagation de l'inflammation au cervelet ou à ses membranes. » Il fait remarquer de plus, que « l'on n'a pas rencontré de cas d'infection purulente, lorsque la lésion siége dans la caisse du tympan (2). »

Abercromby (3) et Watson (4) ont publié des observa-

----

(1) Arnott, p. 121.
(2) Toynbee, 1860, p. 313.
(3) Abercromby, 1828, pp. 33 et suivantes.
(4) Watson, 1848, vol. II, p. 324.

tions semblables, de même que Bruce (1), Wilde (2) et Gull (3). L'observation suivante, qui m'a été communiquée par mon ami le Dr Rawdon, de Liverpool, et qui était faite pendant que je rédigeais ce travail, nous fournit un bel exemple de cette source de fièvre suppurative.

Le nommé J. A., âgé de onze ans, fut reçu à l'infirmerie « pour une suppuration de l'oreille. » Le père du petit malade raconte que, cinq jours auparavant (le mercredi), il avait remarqué un peu d'écoulement aqueux de l'oreille gauche de l'enfant, mais sans symptômes alarmants. Deux jours plus tard on s'aperçut que l'enfant était « souffrant. » Il avait un peu de fièvre, la peau était chaude et sèche, et il vomissait un peu. Le médecin appelé diagnostiqua une fièvre scarlatine. Le cinquième jour de sa maladie, jour où il entra à l'hôpital, l'enfant eut un frisson. Il n'y avait pas de tuméfaction ni de rougeur au niveau de l'oreille ; il n'y éprouvait que peu de douleur, et l'écoulement aqueux continuait. Il était tourmenté par de l'insomnie et par de la céphalalgie frontale. Le lendemain (lundi) il eut un autre frisson ; les téguments et les conjonctives prirent la teinte pyohémique caractéristique ; le pouls était rapide, la langue fendillée. Les autres symptômes restèrent à peu près les mêmes. Il y eut peu de choses à noter pendant la semaine suivante, sauf que l'enfant s'affaiblissait. Le treizième jour de sa maladie (le samedi), on remarqua un peu de rougeur derrière l'oreille et s'étendant en bas sur le cou. On pratiqua dans ce point une incision qui soulagea le

(1) Bruce, *Medical Times and Gazette.*
(2) Wilde, 1853, pp. 429 et suivantes.
(3) Gull, *Guy's Hospital Reports*, 1857, sér. III, vol. III.

malade, mais qui ne donna pas issue à du pus. La couleur jaune terreuse de la peau était bien marquée, l'insomnie avait augmenté. Il y avait 40 inspirations par minute. A l'examen des urines, on ne trouva pas d'albumine, pas plus qu'à aucun autre moment pendant le cours de sa maladie. A partir de ce jour l'état typhoïde se prononça de plus en plus. Le malade divaguait un peu, mais n'avait pas de délire véritable. Il avait sa connaissance au point de pouvoir reconnaître ses parents jusque dans ses dernières heures ; il finit enfin par devenir insensible. Il succomba le mercredi. L'absence de convulsions. ou d'autres phénomènes nerveux était un point remarquable dans ce malade.

Autopsie. — A l'examen de la cavité crânienne, on ne trouva rien jusqu'à ce qu'on se fût approché du sinus latérale gauche. Là, la dure-mère se décollait facilement de l'os, et même, à l'endroit correspondant à l'os malade, elle paraissait en être déjà séparée. Au point où le sinus latéral gauche se recourbe pour aller rejoindre la veine jugulaire interne, et jusqu'au point de réunion des deux veines (c'est-à-dire derrière la portion pétreuse de l'os temporal), le sinus latéral était distendu par un caillot fibrineux dur ; les parois du sinus correspondant à l'os malade étaient sphacélées, et le vaisseau contenait à ce point un détritus jaune-verdâtre (voir planche XII). Les osselets de l'ouïe avaient disparu, et toutes les cavités de l'oreille étaient remplies par une substance grumeleuse. Le canal semi-circulaire supérieur s'ouvrait dans le conduit auditif par un orifice irrégulier d'une étendue considérable. Les parois des canaux semi-circulaires étaient rugueuses (cariées), et leur diamètre était augmenté. Sauf en un point, à leur angle inférieur, les cellules mastoïdiennes paraissaient normales, quoique l'os eût une couleur anormale ; dans ce point se trouvait une petite cavité carrée remplie de pus verdâtre, de consistance caséeuse. Sur la surface du poumon droit était une couche de lymphe plastique récente. Dans les deux poumons se trouvaient des abcès secondaires à la période de début. Il y avait encore des points d'hépatisation circonscrits, surtout dans les lobes supérieurs des deux poumons ; c'était dans ces points que se trouvaient les abcès secondaires. Dans le poumon droit on trouva de plus la cavité affaissée d'un abcès secondaire, qui semblait s'être ouvert dans la cavité pleurale, causant probablement ainsi la pleurésie concomitante.

Cette observation confirme la remarque de Toynbee que « l'affection marche d'une façon insidieuse des cellules mastoïdiennes vers le cervelet et le sinus latéral, et démontre que le sinus peut s'enflammer, qu'on peut voir se développer dans son intérieur du pus, puis des abcès secondaires se produire, sans qu'il y ait de la carie de l'os qui forme le sinus latéral (1). »

Le canal rachidien est rarement examiné, et présente rarement des lésions pathologiques caractéristiques. Dans l'observation II, chapitre II, la moelle épinière était saine, mais les veines intrarachidiennes étaient très-engorgées. Parmi les vingt cas que j'ai rapportés, on fit l'autopsie dans treize. Sur ces treize cas, on examina l'encéphale dans six. Dans un seul de ces six cas, l'encéphale était sain.

II. *Lésions anatomiques de la cavité thoracique.* — Le péricarde est rarement recouvert par de la lymphe plastique, comme cela se voit pour les plèvres. Quelquefois la cavité

____

(1) Toynbee, 1860, p. 320.

du péricarde contient un peu de sérosité teintée de sang (comme dans les observations VI et XII). Le cœur lui-même contient parfois des abcès secondaires en voie de formation. Il n'est pas rare de trouver les parois flasques ; mais ce ramollissement se rapporte à ce que Laennec a le premier décrit, comme se rencontrant dans la fièvre idiopathique (c'est-à-dire le typhus), lorsque les symptômes adynamiques sont très-marqués. Les cavités du cœur contiennent en général du sang imparfaitement coagulé. Le tissu musculaire du cœur, d'après Bristowe, « ou bien est infiltré de quelque produit inflammatoire, ou bien contient une cavité purulente ; les fibres musculaires ont perdu leurs stries, et sont remplies de globules graisseux (1). »

Les plèvres sont généralement enflammées dans cette affection, de même que le tissu pulmonaire. Les plèvres pariétales et viscérales sont quelquefois très-fortement réunies, et même d'une façon inséparable l'une à l'autre, par d'anciennes adhérences. Mais le plus souvent cependant elles sont réunies par de la lymphe récente qui les recouvre sur une étendue plus ou moins considérable, et elles se décollent facilement. Parfois les deux côtés de la poitrine, mais généralement un seul, sont le siége de cette inflammation. Les cavités pleurales, ordinairement, contiennent un liquide opaque, boueux, séro-purulent, mélangé à du sang, et contenant des flocons fibrineux. Il est probable que cet épanchement de lymphe sur la surface des poumons et les adhérences des deux plèvres empêchent l'ouverture des abcès secondaires dans la cavité pleurale, ce qui a rarement lieu.

La muqueuse des bronches présente une couleur ro-

(1) Bristowe, 1866, p. 193.

PLANCHE VI.

Poumon très-congestionné et contenant de nombreux abcès secondaires. Le poumon provient du malade J. H. (Observ. XVI, chap. III). On voit des abcès d'étendue variable, entourés par une zone de vaisseaux congestionnés, nettement délimités et s'arrêtant brusquement au niveau des tissus sains. Les abcès à la période de début sont représentés par des points blanc-bleuâtre (comme des tubercules miliaires), tandis que les abcès bien développés présentent un centre blanc-jaunâtre.

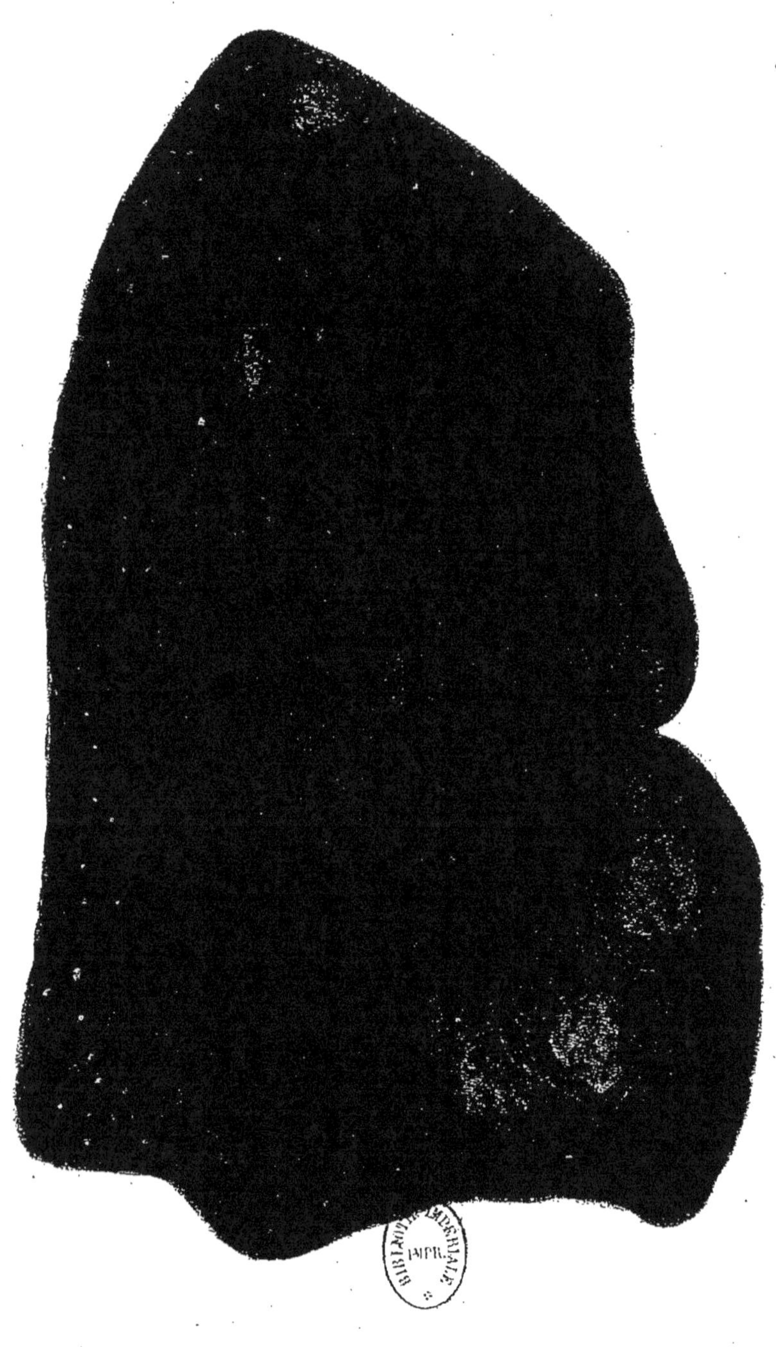

P.M.Braidwood del.   W.West Chromo lith^r

sée, sa sécrétion est blanche, spumeuse et abondante. On retrouve ces mêmes caractères dans les petites bronches.

Le tissu pulmonaire est le siége le plus fréquent des abcès secondaires. C'est ici que nous retrouverons toutes les particularités de la formation de ces abcès, et les altérations pathologiques que l'on remarque dans ce tissu ont été, par conséquent, examinées par les premiers observateurs. La première altération qui survient dans un ou dans les deux poumons, est généralement décrite comme étant de la pneumonie. Les capillaires des poumons se congestionnent, s'engorgent, amenant ce que l'on appelle la « solidification » du tissu pulmonaire. Les petits vaisseaux, dans leurs efforts pour résister à cet afflux sanguin, peuvent produire des ecchymoses ou des extravasations, sous la membrane qui tapisse les vésicules aériennes ; mais ces petites congestions capillaires apparaissent généralement comme des points rouges parsemés sur la surface du poumon ; ces points peu à peu présentent au centre une coloration blanc-jaunâtre, ou blanc-bleuâtre. Tandis qu'une partie du poumon, généralement la moitié inférieure, est ainsi hépatisée, solide, et d'une couleur verdâtre foncée (voir planche VI), le reste du poumon est emphysémateux, et plus ou moins œdématié (voir planche VII). La section de la première portion présente le même aspect que chez les malades atteints de pneumonie. Que les abcès se développent à la suite de ces points de congestion dont nous venons de parler, par la destruction de quelque caillot de thrombose dans leur centre, ou bien que le pus se forme dans la sérosité qui transsude des parois des capillaires engorgés, cela ne peut pas facilement se déterminer, et la question est encore en litige.

Ces abcès secondaires varient du volume d'un grain de

chènevis à celui d'un œuf de poule. Ils ont quelquefois une consistance ferme, concrète; mais généralement ils contiennent du pus, ou de la sérosité avec des masses caséeuses, ou de la lymphe et des lambeaux du tissu de l'organe qui flottent dedans.

Les petits points congestifs se ressemblent tous quant à la forme et au volume, et correspondent à des lobules pulmonaires. Au début, d'une couleur rouge vive, ces abcès, lorsque le sang a séjourné pendant quelque temps dans le lobule, prennent une teinte brun clair, puis blanc-bleuâtre, puis jaune, et enfin une apparence jaune clair brillant, avec saillie au centre contenant évidemment du pus. En un mot, ils passent par les mêmes phases que les caillots dans les autres tissus. Ils se ramollissent graduellement et deviennent liquides au centre, et tout autour d'eux est une zone congestive. Ils renferment des granulations graisseuses, des détritus amorphes, des globules du sang en voie de transformation, et des globules de pus plus ou moins bien formés. Quoique ce processus soit, en général, limité d'abord à un lobule, peu à peu il s'étend aux lobules avoisinants; et enfin il se forme soit des abcès de consistance assez ferme, du volume de noisettes, soit des cavités. Nous avons un bel exemple de ce dernier résultat dans l'observation I, chap. II, où il y avait au centre de la moitié postérieure du lobe inférieur du poumon gauche, deux excavations distinctes, tapissées par une membrane très-friable, caséeuse et contenant des portions détruites de tissu pulmonaire, et du pus très-fétide, entremêlé à du sang coagulé. Ces vomiques avaient le volume l'une d'un œuf de poule, l'autre d'un œuf de pigeon. Une mince cloison de tissu pulmonaire qui semblait sphacélé séparait la plus grande de la cavité pleurale; ces cavités, sur leur face profonde, étaient entourées de tissu pulmonaire hépatisé.

Le pus que contiennent ces abcès varie beaucoup de composition, depuis le pus sanieux, verdâtre, d'une odeur fétide, jusqu'au pus jaune bien lié avec l'odeur de pus de bon aloi. Il contient de la lymphe, ou bien du tissu désorganisé, soit d'une consistance assez ferme, soit diffluent. « D'autres fois tous ces abcès ont le caractère de tubercules ramollis. » D'ailleurs, plus ces abcès se forment rapidement, plus le pus est de bonne nature. Dans les cas chroniques, leur contenu devient épaissi, et acquiert une consistance ferme, caséeuse; ou bien ils peuvent subir d'autres transformations.

Callander dit que le poumon gauche est plus souvent lésé que le droit; tandis que Savory maintient l'avis contraire. Parmi les treize autopsies que j'ai rapportées ailleurs, il y avait des abcès secondaires dans le poumon gauche deux fois, et une fois dans le poumon droit ; sept fois il en existait des deux côtés, et dans deux cas (XII et XIV) les poumons étaient malades, mais ne contenaient pas de dépôts purulents; enfin, dans un cas on n'examina pas le thorax. Ces abcès secondaires peuvent siéger à la superficie, ou bien se trouver profondément placés dans le tissu pulmonaire. On les rencontre le plus souvent dans le lobe inférieur. Dance appela l'attention sur ce fait comme distinguant les abcès des tubercules.

Ces altérations pathologiques, que l'on trouve dans les poumons après la mort, ont été diversement décrites par les auteurs, et leurs descriptions se ressentent du point de vue auquel ils les ont considérées. Velpeau (1), par exemple,

(1) Velpeau, *Leçons orales de clinique chirurgicale.* Paris, 1841, tome III, p. 11.

compare les abcès secondaires des poumons aux tumeurs encéphaloïdes ou tuberculeuses. « Le plus souvent, dit-il, on trouve au centre de chaque masse du pus fluide et bien lié ; d'autres fois, ce liquide est bleuâtre et ressemble à de la sérosité dans laquelle nagent quelques grumeaux caséeux ; dans presque tous, la matière devient de moins en moins fluide à mesure que l'on s'approche de la circonférence, où elle est en général tout à fait concrète ; là on la voit assez souvent se combiner insensiblement, mais d'une manière intime, avec le tissu organique qui, à quelques lignes au delà, reprend tout à coup les attributs de l'état sain. Seulement les couches les plus rapprochées de l'abcès sont ordinairement imbibées d'une grande quantité de sang noir et de sérosité. Quelques-uns de ces foyers sont aussi, mais plus rarement, sous forme de masse concrète, même dans leur centre, et ressemblent alors, jusqu'à un certain point, à des tubercules qui commencent à se ramollir. »

« Les globules du pus, dit Sédillot, sont arrêtés dans le tissu pulmonaire, ils s'y accumulent et doivent être éliminés comme des corps étrangers. Ces globules causent des ecchymoses en arrêtant la circulation, et de l'emphysème en gênant le passage de l'air. Si ces corps étrangers ne sont pas éliminés, de simples petits points ecchymotiques, les tissus deviennent de plus en plus hépatisés, et l'abcès qui s'y trouve augmente de volume. Et, de même que la suppuration est le trait caractéristique de la pyohémie, de même la gangrène est celui de l'infection putride. » H. Lee, qui soutient l'opinion de l'origine phlébitique de la pyohémie, décrit ainsi les lésions pathologiques qui se trouvent dans les poumons :

« Ce que l'on voit tout d'abord, c'est la congestion ou

la dilatation d'une ou plusieurs petites veines. Ensuite
survient une tache qui tranche par sa couleur plus
foncée sur les tissus environnants. Plusieurs de ces
taches apparaîtront probablement en même temps,
et chacune s'entourera bientôt d'une zone de congestion pourprée. Une exsudation de lymphe se fait ensuite, en commençant par le centre de chaque point
malade, et s'étend graduellement vers sa périphérie. Si
la maladie continue, chaque point suppurera, et les
différentes parties se ramolliront dans le même ordre
qu'ils ont suivi pour se solidifier (1). »

Maintenant, que deviennent ces altérations viscérales
occasionnées par la fièvre suppurative? « Les lésions,
dit Savory, peuvent ne pas arriver à la suppuration. Le
processus morbide, après être arrivé à un certain point,
peut rétrograder, et cette tache de congestion, ou ce point
d'un rouge vif, au lieu de marcher vers la suppuration,
après être resté stationnaire un moment, pâlit et disparaît
peu à peu. » Lorsqu'ils deviennent des abcès, ils sont
entourés d'une auréole de substance indurée livide, qui
se continue insensiblement avec les tissus sains. Parfois
lorsque l'action locale du poison paraît avoir été plus intense, ces parties ne suppurent pas, mais meurent, et on
trouve après la mort des plaques de tissu gangrené. Mais
les abcès viscéraux ne guérissent-ils pas, leur contenu
étant résorbé ou éliminé par l'économie? Leurs cavités ne
se cicatrisent-elles pas? Les uns affirment que ces dépôts
purulents, même très-développés, peuvent disparaître
et les ulcérations qu'ils forment bourgeonner. On a supposé, parce que des malades atteints de pyohémie
bien caractérisée ont rejeté pendant leur convalescence

(1) Lee, 1850, pp. 51 et 52.

des lambeaux de tissu pulmonaire et des crachats purulents, que la « vis medicatrix naturæ » employait ces
moyens pour vider les abcès, et se débarrasser de leur
contenu délétère, et qu'après cela survenait un processus
réparateur qui amenait la guérison sans interruption.
D'autres auteurs, avec Callander, soutiennent qu'il n'y
a aucune preuve montrant que la marche de ces abcès
puisse être arrêtée et que la cicatrisation ou la réparation
puisse survenir. « On ne trouve jamais, dit-il, leur contenu épaissi, se desséchant pour ainsi dire et entouré de
tissus froncés ou ratatinés (1). »

Pour élucider cette question il serait nécessaire de suivre des cas d'individus atteints de pyohémie chronique qui,
étant guéris de cette affection, auraient succombé quelques
années plus tard à une autre maladie. Ce genre de recherches est surtout possible aux praticiens qui, en publiant de
pareils cas, rendraient à la science un service considérable.

En un mot les lésions pathologiques caractéristiques
que l'on trouve dans les poumons après la mort par fièvre
suppurative, sont des abcès circonscrits ou des collections
de pus, entourés d'une zone dure de vaisseaux congestionnés. Ces abcès apparaissent comme des points très-déli-
mités de congestion; ils occupent d'abord des lobules
isolés, puis peu à peu englobent les lobules voisins.

Ces points rouges présentent ensuite un centre blanc-
bleuâtre ou jaunâtre, indiquant la formation de pus.

Les poumons sont les organes qui sont le plus souvent
en cause; et ces abcès siégent et à la surface et dans
l'épaisseur de leur substance (voir planche VII).

La surface du poumon malade est généralement recouverte par de la lymphe plastique. Ces altérations mor-

(1) Callander, p. 277.

bides, de plus, souvent ne sont pas accompagnées par des symptômes en rapport avec leur gravité. Nous pouvons ajouter que les grands abcès que l'on rencontre dans les poumons, ainsi que dans les autres viscères, paraissent quelquefois tapissés par une membrane plus ou moins bien organisée.

Velpeau et d'autres citent des faits d'abcès sous-muqueux dans le larynx et les amygdales, ainsi que la présence du pus dans les fosses nasales et les sinus frontaux.

Lésions anatomiques que l'on trouve dans l'abdomen. — Le foie est après les poumons le siége le plus fréquent des abcès secondaires. Ces abcès secondaires du foie, succédant à des plaies de tête, ont été observés par les chirurgiens à une époque très-reculée, bien avant que l'on eût signalé les abcès métastatiques des autres organes, à la suite de la fièvre suppurative. Le foie était plus ou moins malade, dans la moitié des cas que j'ai observés. Dans les uns, il était simplement plus volumineux; dans d'autres, il était en voie de dégénérescence graisseuse; son tissu était généralement mou et friable; et dans un cas (observation III) il avait une teinte vert foncé, qui n'était pas due à de la putréfaction. L'évolution des abcès du foie suit à peu près la même marche que celle que nous avons décrite dans les poumons; seulement dans le foie cette évolution est plus rapide. Elle commence par de la congestion, causée par la distension des radicules lobulaires de la veine porte; de la sérosité s'infiltre dans les tissus environnants, il se dépose de la lymphe qui se ramollit, du pus se forme, et alors l'abcès existe. L'auréole de congestion qui entoure ces abcès est moins bien marquée que celle que l'on voit dans les poumons. Le tissu hépatique se détruit plus facilement

PLANCHE VII.

Poumon provenant du malade H. D. (Obs. VII, chap. III). Le poumon est congestionné et un peu emphysémateux. Il contient plusieurs abcès secondaires, s'étant développés rapidement et d'un volume considérable. Une incision a été pratiquée et nous avons représenté la surface de section avec les abcès qui s'y trouvaient. Toute la surface du poumon était recouverte par de la lymphe plastique, et çà et là on en voit encore dans la planche.

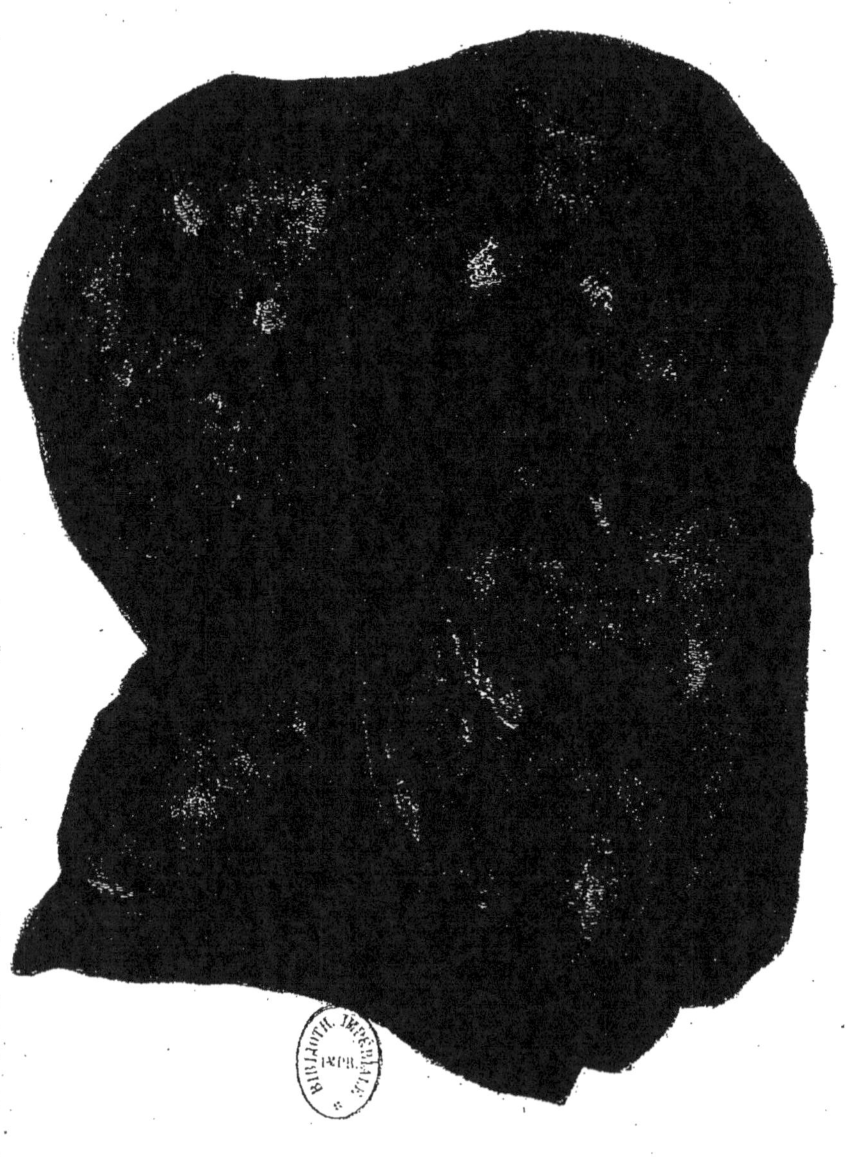

P.M Braidwood del.

W.West Chromo lith.ʳ

que le tissu pulmonaire : d'où il suit que les abcès du foie
sont beaucoup plus considérables que ceux des poumons.
Ces points contiennent, au début, des granulations graisseuses, des détritus amorphes dés cellules hépatiques
en voie de dégénération graisseuse ; mais bientôt ils
contiennent du pus bien lié, ou bien un liquide « grisâtre », « bleuâtre » ou « noirâtre » dans lequel nagent
des flocons de lymphe plastique ou des lambeaux de tissu
hépatique détruit. Ces abcès contiennent quelquefois au
centre un liquide grumeleux, tandis qu'à leur périphérie
le pus est concrété et dur (voir planche VIII). « Parfois,
dit H. Lee, les veines hépatiques volumineuses sont en -
flammées, donnant à l'organe une apparence tachetée,
comme granitée (1). »

Avant que l'abcès soit bien établi, dit Callander, il se présente un aspect très-caractéristique. Un certain nombre de
nodosités dures, d'une couleur jaunâtre, se montrent ; ce
sont les vaisseaux oblitérés de la partie superficielle des
lobules ; autour d'eux se trouve un réseau grisâtre géla-
tiniforme, qui les englobe pour ainsi dire : c'est l'infiltration de lymphe et de sérosité. Même après le ramollissement de la fibrine et la formation du pus, l'abcès
conserve des traces de son origine ; car lorsque l'on enlève le pus par le lavage, il reste une massè de tissu solide
dans lequel on peut encore retrouver la charpente des
lobules. A mesure que les parties environnantes sont envahies, elles subissent les mêmes transformations ; de
façon que dans le même foie on peut voir des tampons
fibrineux, des lobules entourés de lymphe et des abcès de
volumes différents, bordés eux-mêmes par des exsudats,

(1) Lee, 1850, p. 52.

PLANCHE VIII.

Portion de foie, dans laquelle sont implantés des abcès secondaires. On peut voir que la substance hépatique qui les entoure est très-congestionnée, et que les abcès eux-mêmes présentent les mêmes caractères que dans les viscères, c'est-à-dire une couleur jaunâtre au centre et une zone vasculaire à la périphérie.

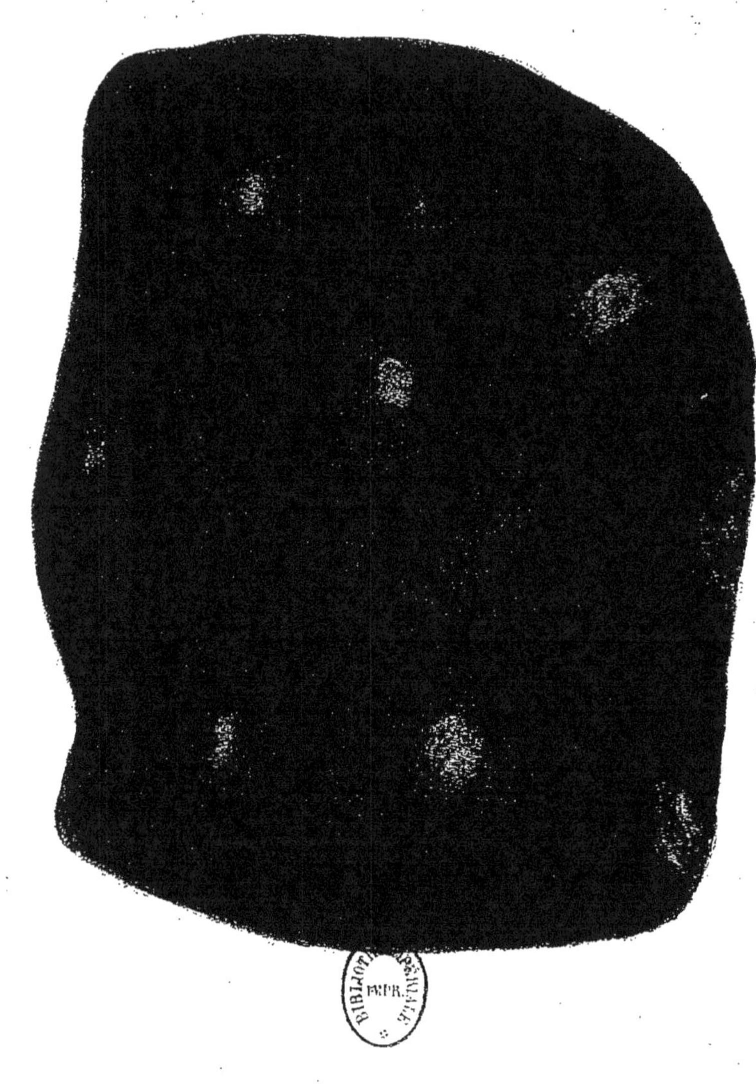

P.M. Braidwood, del.

W. West Chromo lith.

car ils ne sont pas limités par une paroi distincte (1). »
Si cependant l'envahissement s'arrête, une paroi de lymphe organisable se forme, qui quelquefois devient épaisse
et membraneuse.

Quelquefois, comme dans les abcès secondaires du poumon, le contenu des abcès hépatiques s'épaissit et commence à se dessécher ; mais ce processus réparateur va
rarement loin, car il est arrêté généralement en ce point
par la mort de l'individu.

Parfois on trouve ces abcès dans le foie, alors même qu'il
n'y en a pas dans les poumons ni ailleurs. Frerichs affirme que « les voies biliaires sont libres, et ne contiennent habituellement qu'une petite quantité de bile claire ;
l'organe même est le plus souvent anémié et flasque (2). »

Velpeau décrit ainsi les collections purulentes qui se
trouvent dans le foie après la mort par pyohémie : « Les
unes offrent un point comme ramolli et presque liquide
dans leur centre, sont grumeleuses et de plus en plus solides, à mesure qu'on s'éloigne de ce point, de façon
qu'au moment de se confondre avec le tissu hépatique,
auquel elles adhèrent en général assez fortement, leur
substance est assez bien liée pour qu'il soit difficile de
l'écraser sous le doigt. Les autres présentent la même consistance partout, et alors elles sont, ou grumeleuses comme
les premières, c'est-à-dire formées de matière caséeuse,
et constituées de telle sorte, qu'il est facile de reconnaître
que cette substance n'est autre que du pus concret; ou
bien formées de masses plus ou moins régulièrement ar-
rondies, homogènes, plus consistantes, offrant une coupe

____

(1) Callander, p. 278.

(2) Frerichs, *Traité pratique des maladies du foie et des voies biliaires,*
trad. de l'allemand par L. Duménil et J. Pellagot. Paris, 1866, p. 160.

PLANCHE IX.

Rein contenant des abcès secondaires, que l'on voit en même temps par la sur-face de l'organe et en coupe. Sur la surface naturelle on voit le froncement que présentent les reins dans cette affection; on voit aussi les abcès faisant des saillies sur l'organe. Sur la coupe on voit que les abcès paraissent occuper pour la plupart la substance médullaire. Les abcès sont peu volumineux et sont nettement circonscrits. Ce rein provient du malade C. S. (Obs. XIII, chap. III). Les pyramides sont bien marquées et très-congestionnées.

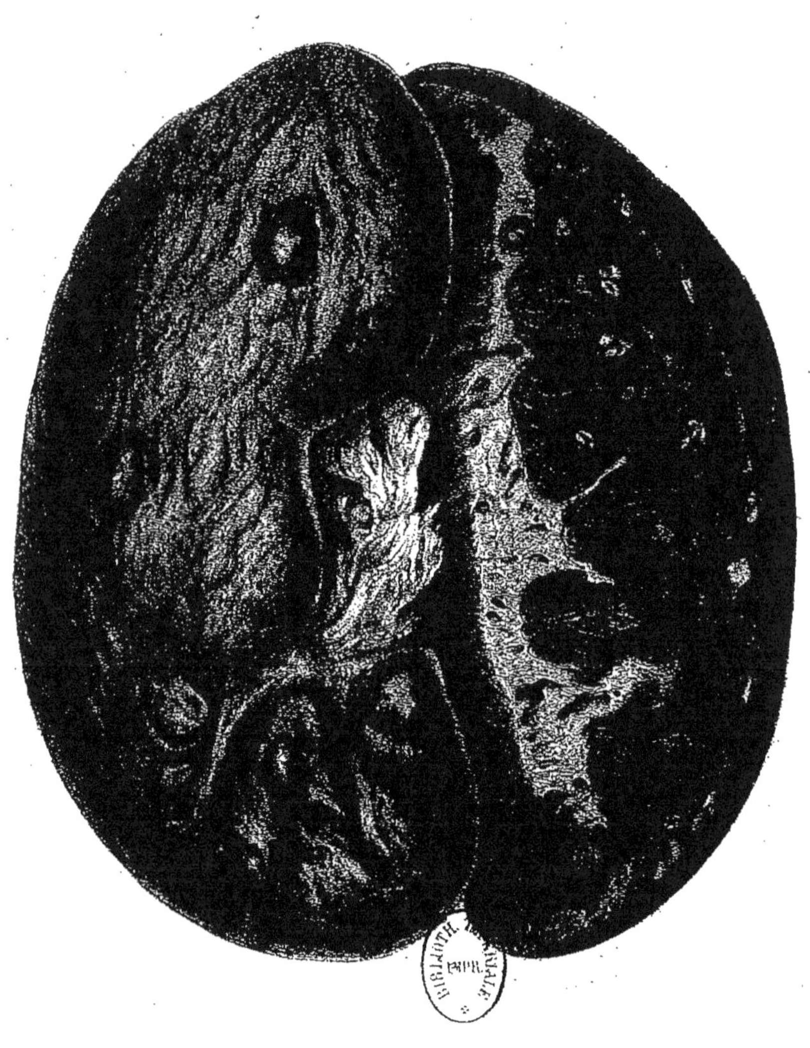

W. West Chromo lith.

régulière, une couleur blanche ou jaunâtre, et souvent une teinte légèrement bleuâtre ou noirâtre, surtout en approchant de leur circonférence. Si l'on coupe une tranche mince de ces derniers, elle est demi-transparente et opaline, en sorte qu'elles réunissent la plupart des caractères du tissu squirrheux. Toutes ces collections sont parfaitement circonscrites, et comme semées çà et là dans le parenchyme de l'organe, qui paraît très-sain d'ailleurs, même dans les points les plus voisins de ces productions pathologiques (1). »

Les reins présentent très-fréquemment des lésions secondaires de la fièvre suppurative. Ils présentent à peu de chose près la même série de lésions anatomiques que celles que nous venons de décrire. Les dépôts purulents des reins sont ou bien très-petits, apparaissant comme des points jaune blanchâtre, au centre d'un point de congestion de l'étendue d'un grain de chènevis ; ou bien ce sont des abcès circonscrits bien prononcés, du volume d'un haricot. Généralement ils présentent une disposition linéaire perpendiculaire à la surface du rein.

La capsule du rein est généralement saine, et se détache facilement de l'organe. La surface du rein, à une période avancée de la maladie, est froncée, d'une couleur rouge violacé , et parsemée de plaques blanc-jaunâtre, entourées chacune par une zone plus ou moins étendue de vaisseaux congestionnés (voir planche IX). A la section, l'organe paraît gonflé, œdémateux, flasque et comme gorgé de sang. Le rein est plus volumineux qu'à l'état normal. Le bassinet est quelquefois très-dilaté, et l'uretère très-épaissi et augmenté de calibre.

Beckman a étudié avec soin les altérations que présen-

____

(1) Velpeau, *Leçons de clinique chirurgicale*. Paris, 1841, t. III, p. 12.

tent les reins dans la fièvre suppurative, et il est arrivé à cette conclusion que les abcès de ce viscère ont leur point de départ dans des embolies des capillaires.

Le siége de ces abcès est variable. Généralement on les trouve dans la substance corticale; ce qui fait supposer que ce sont les glomérules de Malpighi qui sont lésés d'abord, que c'est là, comme pour les lobules pulmonaires et hépatiques, que se passent les premiers phénomènes pathologiques. On trouve cependant parfois ces abcès secondaires dans la substance médullaire du rein. Les phénomènes qui indiquent le début de l'altération rénale, ne peuvent pas se distinguer de ceux que l'on remarque dans cet organe, après la mort par bien d'autres maladies. De plus, les altérations pathologiques que l'on rencontre dans les reins après la mort par fièvre suppurative, ne correspondent pas d'une façon exacte aux symptômes que l'on avait observés pendant la vie. Par exemple, dans l'observation XVI, quoiqu'on ait trouvé des cylindres granuleux, et même des globules de pus, dans l'urine rendue pendant la vie, les reins à l'autopsie « paraissaient sains. » « On trouve quelquefois, dit H. Lee, des dépôts de lymphe plastique dans les reins; mais ces dépôts sont peu étendus, d'une coloration peu marquée, et ressemblent à la lymphe qui se dépose à la suite d'une inflammation simple. Dans les cas où on l'a provoqué expérimentalement l'infection purulente, il n'est pas rare de trouver dans les reins les points enflammés et plus durs qu'à l'état normal; mais si l'on ne connaissait pas l'origine de l'affection, on ne pourrait pas distinguer ces points de ceux qui sont dus à une inflammation des reins par d'autres causes (1). »

(1) Lee, 1850, p. 53.

Bristowe, au contraire, pense que le pus se forme dans ces
cas d'abcès secondaires des reins, « au début au moins,
dans la substance intertubulaire, et que souvent, à une
période peu avancée, les glomérules de Malpighi et les
« tubuli, » dans les endroits altérés, sont tout à fait
sains (1). » Je pense que cette opinion est inexacte. Dans
les cas qu'il m'a été donné d'observer, les abcès secondaires des reins se trouvaient principalement dans la
substance corticale, et existaient au niveau des glomérules
de Malpighi. Je regarde donc comme rare l'altération primitive de la substance intertubulaire dans cette maladie.

Après les reins, c'est la rate qui est le plus souvent le
siége de ces dépôts purulents secondaires. Après la mort
on trouve cet organe plus volumineux qu'à l'état normal,
ramolli et friable, ainsi que cela se voit dans bien des espèces de fièvres. Parmi les observations que j'ai rapportées,
la rate était six fois le siége d'abcès secondaires. Ces abcès
apparaissent tout d'abord comme des points de congestion, rouge vif, ou rouge brun (voir planche X). Ils sont
souvent bien délimités; quelquefois cependant ils ont une
forme irrégulière et une « couleur chocolat » , tandis
que les tissus environnants sont ramollis. Ils se trouvent
généralement dans la portion centrale de l'organe, et la
capsule de la rate est rarement compromise. Dans quelques
cas, ces abcès de la rate présentent des centres, blancs ou
blanc jaunâtre. Bristowe dit : « Ils sont formés généralement par des extravasations sanguines, ou bien par des embolies fibrineuses, qui dans les deux cas sont souvent d'un
volume considérable. Les caillots d'apoplexie ont de la
tendance à se décolorer à leur périphérie et à se détruire,

(1) Bristowe, 1860, p. 195.

PLANCHE X.

Portion de la rate du malade J. H. (Obs. XV, chap. III).

Elle montre bien la période de congestion des abcès secondaires. Près de la circonférence de la portion médullaire de l'organe se trouvent deux plaques d'un rouge brun formées par les vaisseaux engorgés. Tout l'organe est très-vasculaire et friable.

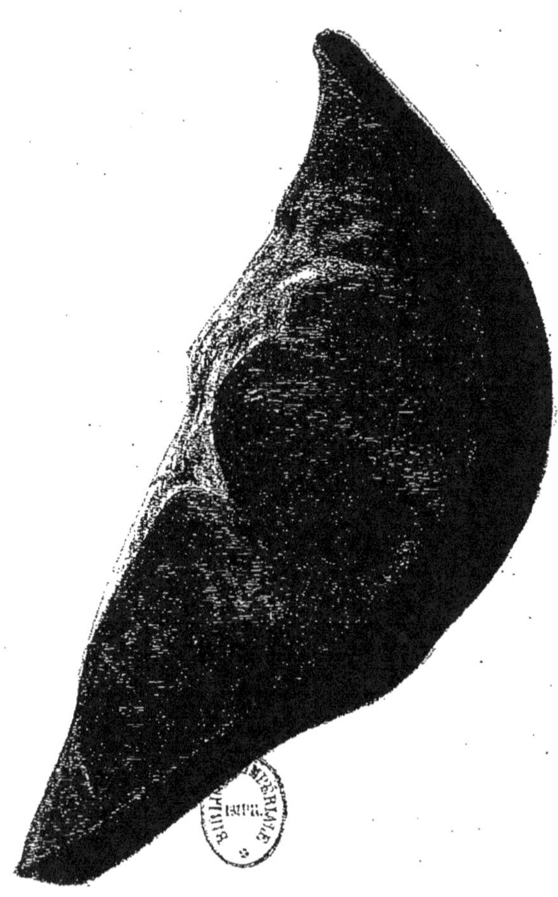

les embolies fibrineuses sont généralement plus molles et moins sèches que dans les cas de maladie du cœur, et tendent, comme les caillots, à se liquéfier. Des abcès bien limités de volume variable se forment aussi dans le rein (1). »

« Dans le tableau ci-joint, dit H. Lee, qui contient vingt-trois cas, des altérations pathologiques, que l'on ne considère pas comme particulières à la fièvre suppurative, ont été remarquées dans la rate chez huit des malades. Une proportion si grande de ces cas fait penser que ces altérations sont plus qu'une simple coïncidence, quoiqu'elles ne présentent pas les caractères que l'on pourrait regarder comme particulières à cette maladie (2). »

Dance fit remarquer l'augmentation de volume et le ramollissement de la rate dans cette maladie. « La rate, dit Virchow, est un organe d'une sensibilité remarquable, qui augmente de volume non-seulement dans la fièvre intermittente et la fièvre typhoïde, mais encore dans presque tous les cas où des substances nuisibles, infectantes, ont été absorbées en quantités notables par le sang. »

La rapidité avec laquelle les abcès secondaires de la rate perdent leurs caractères primitifs après la mort, explique pourquoi on en remarque relativement fort peu, dans les autopsies, surtout s'ils sont seulement à une période de début.

Des ramollissements blancs ont été notés dans l'estomac et les intestins. On a rencontré aussi des abcès sous-muqueux dans l'œsophage, l'estomac, l'intestin grêle et le gros intestin ; on les a quelquefois trouvés dans une pé-

(1) Bristowe, 1866, p. 195.
(2) Lee, 1850, pp. 52 et 53.

riode d'ulcération. Le gros intestin paraît plus souvent le siége de lésions secondaires que l'intestin grêle dans la fièvre suppurative. Dans les observations IV, VIII et XVI, le gros intestin était le siége de plaques de congestion circonscrite. Commençant, de même que les abcès secondaires des autres viscères, par un point de congestion limité, ou bien par un épanchement sanguin qui bientôt suppure, ces abcès dans les intestins ont de la tendance à s'ulcérer. Ces ulcères ont leur grand diamètre perpendiculaire à l'axe de l'intestin; ils présentent des bords d'un rouge vif, et sont taillés irrégulièrement. Travers (1) a décrit « de petits ulcères ayant le diamètre d'un pois, à bords taillés à pic, et comprenant les couches muqueuses et musculeuses. Ces ulcères siégeaient sur la petite courbure de l'estomac près du pylore. »

Dans le tube gastro-intestinal, et plus spécialement dans le cœcum et le côlon, Bristowe a trouvé des plaques d'exsudation granuleuse. « Parfois aussi, dit-il, le tissu sous-muqueux de l'intestin devient le siége d'un dépôt pyohémique bien prononcé, qui détruit la membrane muqueuse et produit une ulcération atonique (2). »

« Dans deux des cas, dit Lee, la muqueuse du rectum était d'une couleur très-foncée, et dans un autre elle était verdâtre. Cette coloration anormale était regardée d'abord comme tenant à quelque complication accidentelle, ou bien liée à quelque affection antérieure; mais M. Gaspard a remarqué un état analogue, survenant après l'introduction artificielle d'un liquide putride dans le sang. Dans une des expériences que nous avons citées, la muqueuse était saine partout, sauf dans le rectum et le duodenum. Dans le

(1) Travers, 1835, p. 40.
(2) Bristowe, 1866, p. 195.

rectum, les plis étaient saillants et d'une couleur violette ;
dans le duodenum , la muqueuse était d'une couleur lie
de vin pâle » (1). Murchison dit que : « dans la pyohémie, comme dans le choléra , dans la variole, dans la
scarlatine et dans l'érysipèle, les glandes isolées et les plaques de Peyer sont quelquefois trouvées un peu épaissies
et saillantes. » Mais cela, « n'est pas accompagné d'engorgement des ganglions mésentériques (2). »

Je n'ai pas rencontré d'exemple de lésion secondaire du
péritoine, chez ceux qui ont succombé à la fièvre suppurative. Quelques auteurs ont cependant noté cette lésion. Le péritoine dans ces cas avait un aspect gris foncé
particulier, et présentait par places de petites nodosités
saillantes, qui pouvaient bien être des points épaissis de
la séreuse, ou plus probablement de petits dépôts circonscrits de la lymphe plastique. Ces caractères étaient
généralement plus marqués au voisinage du cœcum et
vers le cul-de-sac recto-vésical. « Il n'est pas rare de voir,
dit Bristowe (3), des extravasations sanguines sous-mu-
queuses. » « Dans la cavité péritonéale, dit H. Lee, il se
fait des épanchements considérables de lymphe plastique,
mélangés à de la sérosité trouble ou à du pus (4). »

Dans le cas d'abcès du foie (comme dans l'observation XII), surtout si la collection s'ouvre du côté de
la cavité péritonéale, la partie avoisinante du péritoine
est compromise, il existe de la péritonite circonscrite
et une sécrétion de lymphe. La lymphe qui s'épanche
dans ces cas est de nature adhésive, et, si le malade sur-

(1) Lee, 1850, p. 55.
(2) Murchison, 1862, p. 552.
(3) Bristowe, p. 196.
(4) Lee, p. 56.

vit, elle tend à limiter le pus qui est formé dans la suite.

Lésions anatomiques que l'on trouve du côté des viscères pelviens. — La muqueuse de la vessie est quelquefois le siége de petiles ecchymoses qui se montrent à sa surface (comme dans l'observation I). Il est rare, cependant, de rencontrer des ulcérations dans ce viscère; et je n'ai trouvé aucun exemple rapporté d'abcès secondaire de la vessie.

Il n'est pas rare de trouver à la suite de la fièvre suppurative des abcès secondaires dans la prostate. Gamgee dit avoir observé trois fois cette lésion. Mais comme cet organe est rarement examiné dans les autopsies, il est probable qu'il est plus souvent le siége de ces altérations qu'on ne le croit généralement. Bristowe fait remarquer que de tous les organes pelviens « ce sont, la prostate et le testicule qui le plus souvent sont le siége de la suppuration (1) ! »

Les organes génitaux de la femme sont ordinairement compromis, dans les lésions pathologiques trouvées après la mort par fièvre puerpérale, mais les abcès secondaires sont rares dans ces viscères. Je ne trouve aucune mention de dépôts purulents secondaires, ni dans l'utérus, ni dans le vagin, ni dans les ovaires des malades qui ont succombé à la pyohémie.

Anatomie pathologique de la peau et du tissu cellulaire. — Ainsi que nous l'avons déjà dit, la teinte terreuse ictérique de la peau est un des symptômes les plus caractéristiques et les plus constants de la fièvre suppurative. Virchow regarde cette teinte comme due à un ictère catarrhal ayant son point de départ dans le canal cholédoque et, dit qu'on le retrouve dans la pneumonie, dans le typhus et dans

____

(1) Bristowe, 1866, p. 196.

l'empoisonnement par le phosphore (1). Frerichs fait remarquer que, selon toute apparence , cet ictère dépend d'un emploi incomplet de la bile dans le sang, comme conséquence d'anomalies dans le travail de transformation (2). Bristowe dit que dans la pyohémie, l'on a constaté la présence des matières colorantes de la bile, dans l'urine, dans la sérosité du sang et dans le liquide qui s'épanche dans les cavités séreuses (3).

Outre cette coloration, qui est presque constante, on trouve sur la peau des sudamina, ou bien de petites ecchymoses circonscrites, ou des plaques comme celles de purpura. Au début de la maladie, dans le voisinage de la plaie, apparaît une teinte rouge vif, comme dans l'érysipèle. Elle diffère cependant de l'érysipèle, et probablement est due à une congestion passagère des vaisseaux superficiels de la peau, qui ensuite sont obstrués. H. Lee a rapporté trois états de la peau dans les cas de pyohémie, savoir : « 1° une éruption pustuleuse qui ressemble à la variole; 2° des points de congestion irrégulière d'une couleur brunâtre; 3° des plaques de congestion, plus foncées au centre, se mortifiant rapidement, habituellement avec extension de la congestion vers les parties environnantes, mais présentant quelquefois une ligne distincte de démarcation (4). » Velpeau (5) fait remarquer que dans la pyohémie « la peau présente une teinte jaune ictérique, des taches livides, des plaques gangréneuses, des pustules, des bulles purulentes, enfin de véritables abcès cutanés, dans l'épaisseur même de la peau et simu-

(1) Virchow, *Archiv*, XXXII, Heft 1, 1865.
(2) Frerichs, *Traité clinique des maladies du foie*, vol. II.
(3) Bristowe, 1866, p. 216.
(4) Lee, 1850, pp. 53 et 54.
(5) Velpeau, *Leçons de clinique chirurgicale*, t. III, p. 5.

lant des furoncles. La teinte ictérique de la peau est terne, livide, grisâtre; persiste après la mort, et donne souvent aux cadavres un aspect hideux. »

Le tissu cellulaire sous-cutané est souvent le siége d'une suppuration diffuse dans la pyohémie. Le pus qui se forme dans ces cas est généralement de mauvaise nature et fétide. Il fuse de tous côtés, et forme de grandes saillies irrégulières. Ces collections purulentes atteignent des proportions énormes quelquefois, et siégent au tronc aussi bien qu'aux membres. Elles sont tantôt superficielles, tantôt profondes. Quelquefois elles forment des abcès isolés et circonscrits; tandis que dans d'autres cas ce sont des infiltrations purulentes diffuses, dans le tissu cellulaire d'un membre, le faisant ressembler à une éponge remplie de pus. Le pus est souvent mélangé à de la sérosité ou à de la lymphe plastique. La lymphe qui est épanchée dans ces endroits n'a pas de caractère adhésif, ayant de la tendance à s'organiser, de façon à opposer une barrière à la désorganisation.

Les lèvres d'une plaie, après la mort par fièvre suppurative, ont une couleur vert foncé comme celle d'un tissu gangrené. Quelquefois ces bords ont une couleur jaune sale. Les bourgeons charnus sont exubérants, grisâtres et luisants. D'habitude il n'y a pas de suppuration au moment de la mort, et la surface de la plaie paraît desséchée.

Anatomie pathologique des muscles. — On trouve souvent les muscles infiltrés de pus. Les abcès siégeant dans les muscles sont bridés par les gaînes intramusculaires, et par conséquent ils fusent le long des faisceaux musculaires. On ne voit jamais la période congestive dans les muscles, parce que la suppuration arrive rapidement. Les muscles qui ont été le siége de la suppuration, présentent, après la mort, une couleur brun pâle, ou bien jaune verdâtre sale, comme des chairs qui ont longtemps macéré dans de l'eau. Les abcès secondaires se rencontrent le plus souvent dans les muscles des extrémités ; quelquefois dans ceux du tronc, dans le diaphragme et même au milieu des fibres musculaires du cœur. Bristowe dit que ces altérations « (abcès secondaires) ont été trouvées dans la langue (1). » Ces abcès arrivent rapidement à la suppuration, et par conséquent ne présentent pas de limites bien nettes, ni de zone de congestion. Dans quelques cas des portions de muscles sont ainsi détruites et ramollies, et forment des plaques, qui sont entourées par du tissu musculaire parfaitement sain. M. Nélaton dit que, dans les muscles ainsi lésés, les fibres sont nettement décomposées autour de la cavité purulente, qui paraît résulter de la transformation purulente des fibres au milieu desquelles elle se trouve. Le pus, relativement, forme rarement des collections circonscrites ; généralement il fuse assez uniformément à travers le tissu cellulaire des faisceaux musculaires, sans la moindre tendance à se limiter, et encore moins à former des cavités. M. Lee fait remarquer que « le pus quelquefois dépasse à l'extérieur des muscles ; et alors il est étendu sur la surface, et est plutôt infiltré dans le tissu cellulaire que renfermé dans un kyste (2). » Lorsque des abcès se trouvent dans le tissu musculaire, ils sont généralement limités, non pas par de la lymphe plastique, mais par la texture compacte de ce tissu.

Je crois, avec Gamgee, qu'il n'est pas rare d'avoir des abcès secondaires dans les muscles. Si l'on a rarement signalé ces abcès, il faut attribuer ce fait à un examen

(1) Bristowe, 1866, p. 197.
(2) Lee, 1850, p. 56.

incomplet. Dans quelques cas leur point de départ peut se rapporter à une irritation sympathique, excitée par la contiguïté ou la continuité de parties enflammées ; mais dans d'autres cas (comme dans l'observation IV), les abcès secondaires des muscles se forment de la même façon que dans les autres organes. La formation du pus dans les muscles donne rarement lieu à des symptômes qui appellent l'attention de ce côté ; et c'est pour cela sans doute que dans les autopsies ces altérations passent inaperçues.

D'après Savory, les abcès secondaires se montrent parfois dans les gaînes des tendons.

Anatomie pathologique des os. — Les os, d'une façon générale se trouvant, plus souvent qu'aucun autre tissu, dans le voisinage immédiat des suppurations, sont presque toujours le siége d'altérations pathologiques dans la fièvre suppurative. Mais ces lésions, cependant, ne sont pas caractéristiques de cette affection, et se rapportent plutôt à l'état typhoïde de l'économie, et à la débilité générale, qu'à un agent morbide spécifique.

Le périoste, après la mort par fièvre suppurative, se trouve épaissi, et se sépare facilement de l'os ; ou bien, si l'os a été à nu pendant la vie, le périoste n'existe plus. A l'examen microscopique le périoste est infiltré de pus ; c'est-à-dire qu'il y a des globules de pus renfermés dans ses mailles. Parfois, il y a une accumulation de pus fétide, sanieux, entre le périoste et l'os.

La surface des os, par exemple dans les moignons, ou dans les plaies des fractures compliquées, est généralement dénudée, sèche et d'une couleur verdâtre. Les os présentent soit de la carie superficielle, soit un commencement de nécrose ; dans d'autres cas toute l'épaisseur du tissu compacte est creusée de petites alvéoles, qui

sont remplies de pus épais, ou de matière caséeuse blanc
rosée. Les altérations pathologiques les plus importan-
tes se trouvent cependant dans le tissu spongieux et
dans la cavité médullaire des os. Tous les phénomènes
que nous avons décrits avec détails, depuis la période primitive de congestion, jusqu'au développement complet
des abcès, peuvent être étudiés dans les os. De même que
nous l'avons fait remarquer déjà pour les viscères, les
altérations primitives que l'on observe dans les os sont
celles de la congestion et la dilatation des canalicules de
Havers. La surface de section d'un os ainsi affecté présente une couleur rouge vif, ou bien rouge-brun, tandis
que les alvéoles du tissu spongieux, et les canalicules de
Havers les plus volumineux, sont élargis et ont leurs
parois amincies. Bientôt le pus se forme (voir pl. XI). Le
pus que l'on trouve dans les os a les caractères sanieux
habituels des inflammations malsaines ; et, par sa nature
fluide et macérante, il tend à détruire les cloisons entre
les canalicules de Havers, et à former des cavités. Le contenu de ces cavités est un pus mal lié, ayant une odeur
très-désagréable. La suppuration se montre dans le diploé
des os plats (comme au crâne), aussi bien que la substance
médullaire des os longs.

On a étudié d'une façon spéciale, dans ces derniers
temps, les altérations pathologiques des os, dans la fièvre
suppurative, dans le but d'y rattacher l'origine même de
cette maladie. Ainsi, nous voyons que M. le professeur
Fayrer, de Calcutta, et d'autres, rapportent la pyohémie à
l'ostéomyélite, et conseillent l'amputation comme moyen
curatif. M. Fayrer dit que de quinze malades (sur vingt-
neuf) qui sont morts à la suite d'amputations, chez neuf
la mort a été due à la pyohémie suite d'ostéomyélite ; et

PLANCHE XI.

Section de la tête et du corps du tibia du malade. J. M. (Obs. XI, chap. iii).
Le périoste est épaissi et se décolle facilement de l'os. La substance médullaire de
la diaphyse est détruite par la suppuration, de manière à former des cavités
contenant du pus jaune verdâtre et mal lié. Le tissu spongieux de la tête du
tibia est très-congestionné ; les canalicules de Havers très-dilatés, et leurs
cloisons sont détruites sur plusieurs points. Quelques-unes de ces cavités ainsi
formées paraissent remplies de sang extravasé.

Cette planche montre bien les différentes périodes de l'ostéomyélite, ou la formation des abcès secondaires des os.

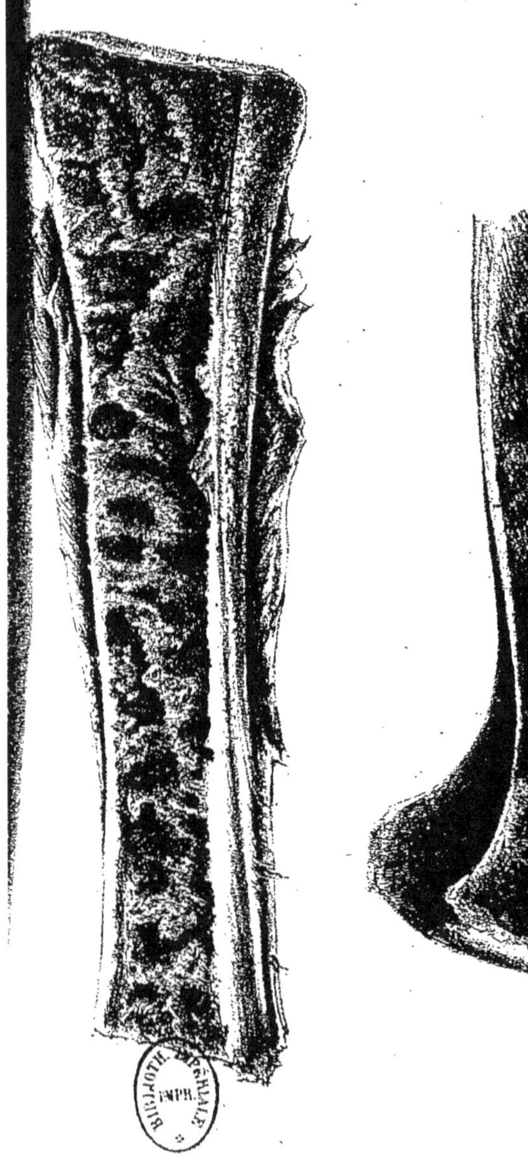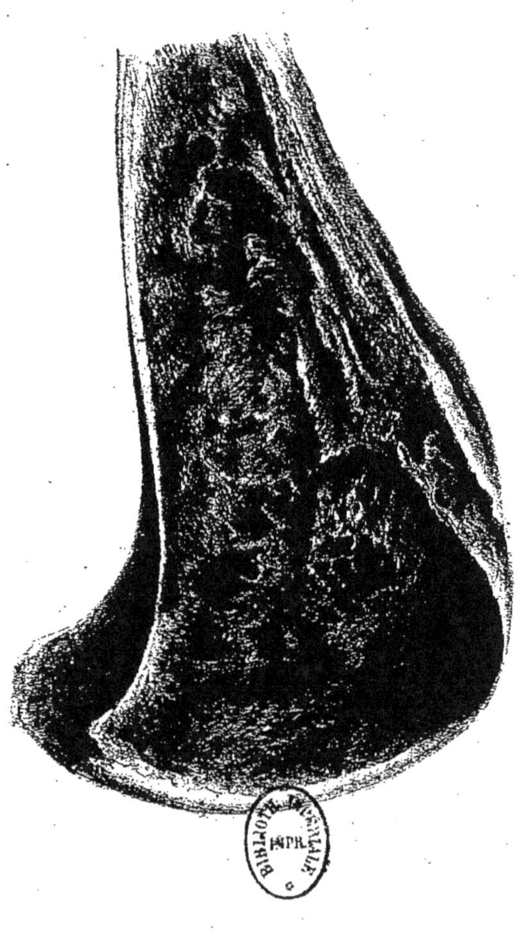

W. West Chromo lith.

chez trois seulement la pyohémie n'était pas consécutive
à une affection des os. Cette proportion est plus considérable que celle que nous trouvons dans ce pays. Il rapporte de plus un cas d'ostéomyélite des os du crâne (1).
Velpeau regardait les os comme étant quelquefois le point
de départ de l'infection purulente, et pensait que dans
ces cas leurs veines étaient le siége de phlébite.

En somme, les altérations pathologiques principales
que l'on trouve dans les os sont : de la congestion, de la
dilatation des canalicules de Havers, et des cellules du
tissu spongieux, produisant la formation d'abcès et d'excavations par le pus de mauvaise nature.

Altérations pathologiques des articulations. — Un des
points caractéristiques de la fièvre suppurative, c'est l'altération des articulations. Les lésions initiales de ces
altérations pathologiques ne se reconnaissent pas souvent
après la mort. Elles consistent en une congestion intense
de la synoviale, et en une hypersécrétion de cette membrane, causant de la douleur et de la roideur, mais sans
gonflement appréciable de l'articulation. Bientôt le pus
se forme dans la cavité synoviale, et, détruisant les tissus
les plus mous, il produit des ulcérations du cartilage
d'incrustation, et une destruction de la synoviale et des
ligaments, par exemple le ligament rond de l'articulation
coxo-fémorale. La capsule est épaissie par le dépôt de
lymphe plastique et de pus. Le cartilage d'incrustation
ensuite se détache de l'os, et laisse une surface rugueuse
et cariée ; les parties molles de l'articulation se détruisent,
et on ne peut plus les distinguer, la cavité articulaire est
distendue par le pus. Parfois on trouve après la mort une
articulation remplie de pus sans autre altération. « Les

(1) Professeur Fayrer, *The Lancet,* 7 sept. 1867.

cartilages, dit Velpeau, peuvent être en partie détruits et érodés, les membranes synoviales et les ligaments percés, sans que les parties contiguës aient rien perdu de leur souplesse ou de leur couleur naturelle. »

Arnott considère l'altération des articulations dans la pyohémie comme « se rapportant à l'inflammation et à la suppuration des veines des parties qui ont été le siége d'un traumatisme. » Ces abcès secondaires des articulations sont notés par Castelnau et Ducrest, ainsi que par Callander (1). Savory dit que : « Cette affection des jointures est ordinairement, pendant la vie, l'effet local le plus frappant et le plus pénible » de la pyohémie. « C'est étonnant, dit-il, la rapidité avec laquelle le pus est versé dans une articulation, dans ces circonstances ; et il n'est pas rare, lorsque, après la mort, on vient à examiner la jointure et à la laver, que l'on ne découvre que des traces insignifiantes d'une altération morbide. Çà et là peut-être on reconnaît une vascularisation anormale, et probablement un peu d'épaississement ; mais la membrane synoviale, quoique un peu tomenteuse, est entière, et on n'y trouve pas de lésions en rapport avec la grande quantité de pus qui avait été épanchée. » « Toutes les articulations, les petites comme les grandes, dit Bristowe, peuvent être lésées (2). »

Cette altération (que quelques-uns considèrent comme pathognomonique) consiste en un épanchement considérable de pus, dans une ou plusieurs articulations, suivi de ramollissement et de destruction de la synoviale et des parties ligamenteuses des jointures, avec ulcération du cartilage d'incrustation, et carie de la surface articulaire de l'os.

(1) Callander, p. 279.
(2) Bristowe, p. 197.

Anatomie pathologique du système glandulaire. — Les ganglions lymphatiques sont quelquefois le siége d'altérations secondaires dans la fièvre suppurative, mais rarement si on les compare aux autres tissus. Les altérations qu'ils présentent sont : au début, de l'hyperhémie donnant lieu à du gonflement et à de l'induration. Il y a ensuite épanchement de lymphe plastique, et bientôt du pus se forme dans leur intérieur. Cette suppuration des ganglions existait dans l'observation XIV. Ces abcès des ganglions ont attiré de bonne heure l'attention des observateurs, et ils étaient regardés par quelques-uns comme analogues à ceux qui se trouvent dans la syphilis, la scrofule, et dans d'autres affections constitutionnelles. Cette analogie, cependant, a été démontrée comme inexacte, par le fait que ce n'est que parfois, qu'on les trouve dans la fièvre suppurative, et par leur siége qui indique nettement qu'ils ont la même origine que les autres abcès secondaires que l'on rencontre habituellement dans cette maladie.

Les vaisseaux lymphatiques, de même que les artères et les veines, ont été regardés par quelques observateurs comme les voies d'absorption du pus, ou du liquide pathologique dans la pyohémie. Cependant, ils contiennent quelquefois du pus; et d'autres fois ils portent des traces d'angioleucite commençante.

Velpeau (1) dit que « la suppuration des vaisseaux lymphatiques peut se présenter sous divers états : ils peuvent être le siége d'une inflammation commençante, et ce sera dans la gaîne cellulo-vasculaire qui les entoure, que l'on verra une injection vasculaire très-prononcée,

____

(1) Velpeau, *Leçons de clinique chirurgicale.* Paris, 1841, t. III, p. 9.

avec infiltration séreuse ou séro-sanguinolente ; quelquefois alors leurs parois et leur cavité ne présenteront aucune altération ; d'autres fois ils seront beaucoup plus volumineux qu'à l'état normal. Ils se présenteront sous la forme de chapelet, à cause des dilatations et des resserrements alternatifs de leur canal ; dans ces cas, leurs parois seront plus friables, plus épaisses, colorées soit en rouge, soit en gris, et leur cavité contiendra soit du pus, soit un liquide purulent, soit des caillots membraneux grisâtres, semblables à de la lymphe coagulée. » Ces caillots, d'après Tessier, aux extrémités de l'inflammation locale, oblitèrent les cavités des vaisseaux lymphatiques. Velpeau fait observer de plus, que « la suppuration des lymphatiques se remarque surtout à la suite des couches, des piqûres anatomiques, des ulcères aux jambes, des écorchures aux pieds », et d'autres plaies de ce genre. Il dit aussi que « les ganglions lymphatiques peuvent être en suppuration, sans qu'un seul vaisseau lymphatique présente des traces d'inflammation, et *vice versâ.* »

Anatomie pathologique des vaisseaux sanguins. — Après la mort on trouve presque toujours les artères vides. Quelquefois elles contiennent un peu de sang fluide, ou bien une petite quantité d'un liquide puriforme, ou de sang ayant l'aspect de l'eau dans laquelle on aurait lavé de la viande. Le tissu cellulaire qui se trouve à l'intérieur de la gaîne vasculaire est souvent infiltré de lymphe plastique, bridant les vaisseaux ; les parois des artères sont dans quelques cas épaissies ; dans d'autres elles ont une couleur violette, brillante, ou bien une teinte rosée. Quand on examine les artères du moignon, on les trouve généralement contenant des caillots durs fibrineux.

Dans l'idée que l'on devait trouver dans les veines la

source de l'état général appelé pyohémie, un grand nombre d'observateurs ont étudié avec soin les altérations que ces vaisseaux présentaient après la mort par fièvre suppurative. Les uns, entraînés par cette théorie, que la phlébite est toujours la période initiale de cette maladie, ont interprété leurs observations dans ce sens. Ils se sont efforcés de trouver toujours des caillots dans les veines, et en général du pus ou un liquide puriforme dans l'intérieur de ces caillots; pendant que d'autres ont travaillé à démontrer une relation invariable entre ces caillots et ces thromboses, et les congestions locales ou les abcès qui sont les altérations pathologiques caractéristiques de la fièvre suppurative.

Les lésions anatomiques que présentent les veines après la mort sont les suivantes : elles sont souvent remplies, même distendues, par des caillots durs fibrineux, donnant au doigt la sensation d'une corde. Les parois sont généralement saines, mais parfois on les trouve (à l'examen microscopique) renfermant des corpuscules de pus ou de la lymphe dans leur trame fibreuse. Lorsqu'elles sont ainsi infiltrées, les parois des veines sont épaissies et indurées (ainsi que dans l'observation XIV). La membrane interne des veines paraît généralement saine, mais elle est quelquefois congestionnée (comme dans l'observation XIV). Une partie de la paroi de la veine se trouve quelquefois ulcérée et sphacélée en un point. Tandis que le reste du vaisseau au voisinage de ce point est rempli par un caillot dur fibrineux, la veine au niveau du point sphacélé contient un liquide sale, épais, jaune verdâtre (voir la planche XII). Les caillots que l'on trouve dans les veines sont quelquefois durs, d'autres fois ramollis. C'est à ce dernier état que quelques pathologistes

PLANCHE XII

Portion du sinus latéral qui va se réunir à la veine jugulaire interne.

La pièce provient du malade dont l'histoire se trouve à la page 111, chapitre VII, et qui est mort de pyohémie, suite de lésions de l'oreille interne. Le vaisseau paraît rempli par un caillot solide, qui, au point de jonction des deux veines, est devenu purulent. A ce niveau le centre du caillot s'est d'abord ramolli, puis a subi la transformation purulente. On peut voir l'ulcération de la paroi du sinus, dont la cavité à ce niveau est remplie par un pus sale jaune verdâtre.

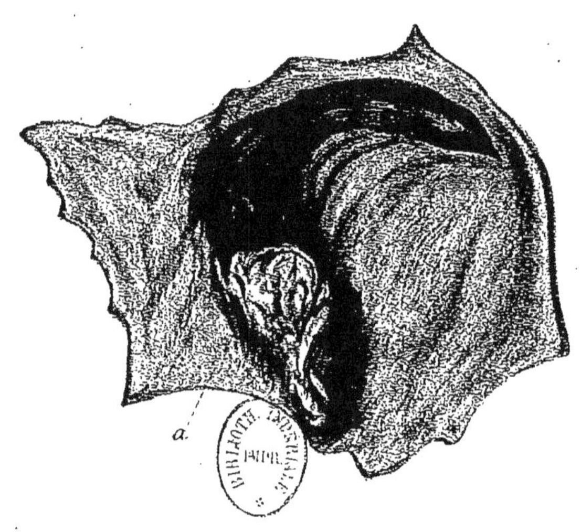

W West Chromo lith^r

rapportent la formation par embolie des abcès secondaires. Quoique le plus souvent durs, et même entourés par une membrane mince ou une gaîne, ces caillots veineux se trouvent dans quelques cas plus ou moins ramollis au centre, et allant jusqu'à une liquéfaction partielle ou complète. Ce liquide (au centre des caillots veineux) présente une apparence soit puriforme, ou bien crémeuse comme le tubercule ramolli. Malgré ces changements dans le caillot, la membrane interne des veines paraît saine. Les caillots veineux varient beaucoup d'étendue, ayant de trois à cinq centimètres et davantage ; le caillot du tronc principal se continue souvent intimement avec les caillots des branches collatérales. Il n'est pas rare de trouver un de ces caillots dans l'artère pulmonaire s'étendant jusque dans les plus petites ramifications de ce vaisseau, de façon que, lorsque l'on incise le poumon correspondant, on voit des petits caillots sortants de ses dernières ramifications. On trouvera les caillots le plus souvent bien développés, ou bien existant seuls, dans les portions des veines qui ont des valvules, ou bien aux points où les branches collatérales débouchent dans un trou plus volumineux. Ces obstructions, avec la plus grande coagulabilité du sang, exercent probablement une influence considérable sur la formation des caillots veineux.

Parmi ceux qui ont décrit avec soin l'anatomie pathologique des veines se trouve Velpeau (1).

« Les grumeaux que présente le sang contenu dans les veines, dit-il, sont, çà et là, mélangés de noir, de jaune, de blanc, de verdâtre, et ont une contexture granulée, qu'on fait surtout ressortir en les coupant ou bien en les

____

(1) Velpeau, *Leçons de clinique chirurgicale*. Paris, 1841, t. III, p. 6.

écrasant sous le doigt ; ils renferment quelquefois des globules de pus reconnaissables à l'œil nu. Il n'est même pas
rare de rencontrer de véritables foyers purulents dans l'é-
paisseur de caillots veineux, un peu volumineux, contenus
dans le cœur ou dans les gros vaisseaux. » D'après Arnott,
les altérations des veines sont limitées pour les troncs au
point où débouche une branche collatérale, et pour les
branches au point de leur réunion avec les troncs. Tessier
prétend qu'avec la phlébite suppurée, il y a toujours au
delà une phlébite adhésive, qui met le pus contenu dans
la veine dans l'impossibilité de franchir la barrière qui
le sépare du torrent circulatoire. Chez les sujets qui ont
succombé à la fièvre suppurative, il dit que l'on y trouvera les veines remplies soit par du sang coagulé, soit par
du pus, soit par une substance jaunâtre, semi-liquide,
pulpeuse, et ces substances se retrouvent dans la même
veine, alternativement à des distances plus ou moins
grandes. Baker fait remarquer que « la membrane interne
des veines est rarement enflammée ; que, lorsque l'inflammation a lieu, les altérations se retrouvent dans les membranes des parois et non pas dans le contenu du vaisseau,
et que les preuves de son existence sont fournies par
l'opacité de la couche épithéliale, et une hyperplasie du
tissu conjonctif (1). »

État morbide du sang. — Les transformations chimiques que subit le sang dans la fièvre suppurative ont été
souvent étudiées ; mais le seul résultat que l'on ait obtenu
jusqu'à présent par les analyses, a été de constater une
légère augmentation dans la proportion de la fibrine. On
a rarement maintenant l'occasion de faire ces analyses,
comparativement à l'époque où la saignée était en vogue.

(1) Baker, 1866, pp. 5 et 6.

De plus, ces recherches, dans d'autres maladies, n'ont pas donné des résultats assez satisfaisants, pour engager les observateurs à refaire ces recherches pour la fièvre suppurative. Les altérations présentées par les globules du sang, vues au microscope, ont été déjà décrites en détail. Il n'y a, apparemment, que les globules rouges d'altérés ; ils deviennent crénelés et déformés, comme si ils étaient en voie de destruction ; de plus ils se rassemblent en masses, au lieu de former des piles. Au milieu de ces masses irrégulières de globules rouges, on peut voir nager de nombreux corpuscules granuleux ressemblant surtout aux corpuscules purulents. Lorsque l'on examine le sang après la mort, on trouve ses globules rouges déformées et en voie de destruction, et mélangés à un grand nombre de globules de pus.

L'état physique du sang a été décrit par bien des auteurs, qui ont écrit sur la pyohémie. Ce liquide après la mort est plus fluide qu'à l'état normal, tandis que pendant la vie, au contraire, il a plus de tendance à se coaguler. Arnott, cependant, fait remarquer que, d'un autre côté, « la fluidité du sang, qui a été signalée après la mort par phlébite, n'existe pas toujours, et ne se trouve pas non plus sur toute l'étendue du système circulatoire. »

Le sang après la mort, par pyohémie, le plus souvent conserve sa couleur normale ; mais quelquefois il a la couleur de l'eau dans laquelle on aurait fait macérer de la viande ; d'autres fois il est mélangé à un liquide puriforme ou à du véritable pus. Le sérum a généralement une couleur anormale, jaune verdâtre et trouble. Dans les cavités du cœur il y a généralement un caillot d'apparence saine, et de consistance ferme. Ces caillots ne se trouvent pas plutôt dans les cavités droites que dans les cavités gauches. Ils sont composés de fibrine, qui cependant est généralement moins rétractile qu'à l'état normal, et de globules du sang. Quelquefois ils paraissent plus ou moins décolorés. Des caillots, ainsi que nous l'avons déjà fait remarquer, se trouvent dans les vaisseaux sanguins après la mort, surtout dans les veines. Ces caillots sont généralement plus ou moins décolorés, et souvent sont adhérents aux parois du vaisseau ; ils sont friables lorsqu'ils sont de formation récente. Bientôt ils deviennent fermes, se décolorent et se ramollissent au centre. Cette liquéfaction du centre des caillots est due, d'abord simplement à la désagrégation d'une partie de leurs éléments fibrineux et globulaires ; on voit ensuite une masse ou un liquide jaunâtre puriforme ; et enfin le centre du caillot est occupé par du vrai pus, ou bien un liquide puriforme jaune verdâtre. Le centre ramolli du caillot est le plus souvent séparé des parois de la veine, et entamé par une couche de fibrine solide, qui sert de cloison ou de membrane kystique. D'après Bristowe, ce serait l'exception, que de trouver dans la pyohémie des caillots ramollis au centre. « Des caillots semblables à ceux que nous venons de décrire se trouvent, dit-il, dans les petits vaisseaux qui vont aux points lésés dans d'autres viscères comme dans les poumons, par exemple, dans les vaisseaux du cœur, de la rate, des reins. » « Ce n'est que dans les cas les plus graves et les plus rapidement mortels, dit Savory, où les altérations locales n'ont pas eu le temps de se produire, que l'on peut retrouver des changements dans l'état du sang. Ce sang se putréfie très-rapidement ; même, dans les cas extrêmes, on peut dire qu'il est putride au moment de la mort ; car, aussitôt après que l'on examine le cadavre, son odeur témoigne de la décomposition rapide du sang et des parties molles. On peut les décrire vraiment comme pourris. » Ces changements dans le sang, ainsi que nous le verrons plus tard, constituent ,à la vérité, le point de départ de toutes les altérations pathologiques que l'on trouve dans les viscères après la mort par cette maladie.

D'où on peut regarder la coagulabilité plus grande du sang, la désagrégation des globules rouges, et la présence dans le sang de globules de pus, comme les premiers effets de cette affection générale suscitée par quelque agent inconnu et morbide (ou par quelque façon que l'on veuille le désigner), et dont l'invasion est marquée par des frissons.

Résumé de l'anatomie pathologique de la fièvre suppurative. — Après avoir examiné avec détails l'anatomie pathologique de la fièvre suppurative, nous voyons que les altérations morbides qui ont lieu dans cette maladie et qui la caractérisent commencent par une plus grande coagulabilité du sang pendant la vie. Cet état peut être dû à des causes variées, et dans le cas actuel la cause spéciale est inconnue. La quantité de fibrine dans le sang est augmentée, les globules rouges sont crénelés aux bords, se réunissent en masses irrégulières, et ont de la tendance pendant la vie à se détruire. De plus, au milieu de ces amas de globules rouges on voit un grand nombre de corpuscules granuleux ayant tous les caractères des globules du pus.

Dans les viscères les lésions les plus caractéristiques sont après la mort des dépôts purulents, circonscrits, et plus ou moins isolés lorsqu'ils siégent dans les organes parenchymateux, comme le poumon, le foie, diffus lorsqu'ils se montrent dans le tissu cellulaire, ou le tissu fibreux peu serré. Ces abcès secondaires débutent par de la congestion des capillaires dans une portion limitée du tissu, comme dans un lobule. L'état déjà plus coagulable du sang tend à produire de l'engorgement dans ces vaisseaux ; et probablement il se développe des embolies ou des caillots dans les capillaires. La transsudation du sérum (qui est généralement le résultat immédiat de ces arrêts ou gêne de la circulation), forme la période suivante, et se change rapidement en dépôt de lymphe ou en la formation de pus. C'est ainsi que se développent les abcès viscéraux ; et ce mode de formation s'applique également à ceux que l'on trouve dans les organes où la vasculaire est plus diffuse, comme dans les articulations, de même que dans les organes où les éléments primitifs sont chacun entourés d'une trame vasculaire, comme dans les poumons. Cette explication de l'origine et de la formation des abcès viscéraux me paraît plus compatible avec les observations rapportées dans les pages précédentes, que ces hypothèses qui les expliquent par le remplissage des capillaires d'un organe avec de petits fragments de caillots veineux fibrineux en voie de désagrégation, ou bien par les fragments de végétations détachés des valvules du cœur. La présence plus fréquente de ces abcès dans les poumons, dans le foie, dans les reins et dans les autres organes vasculaires, s'explique facilement à l'aide de la théorie que nous venons de donner.

On admettra facilement que les viscères, dont les capillaires charrient le plus de sang anormalement coagulable, et où ont lieu principalement les phénomènes de l'oxydation, ou de l'élimination des substances variées, sont ceux qui seront les plus aptes à subir les altérations morbides que nous avons décrites plus haut.

Ces lésions peuvent exister sur tous les points du système nerveux. Elles commencent par de la congestion ; on rencontre fréquemment des ecchymoses sur la surface du cerveau ; de la lymphe se dépose sur la surface de la dure-mère ou bien dans la cavité sous arachnoïdienne ; et du pus peut s'infiltrer entre les différentes membranes, ou bien collecté sous forme d'abcès circonscrits. Parmi les organes des sens, l'œil est celui qui est le plus souvent le siége des abcès secondaires. Lorsque l'oreille est compromise, la lésion chemine insidieusement des cellules mastoïdiennes vers le cervelet et le sinus latéral.

Ainsi que le démontrera la troisième table de l'appendice des statistiques, le siége principal des inflammations secondaires, qui caractérisent la fièvre suppurative, est le thorax. Les plèvres sont, dans la plupart des cas, enflammées, et adhérentes par de la lymphe plastique récente, ou des anciennes brides ; il y a une plus grande quantité de sérosité dans leurs cavités, cette sérosité est mélangée à du pus. Les poumons sont indurés dans leur moitié inférieure, et souvent emphysémateux ou œdémateux dans le reste de leur étendue. On rencontre des abcès secondaires qui sont ou parsemés sur leur surface, ou bien à la section, et profondément placés dans le tissu pulmonaire. Ainsi, au milieu d'un tissu pulmonaire engorgé, se trouvent des points rouges, avec un centre blanc bleuâtre, ou jaunâtre, entourés chacun par une zone rouge vif de vaisseaux congestionnés. Ces points varient en étendue d'un grain de chènevis à un œuf de poule. Lorsqu'ils sont volumineux, ces abcès présentent souvent une membrane limitante distincte ; ils contiennent des globules de pus, des granulations graisseuses, des globules du sang, et des débris amorphes de tissu pulmonaire détruit. Limités au début à un seul lobule, ces abcès englobent bientôt les lobules voisins, et s'étendent ainsi.

Le processus est semblable pour le foie; mais les abcès de cet organe sont généralement plus développés que ceux dont nous venons de parler. On peut affirmer que les abcès secondaires que l'on trouve dans le foie après la mort par fièvre suppurative, ont la même origine, présentent les mêmes altérations, et le même aspect que ceux que l'on remarque dans les poumons. Parfois on rencontre des abcès dans le foie lorsque l'on n'en voit pas dans les poumons ni ailleurs.

Conformément à la théorie que nous avons exposée plus haut, nous trouvons les abcès secondaires des reins le plus souvent dans la couche corticale, la plus vasculaire qui contient les glomérules de Malpighi. Ces dépôts purulents suivent la même marche dans les reins que dans les autres viscères dont nous avons parlé.

On rencontre fréquemment des abcès secondaires dans la rate; mais, à cause du caractère pulpeux de sa substance, les transformations qu'ils subissent sont si rapides qu'il n'est pas facile de les reconnaître après la mort.

On a trouvé encore ces dépôts purulents dans l'œsophage, dans l'estomac et dans les intestins; dans ces viscères ils ont une grande tendance à s'ulcérer.

Parmi les organes pelviens la prostate est le plus souvent le siége d'abcès secondaires; ensuite viennent les testicules.

L'altération pathologique la plus caractéristique, du côté de la peau, est la teinte foncée, ictérique; mais on y observe aussi, quelquefois, des sudamina, des pustules, des bulles, des taches de purpura, et des abcès cutanés ressemblant à des furoncles ; tandis que les bords de la plaie dans quelques cas présentent une teinte érythémateuse.

Des abcès secondaires véritables se montrent aussi dans le tissu cellulaire sous-cutané et dans les muscles. Ceux-ci se distinguent des autres en ce qu'ils ne présentent pas de zone bien nette de congestion, et en ce qu'ils ne sont pas limités par une paroi de lymphe plastique. Ils s'étendent à la surface de ces organes et s'infiltrent dans leurs tissus.

Les transformations que l'on remarque dans les poumons et dans le foie se trouvent aussi très-bien développées dans les os et les articulations. Le périoste dans le premier cas est épaissi et infiltré de pus, il en est de même de la capsule dans le second. Dans les deux comme dans les organes parenchymateux, on observe d'abord la période congestive, puis la transsudation du sérum, le dépôt de lymphe, et enfin la formation du pus. La substance médullaire et le tissu spongieux des os sont surtout envahis par la suppuration ; on retrouve ces transformations dans les os plats aussi bien que dans les os longs. La synoviale, d'abord, cède à l'action ramollissante et destructive du liquide purulent. Bientôt les ligaments se détruisent, le cartilage d'incrustation s'ulcère, et la partie sous-jacente de l'os est atteinte de carie. Les ganglions lymphatiques sont parfois le siége de dépôts purulents secondaires, et on a décrit l'inflammation et la suppuration des vaisseaux lymphatiques.

Enfin, les veines présentent souvent, après la mort par fièvre suppurative, toutes les preuves évidentes de phlébite. Dans quelques cas elles sont saines, sauf leur tunique interne qui est anormalement vascularisée et d'une

couleur violette. Dans d'autres cas leurs parois sont épaissies et infiltrées de lymphe plastique ou de pus, et leur
intérieur est occupé par un caillot plus ou moins ferme,
qui est parfois adhérent aux parois du vaisseau, ou bien
entouré par une membrane mince. On a vu la paroi d'une
veine s'ulcérer en un point, tandis que çà et là dans son
trajet, on constate que les caillots ont des centres pultacés
ou bien ont été transformés en pus. Les caillots se trouvent
en rapport généralement avec les portions des veines pour-
vues de valvules, et avec les points où les branches vont
rejoindre les troncs principaux.

CHAPITRE VIII

Pour obtenir une connaissance complète d'une maladie quelconque, dans le but de la combattre avec succès, il est nécessaire d'étudier avec soin son origine, aussi bien que les symptômes qu'elle présente pendant la vie, et les altérations pathologiques que l'on trouve après la mort. Pour la plupart des maladies, les progrès récents de la médecine ont jeté beaucoup de lumière sur les conditions qui prédisposent à leur invasion, même lorsque leur cause immédiate ne peut pas être bien définie. Jusqu'à présent, malgré toute l'attention que l'on a prêtée à la recherche de la fièvre suppurative, le but final est encore relativement éloigné. L'observation minutieuse de cette affection chez les malades, et les efforts que l'on a faits, chez les animaux, pour la reproduire par l'expérimentation, ont été répétés avec la plus grande assiduité, mais n'ont pas produit de résultats définitifs.

Les causes de la fièvre suppurative peuvent être considérées comme *prédisposantes* et *efficientes*.

Les causes prédisposantes de la fièvre suppurative semblent avoir des rapports insignifiants avec la nature grave de cette affection, ce sont celles principalement qui consistent en ces mauvaises conditions de l'économie, qui tendent à amener bien d'autres affections, surtout celles du genre des pyrexies.

A. *Causes prédisposantes de la fièvre suppurative.*

Sexe et âge. — La majorité des cas de fièvre suppurative se trouve parmi les adultes. Cela s'explique facilement par ce fait, que les jeunes gens et les hommes adultes sont surtout exposés aux blessures et aux traumatismes de toutes sortes, et sont plus disposés à avoir ces affections osseuses, dans lesquelles survient la pyohémie. Savory (1) a rencontré un cas de fièvre suppurative, succédant à une nécrose à marche rapide, chez un enfant âgé de dix mois ; et Bristowe en cite un cas chez un enfant âgé de neuf mois (2). Dans une publication encore plus récente Savory dit avoir observé un cas de pyohémie chez un enfant âgé de quatre jours (3). C'est un fait bien connu, que la proportion de la mortalité à la suite d'amputations chez les jeunes gens, est bien moins forte que dans un âge plus avancé ; et l'expérience de tous les jours prouve que, chez les jeunes gens, la guérison, même dans les conditions les plus défavorables, est plutôt la règle que l'exception ; et que même les enfants résistent à presque toutes les affections, soit traumatisme grave, soit maladie sérieuse. Les femmes sont moins exposées aux accidents et aux opérations que les hommes ; mais nous voyons la fièvre suppurative les atteindre à la suite des accouchements. Si nous acceptons la fièvre suppurative et la fièvre puerpérale

(1) Savory, *St-Bartholomew's Hospital Reports*, 1865, vol. 1, p. 275.
(2) Bristowe, p. 212.
(3) Savory, *St-Bartholomew's Hospital Reports*, 1867, vol. III, pp. 19-72.

comme identiques, ou au moins analogues, nous sommes autorisés à comparer la mortalité dans les deux sexes à la suite de ces deux formes de maladies. Dans les tableaux suivants la remarque actuelle se trouve confirmée par les chiffres.

Tableau indiquant les âges des malades atteints de pyohémie.

AGE.	LEE.	VELPEAU.	CAS RAPPORTÉS dans le CHAPITRE II de ce volume.	SAVORY.	WILKS.	CAS RAPPORTÉS dans le Medical Times and Gazette, vol. I, 1865.	CAS PRIS A DES SOURCES DIVERSES.
A 4 jours....	»	»	»	1	»	»	»
A 1 semaine.	»	»	»	1	»	»	»
A 14 jours...	»	»	»	1	»	»	»
A 5 mois....	»	»	»	»	»	»	2, Wilson
A 1 an......	»	»	»	1	»	»	»
A 17 mois....	»	»	»	1	»	»	1
A 3 ans.....	»	»	»	»	1	»	1
A 3 ans 3/4..	»	»	»	»	1	»	»
De 5 à 10 ans.	»	»	»	5	5	»	2
De 10 à 15...	1	»	3	15	9	1	2
De 15 à 20...	3	3	2	23	9	1	6
De 20 à 25...	3	1	»	15	16	5	1
De 25 à 30...	3	3	2	11	7	7	»
De 30 à 35...	3	»	2	12	10	1	1
De 35 à 40...	4	2	2	7	10	1	»
De 40 à 45...	5	1	3	9	12	1	»
De 45 à 50...	3	1	3	9	13	5	1
De 50 à 55...	»	1	1	8	7	4	»
De 55 à 60...	3	»	1	2	5	1	»
De 60 à 65...	»	»	»	5	4	2	»
De 65 à 70...	»	»	»	»	4	»	»

Tableau indiquant la proportion de la mortalité dans les deux sexes.

AUTEURS.	HOMMES.	FEMMES.	TOTAL.
Lee............................	22	8	30
Velpeau......................	10	2	12
Savory........................	96	28	124
Wilks.........................	94	19	113 [1]
Cas rapportés dans le chap. II de ce volume.................	19	1	20
Cas signalés dans le *Medical Times and Gazette*, vol. I, 1865.	23	8	31
Cas pris à des sources diverses.	13	6	19

[1] Ces 113 cas ont été choisis avec soin parmi les 173 cas rapportés par le docteur Wilks, parce qu'ils présentaient nettement soit les symptômes, soit les lésions caractéristiques de la fièvre suppurative. Nous avons choisi de même les autres cas que nous avons rapportés dans ces tableaux.

Influence des saisons. — Il est à noter, pour les pyrexies et pour bien d'autres maladies (et cela est vrai aussi pour la fièvre suppurative), qu'elles prédominent surtout pendant ces mois de l'année, où il y a le plus de variations dans la température. Nous voyons donc que, relativement aux saisons, la fièvre suppurative règne pendant les mois de printemps et d'automne, lorsqu'ont lieu ces variations brusques de température contre lesquelles nous ne pouvons pas nous prémunir dans ce pays. De plus, l'expérience des chirurgiens des hôpitaux leur a sans doute appris que pendant ces mois les accidents de chemins de fer et autres sont très-fréquents.

Le baron Larrey a remarqué que dans la campagne d'Égypte, en 1800, cette fièvre « sévissait pendant les mois d'août et de mai. »

(1) Larrey, 1842, p. 19.

Professions et modes d'existence. — Il n'y a pas de preuves qui démontrent qu'un métier ou une profession quelconque amène une prédisposition à la fièvre suppurative ou puerpérale. Il est rare, même, que ceux qui passent leur vie dans des métiers qui sont regardés comme malsains soient exposés aux accidents et aux opérations, ou aux autres causes occasionnelles de cette maladie. L'ouvrier bien musclé des chemins de fer, et les carriers robustes, sont les victimes habituelles de la pyohémie. Quelques-uns ont supposé que c'était la nature de leur métier et leur façon générale de vivre, qui, en les débilitant, les mettent plus à même de contracter la fièvre suppurative. Mais il est inutile d'insister sur les causes de ce genre, puisque les habitudes alcooliques, les maisons malsaines, la misère, la nourriture mauvaise et insuffisante, sont capables de prédisposer à toutes les maladies auxquelles le corps humain est sujet. Il y a peu de malades qui succombent à la pyohémie chez qui ces conditions existent. Ceux qui subissent des opérations pour des affections qui datent de loin sont rarement pris de fièvre suppurative. Ceux-là, règle générale, guérissent des opérations, tandis que l'ouvrier robuste succombe souvent.   •

Les fatigues corporelles, l'ébranlement nerveux, l'hémorrhagie débilitant le malade, et déprimant le système nerveux, peuvent être régardés comme des causes prédisposantes à la fièvre suppurative; mais ce n'est pas sur cette affection seule que leur influence se fait sentir.

« Il est reconnu, dit Sir J. Y. Simpson, que cette affection est plus commune et plus grave parmi les habitants des villes que parmi ceux de la campagne; et qu'elle est plus fréquente et plus souvent fatale chez le malade des hôpitaux que dans la pratique privée, et beaucoup plus dans les salles encombrées que dans celles où il y a peu de malades, et où il y a un renouvellement facile d'air pur. » Cette assertion, nous la discuterons en détail, à propos de la contagion ; il a été démontré par des études récentes qu'elle est moins fondée qu'on ne l'avait supposé.

Quatre fois, parmi les vingt cas que j'ai rapportés, ces causes prédisposantes existaient, tandis que dans les autres cas (à l'exception de trois) les malades jouissaient d'une santé parfaite, jusqu'au moment de l'accident, de l'opération ou de l'inflammation qui a donné lieu à la fièvre suppurative. Dans les observations IV et IX, il s'agissait de buveurs ; la femme qui fait le sujet de l'observation XIV avait eu à supporter l'influence débilitante d'une nourriture insuffisante, et d'un logement malsain, avant son entrée à l'hôpital ; et dans l'observation XIX, une hémorrhagie avait affaibli tellement le malade, qu'une opération, en somme insignifiante, avait été suivie de pyohémie.

Le tableau suivant montre la mortalité relative par fièvre suppurative, qui a succédé à des opérations diverses dans les salles de M. le professeur Spence, dans le *Royal Infirmary* d'Édimbourg, pendant les années 1859-65.

DATE.	NOMBRE TOTAL DES CAS.	NATURE DE L'OPÉRATION.	NOMBRE DE DÉCÈS par PYOHÉMIE.	SIÉGE DE L'OPÉRATION.
1859-60	4	Amputations immédiates	2	Amputations de jambes dans les deux cas.
	14	Amputations secondaires	2	Amputation du pouce.
	4	Résections pour arthropathies.............	1	Articulation du genou.
	2	Incision du périnée.....	1	Pour rétrécissement de l'urèthre.
1860-61	11	Amputations immédiates	1	Amputation de cuisse.
	14	Amputations secondaires	1	— du bras.
	11	Résections pour arthropathies..........	1	Articulation du coude.
1861-62	12	Amputations immédiates	3	Toutes amputations de jambe.
	30	Amputations secondaires	3	Toutes de la cuisse.
1862-63	20	Amputations secondaires	5	4 de la cuisse. 1 de l'avant-bras.
	2	Résections immédiates pour traumatismes des articulations.........	1	Articulation du genou.
	5	Ablation de seins......	1	»
	9	Ablation de tumeurs malignes de la face et du cou.............	1	A la mâchoire inférieure.
1863-64	10	Amputations immédiates	2	1 du bras. 1 de la jambe.
	18	Amputations secondaires	4	1 de l'avant-bras. 2 de la cuisse. 1 du pied.
	8	Résections pour arthropathies,............	2	les 2 de l'articulation du coude.
	17	Ablation de tumeurs....	1	Tumeur fibro-cartilagineuse de la longue portion du triceps fémoral.
	5	Plaies pénétrantes d'articulations..........	1	du genou.
	3	Opérations de taille.....	1	»
1864-65	7	Amputations immédiates	1	de la jambe.
	17	Amputations secondaires	8	1 désarticulation de l'épaule. 2 amputations de l'avant-bras. 2 amputations de la cuisse. 1 amputation de la jambe. 2 amputations du pied.
	4	Résections pour arthropathies............	1	du coude.

Par idiosyncrasie. — L'hérédité comme cause prédisposante de la pyohémie n'a pas été prouvée. La pyohémie est en rapport trop intime avec les changements locaux pour être regardée comme une affection constitutionnelle héréditaire, comme la scrofule; ou bien pour être rattachée à une diathèse spéciale comme la diathèse neuro-arthritique. Beaucoup d'observateurs ont essayé d'expliquer la plus grande fréquence des abcès secondaires dans les poumons, dans le foie ou dans les reins, en recherchant dans les antécédents du malade quelque forme latente d'affection pulmonaire, hépatique ou rénale. Règle générale, on ne peut pas retrouver ces coïncidences; et ordinairement, ainsi que nous l'avons déjà dit, la majorité des victimes de la fièvre suppurative ou puerpérale sont les gens les plus sains. La présence d'affections viscérales organiques, et la débilité qui existent souvent pendant la convalescence de maladies aiguës, ont été regardées par quelques-uns comme des causes de pyohémie; mais ces causes n'agissent qu'en altérant l'état général. Il ne faut pas oublier qu'il est bien plus commun de voir la fièvre suppurative survenir à la suite d'amputations pour des traumatismes, que chez ceux qui sont opérés pour des tumeurs blanches.

D'après, Sir J.Y. Simpson, « il y a des influences épidémiques, pendant lesquelles la proportion de fièvre chirurgicale et de fièvre puerpérale est effrayante. Quelques localités et quelques villes sont bien plus souvent envahies que d'autres, et des états divers de l'économie paraissent y avoir de l'influence pour ou contre son invasion. Les malades atteints d'affections chirurgicales, ou en état de puerpéralité, et qui souffrent d'une affection interne, organique (surtout des viscères abdominaux), ou bien de certains dérangements fonctionnels des reins, et peut-être

d'autres organes, ces malades paraissent spécialement disposés à être atteints de cette fièvre ou inflammation consécutive. »

Les statistiques sont souvent trompeuses, tout en étant
utiles, si l'on ne les regarde pas comme les seuls guides de
la pratique. Parmi les vingt cas que j'ai choisis comme des
exemples types de la marche de la fièvre suppurative.
dans deux cas seuls (III et V), il y avait des preuves d'une
affection organique préexistante.

« Les symptômes en particulier, dit Travers, varient
suivant les individus d'après leur tempérament et d'a-
près leurs habitudes; de façon que chez un malade sous
le coup de la diathèse tuberculeuse, ce sont les poumons
qui en supporteront le poids; tandis que chez un autre,
sujet aux congestions hépatiques, il est probable que ce
seront les organes dépendants de la veine porte; mais la
variété des causes et la diffusion des lésions démontrent
clairement que, dans le cas de traumatisme récent, c'est
par une influence sympathique générale que le siége et
l'étendue des lésions sont déterminés. »

On dit généralement, dans les ouvrages de chirurgie,
que la pyohémie est bien plus fréquente à la suite des
amputations immédiates qu'à la suite d'amputations pour
des tumeurs blanches. On pourrait objecter à cela, que ceux
qui sont atteints de tumeurs blanches ne sont pas capables
de travailler dans les chemins de fer ni dans les carrières,
et par conséquent sont moins exposés aux accidents qui
nécessitent l'amputation primitive. Mais la rareté de la
pyohémie à la suite d'amputation pour des tumeurs blanches ne permet pas de soutenir ce raisonnement. Chez
ces malades, des altérations pathologiques ont été de longue durée et font partie pour ainsi dire de la constitution,

mais un ébranlement nerveux, une exposition au froid, une fatigue, un traumatisme étendu affectant subitement des parties saines, occasionnent une dépression dont ces malades ne se relèvent pas facilement. Dans les cas d'amputations pour des tumeurs blanches, on soulage le malade en éloignant la cause du trouble général; mais l'amputation pour un traumatisme se fait généralement avant que l'équilibre de l'économie rompu par l'accident soit rétabli, et, après l'opération, le malade doit passer par une convalescence longue et difficile avant que les effets généraux de l'accident aient disparu.

B. *Causes efficientes de la fièvre suppurative.*

De son développement spontané, et de sa contagion. — Nous pouvons maintenant discuter le problème important et en même temps le plus difficile, de l'origine et de l'extension de la fièvre suppurative. On doit toujours prendre les plus grands soins lorsque l'on cherche à rattacher l'origine d'une fièvre à des influences miasmatiques, ou à l'encombrement; et lorsque l'on en explique la communication à d'autres par l'intermédiaire des vêtements par exemple. Aussi nous voyons les chirurgiens soutenir des opinions tout à fait opposées, touchant l'origine et le caractère contagieux de la pyohémie. Tous cependant sont d'accord pour considérer l'encombrement dans de petites salles d'opérés, ou de femmes récemment accouchées, comme un terrain très-favorable au développement des germes de ces fièvres; de même que ces conditions favorisent l'invasion et l'extension du choléra, et des affections fébriles en général.

Avant de discuter en détail les arguments pour et contre

la doctrine de la contagion de la fièvre suppurative, essayons de trouver l'origine de cette maladie. Le plus grand nombre des cas de pyohémie, qui ont été publiés, proviennent de la pratique hospitalière; mais je suis convaincu qu'un très-grand nombre se rencontrent dans la pratique privée, et que, s'ils étaient publiés, ils seraient les plus intéressants et les plus instructifs. Il est très-facile de rapporter le grand nombre des malades qui succombent à cette fièvre dans nos hôpitaux, à une mauvaise aération, due à l'encombrement des salles, par une trop grande accumulation d'opérés ou d'accouchées; et aux émanations malsaines, provenant de la suppuration d'un si grand nombre de vastes plaies. Quelques hôpitaux, surtout dans les grandes villes, ne sont peut-être jamais exempts du principe toxique qui occasionne la pyohémie; mais, même là, on peut remarquer que, tandis que, dans le courant d'une année, les salles d'un des chirurgiens auront à souffrir des ravages de la fièvre suppurative, l'année suivante, ce sont les malades d'un autre chirurgien qui tombent victimes de ce fléau terrible. La pyohémie n'est pas régulière dans ses manifestations, mais au contraire remarquablement excentrique. Mon expérience dans la pratique hospitalière me fait penser que la mauvaise aération et l'encombrement des malades ne sont pas les seules causes efficientes de cette affection. Par exemple, j'étais chargé de deux salles (entre autres), qui étaient spécialement réservées pour les blessés et les opérés, et que nous pouvons désigner par les lettres A et B. A, la salle des blessés, était deux fois plus grande que B, et ne contenait, règle générale, que très-peu d'opérés. De plus, elle était aérée de trois manières : par des ventilateurs qui amenaient l'air des corridors; par la porte, et par la série de fenêtres qui lui faisaient face ; par deux séries de fenêtres en face les unes des autres et au-dessus des premières ; une rangée de ces fenêtres avait des plaques de zinc perforées. Cette salle par conséquent était bien ventilée et toujours parcourue par de l'air frais. La salle B, cependant, était la salle favorite du chirurgien, et contenait de même dix lits, qui étaient presque toujours occupés par des opérés. Parmi les vingt cas que j'ai rapportés, les n°s 3, 4, 5, 9, 11 et 19 se trouvaient successivement dans la salle A; et les n°s 6, 7 et 18, se trouvaient ensemble dans la salle B. Lorsque les premiers six cas étaient dans la salle A, la majorité des autres malades étaient atteints de fractures simples; et chacun se trouvait être le seul opéré pour le moment dans la salle. En même temps que les trois derniers malades dans la salle B étaient les malades suivants : un cas de gangrène sénile, un cas de résection du poignet, un autre de résection de l'épaule (observation XVII), un cas de fracture compliquée de jambe, un cas de ligature de la carotide primitive droite, pour un anévrysme, un cas de taille, et un ulcère. Aussitôt qu'on l'a pu, après la mort des trois malades atteints de pyohémie, la salle B a été vidée, soumise à une fumigation, et parfaitement ventilée pendant un mois, avant de permettre aux malades d'y rentrer; il n'y eut pas d'autres cas de fièvre suppurative dans cette salle. La salle A, d'un autre côté, avait été en réparation pendant plusieurs mois avant l'époque que je prends comme point de départ, et avait été vide pendant environ un an; cependant presque tous les opérés qui y furent placés ont succombé à la pyohémie. Pour moi cela semble montrer que, si les moyens hygiéniques servent à empêcher la propagation de la pyohémie, lorsqu'elle s'est montrée, et à empêcher ses réapparitions en supprimant un terrain qui lui est favorable, c'est-à-dire de la saleté et des mauvaises odeurs; cependant, les malades placés dans les meilleure conditions hygiéniques ne sont pas exempts de ses ravages.

La pyohémie, lorsqu'elle apparaît dans un hôpital, peut-elle être rapportée à une inoculation au moyen des assistants? Il est certainement très-avantageux aux étudiants de faire les pansements des blessés dans les salles de chirurgie; mais la vie du malade court-elle pour cela des risques? On comprend parfaitement que, lorsque les élèves courent de l'amphithéâtre de dissection à l'hôpital, et qu'après s'être lavé les mains à la hâte, ils se mettent à panser des plaies, on comprend qu'ils puissent parfois, malheureusement et sans le savoir, inoculer à leurs malades des substances délétères, qui occasionnent de la fièvre suppurative. Il n'y a cependant aucune preuve à l'appui de cette supposition. Les malades courent bien plus de risques, lorsque leurs plaies sont pansées par des infirmières, qui, bien souvent, s'intéressent peu à leurs malades, et font leur ouvrage machinalement et le plus vite possible. Ceux qui ont la surveillance des pansements doivent insister pour que leurs panseurs se nettoient les mains avec quelque liquide désinfectant, afin d'éviter, autant que possible, l'inoculation des malades par des *materies morbi* quelconques.

La pyohémie ou fièvre suppurative est-elle contagieuse, c'est-à-dire peut-elle se communiquer par le transport des matières morbifiques? Ces moyens de propagation sont nombreux, et cependant il n'y a pas de preuves que la maladie s'étend de cette façon. Au contraire, on pourrait citer bien des faits contre cette idée, par exemple les suivants. Avec les salles A et B, dont nous venons de parler, j'étais chargé d'une troisième salle de la même grandeur que la salle B, et au même étage que les deux autres; un même corridor servait aux trois salles. Les infirmiers de ces salles communiquaient souvent ensemble, et étaient assez en contact les uns avec les autres, bien des fois par jour, pour pouvoir transporter les uns aux autres les principes contagieux de la pyohémie, s'ils existaient. Pendant plusieurs heures, chaque jour, les élèves, ainsi que d'autres personnes, visitaient ces salles; et, parmi les dix malades de la salle C, il y en avait, règle générale, six ou huit qui avaient subi des opérations; cependant il n'y eut pas un seul cas de pyohémie pendant tout le temps que j'en ai été chargé.

« Des malades pendant le travail de l'accouchement, dit sir J. Y. Simpson, peuvent être et ont été inoculées par le principe morbide capable d'occasionner la fièvre puerpérale, transporté par les doigts de l'accoucheur qui dans ces cas agit comme ces points d'ivoire dont se servaient les anciens vaccinateurs. » Comme preuve de cette assertion, il cite ce fait intéressant, que, avant l'année 1846, la mortalité dans l'hôpital de Vienne était de un dixième, tandis qu'après 1848 cette proportion est tombée à un sur soixante-quatorze. Ce changement a pu être rapporté à ce que le docteur Semmelweis (1), en 1847, exigeait des élèves qu'ils ne touchassent pas les cadavres aux autopsies, et que leurs mains fussent lavées dans une solution chlorurée, avant et après chaque exploration vaginale : ce fait confirme bien la supposition que la fièvre puer-

____

(1) Semmelweis *in* Arneth, *Note sur le moyen proposé et employé par M. Semmelweis pour empêcher le développement des épidémies puerpérales* (*Ann. d'Hyg.*, 1851, tome XLV, p. 281).

pérale est inoculable et contagieuse de cette façon.

Mais Sir J. Y. Simpson fait remarquer, de plus, que « les chirurgiens, ainsi que les accoucheurs, sont parfois les intermédiaires malheureux de l'inoculation de leurs malades, par des principes morbides, qui occasionnent la fièvre chirurgicale. « Nous ne croyons pas, dit-il encore, que cette affection se propage de malade directement à malade, mais bien indirectement par l'intermédiaire d'un tiers. » Il ne donne pas de preuve de cette hypothèse. Au contraire, les faits que nous pouvons réunir à ce sujet tendent plutôt à prouver le contraire. Journellement, il y a des centaines de malades, dans nos hôpitaux, qui sont exposés aux inoculations par une tierce personne, c'est-à-dire par les chirurgiens, par les élèves et par les infirmiers ; et, cependant, combien sont rares comparativement les cas de pyohémie. Les épidémies qui éclatent dans les hôpitaux ne peuvent pas être rapportées à la contagion. On voit, constamment, cette fièvre survenir chez les malades d'une salle, tandis que ceux de la salle d'à côté échappent. De plus, on a souvent remarqué que dans une salle où il y a bien des malades, sujets à prendre cette affection, un seul des malades est pris, et après sa mort un autre, et ainsi de suite.

Par conséquent, jusqu'à présent, d'après ce que nous savons, nous pouvons seulement conclure que la fièvre suppurative n'est pas contagieuse. On doit, cependant, isoler les cas de fièvre suppurative, et les éloigner des opérés, de peur de voir ceux-ci exposés à des influences délétères quelconques.

De la phlébite comme cause efficiente de la fièvre suppurative. — La grande fréquence de la phlébite chez ceux qui succombent à la fièvre suppurative avait fait

admettre aux anciens observateurs, que cette lésion était
la cause efficiente de la pyohémie. Ceux qui ont soutenu
cette idée ont naturellement considéré attentivement cette
lésion, et semblent, dans quelques cas, avoir mal interprété leurs observations, afin de les rendre conformes à
cette théorie. Il est cependant relativement rare que les
symptômes de cette affection se manifestent pendant la
vie ; et après la mort, ainsi que nous l'avons fait remarquer, les signes caractéristiques de la phlébite souvent
ne peuvent pas se retrouver. Ce que l'on note le plus souvent, c'est l'existence d'un caillot, dans les veines qui
partent d'une plaie, ou d'un moignon, ou bien de l'utérus, des malades qui ont succombé à cette fièvre. Ces
caillots paraissent généralement sains et sont d'une consistance ferme; mais, lorsqu'ils sont anciens, ils se ramollissent au centre, et quelquefois même ils deviennent
purulents. Nous avons déjà fait remarquer que le sang,
dans la fièvre suppurative, est extrêmement coagulable
pendant la vie ; et cette circonstance, ajoutée à l'état
d'irritation des veines lié à l'état inflammatoire de l'économie en général, explique facilement la fréquence des
caillots veineux chez les malades qui ont succombé à la
fièvre suppurative et puerpérale. On a trop insisté sur la
présence des caillots veineux. Il faudrait les considérer de
la même façon que les autres altérations pathologiques que
l'on trouve après la mort par pyohémie. Ils sont en somme
la conséquence, et non pas la cause de cette maladie.

Ainsi, cette assertion d'Arnott, que « les inflammations
et les abcès qui se trouvent dans des régions éloignées,
après des blessures, soit des membres, soit de la tête,
ou bien après l'accouchement, peuvent être rapportés à
l'existence d'une phlébite de la partie du corps qui a été

primitivement lésée » cette assertion, dis-je, doit être considérée d'après les recherches modernes comme une transposition de cause à effet.

H. Lee a essayé à l'aide de l'expérimentation d'infirmer la doctrine généralement reçue alors de l'origine phlébitique de la fièvre suppurative. Il s'est fondé sur ce que le pus introduit dans une veine amenait la coagulation du sang dans ce vaisseau, et que ce liquide ne pouvait plus alors circuler dans l'économie. Pour que le pus circule, il faut que la coagulabilité du sang soit diminuée, ou bien que l'obstacle qui sépare le liquide purulent du torrent circulatoire soit surmonté par des moyens mécaniques. Les bases de cet argument ont été reconnues inexactes maintes fois par les expériences et par l'observation, et par conséquent toute la théorie tombe. Le pus injecté dans une veine n'amène pas la coagulation du sang au point où s'est faite l'injection. On l'a vu, dans les expériences de M. le professeur Hughes Bennett, se mélanger et circuler avec le sang dans les veines. Combien de fois n'a-t-on pas vu la resorption d'abcès ? et dans ces cas les matériaux purulents (c'est-à-dire le pus) doivent d'abord passer dans la circulation générale avant d'être éliminés.

J'ai injecté, dans la veine jugulaire droite d'un petit chien King Charles, six grammes de pus que j'avais pris d'un abcès scrofuleux de l'aine, et j'ai été surpris de trouver que les seuls symptômes qu'il a éprouvés étaient de la perte d'appétit et de la tristesse le lendemain de l'opération. Le troisième jour l'animal se portait bien, et la plaie était cicatrisée. J'en ai conclu que l'injection de pus dans les veines occasionnait à peine du trouble général. Du reste nous reviendrons un peu plus loin sur cette origine purulente de la fièvre suppurative.

Analyse des expériences. — Avant d'étudier les autres conditions morbides qui nous restent et auxquelles on a attribué l'origine de la fièvre suppurative, il serait bon d'examiner brièvement quelques-unes des expériences qui ont été faites par les différents observateurs, ainsi que les résultats auxquels ils sont arrivés.

Castelnau et Ducrest ont injecté, dans les veines et les tissus des animaux, des substances diverses, telles que du lait, de l'urine, du sperme, des substances en putréfaction, du mercure métallique, du sublimé corrosif, etc., voici les résultats qu'ils ont obtenus :

1° Les abcès qui résultent de l'injection d'un liquide autre que du pus ont leur siége exclusivement dans les poumons ; au contraire, dans les cas d'abcès multiples déterminés par les injections de pus, non-seulement ces abcès existent simultanément dans les poumons, le foie, la rate, les articulations, les muscles, etc., mais encore on les rencontre dans ces dernières parties lorsque les poumons en sont eux-mêmes complétement exempts.

2° Il n'est pas de symptôme isolé provoqué par l'intoxication purulente qui n'ait été reproduit par les injections d'un plus ou moins grand nombre de ces substances ; mais il n'en est pas de même de l'ensemble des symptômes.

3° Chaque catégorie de corps étrangers a son mode d'action spécial. Ces observateurs ont injecté du pus dans la veine saphène chez sept chiens, dont cinq sont morts. Chez ceux-ci on a trouvé soit des abcès « multiples » complétement développés, soit des abcès en voie de formation (1).

Ils ont conclu (2) de leurs recherches que :

1° Les abcès multiples sont tous dus à une altération du

____

(1) Castelnau et Ducrest, *Mém. de l'Acad. de méd.*, 1846, t. XII, p. 113.
(2) *Ibidem*, p. 130.

sang, laquelle est le plus souvent, et peut-être toujours, produite par la présence d'un principe étranger dans ce liquide.

2° Dans les abcès multiples qui se développent à la suite des couches, des lésions traumatiques, des opérations chirurgicales, et à la suite de la phlébite ; ce principe, c'est le pus.

3° Dans les abcès multiples qui se dévoloppent dans les autres maladies ; ce principe est celui qui a produit la maladie elle-même.

4° La marche, le pronostic, et le traitement de ces abcès sont entièrement subordonnés à la cause générale qui les produit.

Sédillot a fait quarante-cinq expériences sur des chiens. Après une seule injection de 3^{gr}, 10 de pus, les animaux ont guéri. Après l'injection de 11^{gr}, 50 à 15^{gr}, 50 de pus, les animaux ont aussi guéri ; mais les symptômes étaient plus graves. Après l'injection, même de pus fétide, les animaux ont guéri, mais il fallait une quantité bien moindre de ce liquide pour les tuer ; il attribuait ce résultat à la fetidité du liquide. Sédillot a trouvé aussi que l'injection du chyme dilué produisait des symptômes très-analogues, et même à quantités égales des symptômes peut-être plus sérieux.

Dans deux cas il a injecté de l'eau putride, et a provoqué la mort.

Dans trois cas l'injection de globules de pus dans de l'eau a donné la mort.

Sept fois il a injecté la sérosité du pus. Trois de ces expériences ont été faites avec de la sérosité putride et ont occasionné la mort avec des altérations gangréneuses des poumons. Trois de ceux qui restaient sont morts, et l'un d'eux avait des abcès métastatiques distincts ; un autre avait des points circonscrits d'induration pulmonaire, contenant chacune « une cavité remplie d'un liquide muqueux rougeâtre ; » le troisième, cinq jours après l'injection, présentait dans les deux poumons « des plaques ecchymotiques avec des points noirs au centre ».

Du sang et de la sérosité du sang furent injectés séparément, et ont produit des symptômes graves, mais une seule fois l'injection a donné la mort.

De plus, lorsque l'on a injecté le liquide dans les veines mésentériques il y eut les mêmes symptômes que lorsque l'on faisait l'injection dans la veine jugulaire, « le foie paraissait n'offrir aucun obstacle à son passage vers les poumons. » Sédillot pense qu'il y a « deux affections distinctes, quoiqu'ayant en apparence des liens communs ; l'une est déterminée par les éléments solides du pus, l'autre par la putridité de quelque substance animale. »

Il pense que les produits de la fermentation putride du pus ne donnent pas la pyohémie, mais bien des affections grangréneuses (septicémie). Voici les résultats auxquels Sédillot est arrivé :

1° Qu'après une seule injection de pus, lorsque les animaux étaient bien portants auparavant, ils guérissent ; mais ce résultat n'est pas constant.

2° Que la simple inoculation du pus, dans les tissus avoisinants des veines, est suivie d'une suppuration locale légère ; le sang reste intact dans les vaisseaux voisins ; qu'il n'y a pas de symptômes occasionnés par l'application du pus sur les lèvres des plaies, quoique dans ces cas quelques globules pénètrent probablement dans la circulation ; et que les blessures des veines sont réparées comme partout ailleurs.

3° Que les injections de petites quantités de pus sont généralement suivies de dépôts secondaires.

4° Que si l'animal était bien portant, ces abcès secondaires disparaissent.

5° Que les abcès secondaires sont obtenus par des injections *répétées chez des animaux constamment affaiblis par la maladie.*

6° Que des résultats semblables ou analogues se voient après des injections de bien d'autres substances que le pus.

Enfin il arrive quelquefois, et cela n'a été noté que pour le pus seul, qu'il passe par un seul groupe de capillaires.

H. Lee a trouvé que, lorsqu'on mélangeait du pus à du sang, en *dehors* de l'économie, ce sang se coagulait, et en a conclu que ce même résultat devait avoir lieu à la suite d'injection de pus dans les veines, d'où il fait remarquer que le sang doit être altéré dans sa composition, que sa coagulabilité soit diminuée, avant que le pus puisse pénétrer dans le torrent circulatoire. « L'introduction de pus dans l'économie par la plaie d'une veine ou par une veine enflammée, dit-il, peut rarement être le premier pas vers l'infection purulente de l'économie. Il faut qu'il y ait auparavant quelque transformation dans le sang, qui altère sa coagulabilité, ou bien que quelques moyens mécaniques insolites aient été mis en jeu avant que le pus puisse passer dans la circulation. Il semblerait donc qu'il y ait deux conditions principales, dans lesquelles une affection locale peut produire l'infection générale du système : la première se trouve dans un défaut de réunion dans les plaies des veines ; la seconde dans le défaut d'une oblitération complète dans les lymphatiques enflammées (1). »

Lee ayant appuyé son raisonnement sur un point de

_____

(1) Lee, 1850, pp. 45 et 48.

départ faux, ses conclusions sont facilement renversées, et ses expériences n'ont éclairé en aucune façon l'origine mystérieuse de la fièvre suppurative.

M. le professeur Hughes Bennett a tenté de découvrir une grande similitude entre la leucocythémie et la pyohémie. Dans son traité de la première affection, il a montré que bien des altérations que l'on observe dans les veines après la mort par fièvre suppurative se retrouvent aussi dans la leucocythémie. Dans les deux maladies on rencontre à l'autopsie des caillots dans les veines. Le sang dans les deux cas, examiné au microscope, montre des corpuscules granuleux qui sont absolument semblables, et cependant on les appelle globules blancs du sang dans le cas de leucocythémie, et globules du pus dans le cas de pyohémie. On remarque que dans les deux maladies le sang pendant la vie est anormalement coagulable. Par conséquent ces deux maladies ont une analogie frappante au point de vue anatomo-pathologique. Bennett fait remarquer que les abcès secondaires ne peuvent pas être le résultat de l'accumulation des globules du pus, dans les petites ramifications vasculaires, parce que ces globules ont absolument les mêmes dimensions que les globules blancs du sang qui se trouvent en si grand nombre chez les malades atteints de leucocythémie et qui ne gênent en rien la circulation. Il a conclu aussi d'après ses expériences sur les animaux que les liquides putrides *empêchaient la coagulation du sang.* C'est le contraire de ce que nous avons vu pour le sang dans la fièvre suppurative.

J. S. Gamgee a fait des expériences sur deux chevaux et un poney, il a fait sept expériences comme il suit :

Première expérience. — Il a injecté 10 grammes de pus de bonne nature dans la veine jugulaire d'un cheval, il y eut quelques symptômes généraux, et l'animal est allé mieux au bout de quelques jours.

Deuxième expérience. — Dans la veine jugulaire du côté opposé chez le même cheval, il injecte 9 grammes de pus de bonne nature, deux jours plus tard ; mais l'expérience a manqué.

Troisième expérience. — Dans la même veine que dans la première expérience, on injecta 9 grammes de pus de bonne nature six jours après la deuxième expérience. On sacrifia l'animal quatre jours plus tard ; il y eut quelques signes de phlébite dans la veine jugulaire droite, celle du côté gauche était oblitérée. Il y eut aussi dans les deux poumons des abcès gros comme des pois.

Quatrième expérience. — On injecta 9 grammes de pus de bonne nature dans l'une des veines jugulaires d'un vieux cheval. L'animal est mort deux minutes après l'opération.

Cinquième expérience. — On injecta 4 grammes de pus, dans l'une des jugulaires d'un poney qui ne s'en portait pas plus mal pour cela.

Sixième expérience. — Chez le même poney, on injecte dans la jugulaire opposée 9 grammes de pus louable, sept jours après la dernière expérience, l'animal s'est peu ressenti de l'opération.

Septième expérience. — Trois heures après cette dernière expérience, on injecte chez le même poney, et dans la même plaie que pour l'expérience sixième, 32 grammes de pus de bonne nature. Sa respiration s'est embarrassée, mais il n'y eut pas de symptômes sérieux. On sacrifia l'animal le lendemain, et la seule lésion que l'on trouva était de la congestion des deux poumons. « Je conclus de ces expériences, dit Gamgee :

« 1° Que, lorsque du pus est injecté franchement dans

une veine, rien ne s'oppose à ce qu'il circule librement avec le sang.

« 2° Que le premier effet qui suit cette injection est une congestion pulmonaire, qui peut être assez intense pour causer une mort instantanée, ou qui d'autres fois permet une guérison temporaire.

« 3° Que les abcès trouvés dans les poumons des individus qui ont succombé à la pyohémie peuvent être provoqués expérimentalement chez les animaux sains en leur injectant du pus dans les veines (1). »

Beaucoup des substances, que Gaspard a injectées dans la circulation, n'ont produit aucun effet sur les tuniques des veines qu'elles parcouraient, et cependant les symptômes généraux étaient exactement semblables à ceux auxquels donne lieu une phlébite véritable. Il a trouvé que les liquides gras, et ceux qui contenaient des sédiments, ne passaient pas facilement des petites artères dans les veines. D'un autre côté, des substances parfaitement solubles, comme le tartre stibié, l'opium, la noix vomique, introduites dans une artère, passent facilement dans la circulation, et exercent toute leur action sur l'économie, sans causer d'irritation par leur passage dans les vaisseaux. Des infusions de tabac, d'acétate de plomb, des liquides putrides, etc., n'occasionnent pas par eux-mêmes une gêne mécanique à la circulation du sang, et *ne produisent pas les mêmes symptômes généraux lorsqu'on les injecte dans une artère que dans une veine ;* mais ces substances excitent toutes une irritation locale violente dans les tissus auxquels se distribuent les ramifications de l'artère dans laquelle on a fait l'injection, et les symptômes généraux sont dus à l'irritation locale. Gaspard, de plus, a injecté

____
(1) Gamgee, 1853, p. 1079.

dans les veines d'un chien, du sang provenant d'un autre chien mort à la suite d'injections de pus putride, et a pu ainsi provoquer un empoisonnement du sang. « Il est certain, dit-il, que les substances putrides, injectées dans les veines, agissent sur la masse générale du sang, malgré leur passage successif et leur filtration, à travers les deux systèmes des poumons et des autres organes. Il est évident qu'injectées dans la veine jugulaire, des substances putrides circulent à travers toute l'économie, sans être retenues dans les capillaires, comme le mercure, la graisse, l'huile, des substances visqueuses, des poudres ou d'autres corps ayant un volume trop considérable. »

Les expériences de Magendie, de Leuret et d'Hammont ont conduit ces observateurs à conclure que, les substances végétales ou animales en putréfaction, introduites dans le tissu cellulaire ou injectées dans le sang, développent des symptômes très-analogues à ceux du typhus ou de la fièvre jaune ; et que les chiens qu'on force à respirer les émanations provenant des substances végétales ou animales en voie de putréfaction, sont pris des mêmes symptômes, des mêmes altérations du sang, des sécrétions, des excrétions, et des mêmes lésions des viscères, que ceux que l'on observe dans la fièvre jaune. Leuret a reproduit le charbon chez des chevaux, en leur plaçant sous la peau, et en leur injectant dans les veines le sang de chevaux morts de cette maladie (1).

« M. Batailhé a trouvé des abcès dans les poumons, et une fois une pleurésie purulente chez des chiens, à la suite d'injection de pus dans leurs veines, pourvu que les animaux n'eussent pas succombé quelques heures après l'injection. » Après un grand nombre d'expériences, il en a

____

(1) Voy. *Copland's Dictionary*, p. 193.

conclu que « le pus putréfié, mélangé à très-petites doses au sang, produit des abcès secondaires, pourvu qu'il soit injecté en petite quantité, afin de ne pas tuer rapidement l'animal, et de le laisser vivre un temps suffisant, pour la formation des abcès (1). »

Voici les expériences que j'ai faites moi-même :

Première expérience. — Injection sous la peau d'un chien bien portant, de taille moyenne, de près de 4 grammes de levûre, dissoute dans de la glycérine et de l'eau.

Douze heures après l'opération le gonflement causé par le liquide injecté avait disparu. La plaie qui avait été faite, avec un trocart et une canule, formait comme une valvule, et il y avait lieu de croire le liquide absorbé, d'autant plus qu'il y avait une douleur marquée au niveau de l'injection. L'animal se portait bien d'ailleurs. Vingt-quatre heures plus tard il eut des frissons répétés. Le sang fut examiné à ce moment sous le microscope. Les globules rouges étaient rassemblés et formaient des masses au lieu de piles. Ils étaient crénelés, et ratatinés à leur surface; disséminés au milieu d'eux étaient de nombreux corpuscules granuleux, qui offraient par l'addition d'un peu d'acide acétique faible, les caractères ordinaires des globules du pus. Le sang avait une tendance anormale à se coaguler. La plaie était douloureuse et légèrement tuméfiée.

Le troisième jour de l'opération le sang du chien fut de nouveau examiné au microscope; il était normal si ce n'est que quelques-uns des globules rouges étaient crénelés. Le siége de l'injection était très-tuméfié, et extrêmement douloureux. La santé générale de l'animal était bonne. Deux jours plus tard on remarqua qu'il frissonnait souvent. L'appétit était bon, mais il laissait pen-

(1) Batailhé, *Brit. Med. Journ.*, 3 oct., 1863, p. 377.

cher sa tête, et paraissait triste. Au niveau de l'injection un vaste abcès très-douloureux s'était formé.

Le lendemain l'abcès s'est ouvert, et présentait une large surface saignante. Le chien paraissait bien soulagé par cette évacuation. Le lendemain (septième jour de l'opération) il était en pleine convalescence, et a guéri sans qu'on lui ait fait le moindre traitement.

Deuxième expérience. — Afin d'assurer autant que possible l'absorption de la levûre, j'ai procédé de la manière suivante. Après avoir mis à nu les vaisseaux fémoraux d'un chien terrier adulte, j'ai disséqué la veine dans le triangle de Scarpa ; puis, ayant lié son côté périphérique je l'ai divisé. J'ai suturé alors la plaie (qui avait environ 3 centimètres de long), et j'y ai injecté la même quantité de la solution que pour la première expérience. Le chien a mangé avec beaucoup d'appétit immédiatement après l'opération, et ne paraissait pas souffrir.

Le lendemain la plaie était gonflée, mais n'était pas très-douloureuse. Les téguments environnants avaient une couleur vert purpurine. L'appétit de l'animal était diminué, mais il paraissait aller bien d'ailleurs.

Le second jour de l'opération la teinte gangréneuse des téguments s'étendait sur tout l'abdomen. Les lèvres de la plaie étaient écartées. Le jour suivant l'animal ne se portait pas aussi bien. La plaie était gangréneuse ainsi que tous les tissus profonds de l'aine. La suppuration était extrêmement fétide. L'animal mangeait peu, et n'était pas disposé à se remuer.

Le quatrième jour de l'opération il paraissait mieux, et a mieux mangé ; mais il avait très-soif et ne voulait pas se remuer. Il y avait une large plaie, dans l'aine, d'au moins 9 centimètres de long, et très-profonde. Un pont formé par les téguments la séparait de la plaie de la cuisse, qui s'étendait jusqu'au genou, les lèvres écartées, et laissant voir dans le fond les muscles gangrénés. L'odeur de ces plaies était extrêmement fétide.

Trois jours plus tard (le septième jour de l'opération) l'animal paraissait entrer en convalescence. Les tissus gangrénés se sont éliminés ce jour-là, et la plaie commençait à prendre un bon aspect. Son appétit est revenu, et il marchait un peu en boitant.

La plaie s'est cicatrisée peu à peu, et l'animal n'a pas eu un seul symptôme inquiétant pendant toute sa convalescence.

Troisième expérience. — Après avoir mis à nu et lié la veine fémorale droite d'un autre chien, comme dans l'expérience précédente, j'ai suturé la plaie; puis j'y ai injecté 15 grammes de pus que je venais de prendre d'un abcès chez un malade atteint de fièvre suppurative. Pendant l'opération le chien a perdu une quantité considérable de sang, ce qui occasionna une syncope.

Le lendemain la plaie était gonflée, douloureuse, et entourée par une coloration vert rougeâtre des téguments jusque dans la région inguinale. L'animal refusait de prendre de la nourriture, mais il avait soif.

Vers trois heures, le lendemain matin, il était très-agité, se plaignait, et se roulait. Il est mort environ trente-six heures après l'opération.

Autopsie. — La plaie était cicatrisée. Les tissus environnants étaient décolorés. Le bout périphérique de la veine liée était rempli par un caillot, tandis que le bout central était vide. Il n'y avait nulle part des traces de phlébite. Les cavités droites du cœur, les veines caves ainsi que les autres veines du tronc étaient distendues par des caillots récents ; mais les parois des vaisseaux ne présentaient pas de traces d'inflammation. Il y avait aussi un petit caillot dans le ventricule gauche. Tous les organes étaient sains.

Quatrième expérience. — J'ai injecté à l'aide d'une canule, dans la cavité pleurale du même chien, qui m'avait servi pour la première expérience, un peu de sable en suspension dans de l'eau. Le poumon paraissait avoir été perforé, car il sortit de l'air par la canule ; mais la plaie était oblique, formant valvule. Immédiatement après l'opération, sa respiration devint très-gênée, il laissait pencher sa tête, refusait de manger, et semblait sur le point de mourir.

Le lendemain il allait mieux, et respirait plus facilement. Il avait beaucoup de fièvre, mais il mangea avec appétit. Il y avait beaucoup d'emphysème sous-cutané autour de la plaie.

Ces mêmes symptômes persistaient le lendemain, mais avec moins d'intensité.

Le troisième jour de l'opération, cependant, l'animal paraissait très-bien, quoique le poumon du côté opéré ne se dilatât pas aussi bien que celui du côté sain.

Le quatrième jour de l'opération un abcès sous-cutané très-volumineux se montra au niveau de la plaie ; il s'ouvrit, et laissa écouler du pus et un liquide grumeleux. Après cela le chien respira librement, et commença à courir, le lendemain la plaie s'était cicatrisée.

Réflexions. — Dans les deux premières de ces expériences, j'avais employé la levûre, le ferment le plus commode, afin de provoquer, si cela était possible, des phénomènes de fermentation. Je n'y suis pas parvenu cependant, et le seul résultat que j'obtins, de l'injection de levûre dans les tissus vivants, fut de l'irritation locale.

J'ai injecté, dans la troisième expérience, du pus de pyohémie, mais la quantité que j'ai employée était trop grande ; et l'injection a été suivie d'une coagulation diffuse du sang qui a amené la mort.

Enfin de ces expériences on peut tirer les conclusions suivantes :

1° Que la levûre donne lieu aux mêmes symptômes, et amène les mêmes lésions que les autres substances étrangères lorsqu'on les injecte dans les tissus vivants d'un animal, c'est-à-dire une irritation locale qui se termine par la gangrène.

2° Que, quoique exposés aux influences malfaisantes du pus et d'une suppuration malsaine, les animaux ne subissent pas nécessairement, par là, cette infection générale que nous appelons fièvre suppurative.

3° Que l'injection, dans la circulation d'un animal, d'une petite quantité de pus pris à un malade atteint de pyohémie, peut occasionner la fièvre suppurative, comme le prouve l'examen *post mortem*.

4° Que même, si les symptômes (en tant que nous pouvons les reconnaître chez les animaux) et les lésions pathologiques, que nous avons décrites comme caractéristiques de la fièvre suppurative, peuvent être ainsi reproduits (expérimentalement) chez les animaux, nous ne serions pas encore autorisé à affirmer que cette maladie, ainsi provoquée, est identique à celle qui existe chez l'homme.

Nous avons donc montré ici, à l'expérimentation, un vaste champ qui a été parcouru par de nombreux observateurs, différents les uns des autres par leur manière de concevoir cette affection, et qui par conséquent ont fait des expériences variées et avec toutes espèces de liquides.

Leurs conclusions tendent toutes vers le même résultat, c'est-à-dire que les symptômes ainsi que les lésions pathologiques peuvent jusqu'à un certain point être occasionnés chez les animaux par l'injection d'un grand nombre de liquides, sains ou putrides, des substances chimiques ou animales. Nous reviendrons plus tard sur la valeur de ces conclusions sur l'étiologie de la fièvre suppurative.

Nous devons maintenant examiner les autres sources supposées de la fièvre suppurative, c'est-à-dire la présence du pus dans le sang, l'irritation des centres nerveux, les thromboses ou obstructions mécaniques, l'état vicié du sang, et enfin la présence dans le sang d'un principe délétère latent qui a encore échappé aux recherches.

Origine purulente de la fièvre suppurative. — Boerhaave est le premier qui ait dit nettement, qu'il supposait que le pus était « quelquefois résorbé par les extrémités érodées des vaisseaux lymphatiques et sanguins. »

Ce transport mécanique du pus paraissait impossible à Morgagni, et il a émis l'hypothèse de la dégénération de tubercules, pour expliquer la formation des abcès viscéraux.

La théorie de Boerhaave, du mélange du pus au sang, a été remise en vigueur plus tard par Carmichael, puis soutenue par Quesnay et Velpeau. Ces observateurs ont été d'accord sur la théorie de l'absorption du pus par les veines ; soit par leurs extrémités béantes dans les plaies, soit qu'elles eussent leurs parois détruites par l'ulcération ; d'un autre côté, Hunter, Arnott, Cruveilhier, Tessier et d'autres, ont rapporté la présence du pus dans le sang à la phlébite, le pus serait sécrété par les parois des veines, et entrerait ainsi dans la circulation, ou bien serait formé au centre des caillots que l'on trouve toujours dans cette affection. La part des lymphatiques et des capillaires, dans l'absorption, n'a pas encore été bien définie. Les expériences de Tiedemann, de Magendie, de Panizza, etc., ont nettement prouvé que cette absorption se faisait par les vaisseaux lymphatiques des viscères, qui de plus ont un certain pouvoir de choisir. Dans les ganglions lymphatiques, d'un autre côté, il y a une espèce d'infiltration, que M. Ricord a bien montrée dans ses écrits sur le bubon syphilitique ; M. Ricord dit, « que la suppuration des ganglions inguinaux se fait en deux endroits : au centre du ganglion, où le pus est syphilitique et inoculable, et à l'extérieur, où le pus ne possède pas de propriétés spécifiques. » Par conséquent le pus, en tant que pus, ne peut pas pénétrer dans le sang après avoir passé par les vaisseaux et les ganglions lymphatiques.

On remarquera donc que les conclusions de Boerhaave, de Morgagni, etc., ont été contredites par les expériences et par les observations minutieuses des auteurs plus récents ; nous sommes donc obligés d'en conclure que la présence du pus n'est pas nécessaire, pour occasionner la fièvre suppurative, et que la phlébite n'est pas une compagne indispensable de cette affection. Personne, qui ait étudié avec soin ce sujet, ne maintiendra que la présence seule du pus sain ou malsain (introduit par exemple par une seule injection) puisse amener la fièvre suppurative. Combien de fois n'est-il pas arrivé aux chirurgiens de trouver des cas de résorption d'abcès assez volumineux, sans que cette disparition ait été suivie par des symptômes fébriles consécutifs ; on a même vu l'évacuation de ces abcès, directement dans les vaisseaux, par une ulcération de leurs parois, sans que ces cas aient eu une terminaison

fatale ! Le simple mélange du pus avec le sang dans l'é-
conomie produit à peine des signes généraux. Et combien
sont rares les cas de fièvres suppuratives, en comparaison
du nombre des plaies où une grande quantité de pus se
trouve en contact prolongé avec des tissus sains ; et souvent, sans doute, exposé à l'absorption par les veines ou les
lymphatiques béantes ! Les expériences où l'on a injecté directement du pus dans les veines ne sont pas plus con-
cluantes. Lebert, Sédillot, Polli et d'autres ont quelquefois déterminé la pyohémie en injectant du pus dans les
veines, mais d'autres fois le résultat a été négatif. Un autre fait, qui vient à l'appui de l'innocence du pus, c'est
que la pyohémie a pu survenir lors même qu'une plaie
a été réunie par première intention. La pyohémie a pu
encore survenir, à la suite de l'emploi de l'acupressure,
pour arrêter une hémorrhagie, et après que la plaie s'est
cicatrisée, avec la formation d'à peine une goutte de pus.
On n'a pas encore réuni un nombre suffisant d'exemples, pour pouvoir établir la comparaison, à savoir si la
pyohémie est plus fréquente dans les cas où les plaies se
sont réunies rapidement ou bien ont suivi une marche
lente avec libre formation de pus. Si l'on songe que
des plaies peuvent être baignées pendant des semaines
par des quantités de liquide putride, sans que le malade
présente les signes de fièvre suppurative ; ajoutons à cela
le fait contraire dont nous venons de parler, et les autres
points obscurs, on comprendra qu'il y a de quoi dérouter
l'observateur qui cherche pour la première fois à sonder
les profondeurs de l'étiologie de cette affection.

*La pyohémie rapportée à une irritation générale de l'éco-
nomie.* — Le caractère adynamique des symptômes que
présente la fièvre suppurative a surtout frappé Travers,

Rose et Brodie, et leur a fait regarder cette maladie comme une affection du système nerveux, due à une irritation générale de l'économie. Copland, d'un autre côté, a tenté de dévoiler les mystères de cette affection en rapportant les symptômes généraux aux « altérations produites par la substance morbide sur le système nerveux ». Comme dans d'autres fièvres, l'inquiétude, la dépression morale, ainsi que toute autre circonstance qui peut influencer l'organisation complexe, délicate, du système nerveux, agissent d'une manière fâcheuse sur l'économie, en la rendant impressionnable où elle ne l'aurait pas été autrement. Mais l'origine de la pyohémie ne peut pas être rattachée à l'irritation générale seule; et dans un très-grand nombre de cas les complications nerveuses manquent.

La thrombose ou l'obstruction mécanique comme cause de fièvre suppurative. — Cette doctrine a surtout été étudiée par M. le professeur Virchow. « L'embolie capillaire, dit-il, donne souvent lieu a de petits dépôts dans les reins, dans la rate, et dans les tissus même du cœur. Lorsqu'un fragment considérable d'un thrombus se loge dans un point d'une artère, il peut lui-même être emporté petit à petit par le frottement du courant sanguin, et les petites portions ainsi détachées vont cheminer dans les petites ramifications de l'artère. C'est ainsi seulement, il me semble, que l'on peut expliquer la présence d'un grand nombre de petits dépôts de même espèce, dans toute la sphère de distribution d'une artère volumineuse. « Les abcès secondaires subissent le même sort que le thrombus; ils guérissent ou se détruisent. » Cette théorie suppose invariablement la préexistence du thrombose au commencement de la pyohémie ; mais cette circonstance ne se rencontre qu'exceptionnellement. Cette hypothèse rend bien compte du phénomène local caractéristique de la fièvre suppurative, c'est-à-dire la formation des abcès secondaires dans les viscères; mais la source des symptômes généraux ne peut pas être ainsi expliquée. Savory fait remarquer que, « la thrombose peut exister sans signe de phlébite, et arrive souvent sans être suivie de pyohémie. La phlébite peut exister quelquefois sans thrombose, et se manifeste souvent sans être suivie de pyohémie. La pyohémie survient souvent sans aucun signe de phlébite ou de thrombose; et, plus souvent encore, elle survient sans avoir été précédée de ces deux altérations, ni d'aucune autre affection des veines. Par conséquent, on n'a pas démontré encore d'une façon satisfaisante que la phlébite ou la thrombose ait un rapport spécial à la pyohémie, comme de cause à effet (1). » La théorie ingénieuse de M. le professeur Virchow est de plus infirmée pour ce fait, qu'une embolie simple, par exemple partie d'un caillot apoplectique, ou d'un athérome, ou des caillots occasionnés par une irritation ou une phlébite artificielle, est suivie par moins de points de congestion et de stases sanguines que dans le cas de fièvre suppurative. Dans le premier cas encore, la zone d'action de l'embolie est plus étendue, et il y a moins de chances de voir survenir le ramollissement consécutif. Bristowe, de plus, fait remarquer que la théorie de l'embolie n'explique pas ces cas, « ayant leur point de départ dans le système nerveux, et dans lesquel, les poumons sont indemnes, tandis qu'il y a des dépôts secondaires nombreux, dans d'autres organes. » Dans l'embolie

---

(1) Savory, *St Bartholomew's Hospital Reports*, II, 1866, p. 46.

et dans la dégénérescence athéromateuse des artères, dit
Bristowe, nous trouvons « que l'obstruction d'une artère
donne lieu, dans les points où elle se distribue, précisé-
ment aux mêmes lésions, qui se montrent comme les manifestations locales spécifiques de la pyohémie (1) ».

Ces phénomènes, secondaires dans les deux variétés
d'embolie, diffèrent, cependant, dans la rapidité de leur
évolution dans les deux cas. Il est donc évident que la
pyohémie ne consiste pas dans la formation d'abcès viscéraux, mais qu'il existe une altération générale de l'é-
conomie qui est indiquée par les symptômes que nous
avons décrits (2).

Enfin cette théorie n'explique pas la formation des
épanchements purulents des articulations, ni les abcès
dans le tissu cellulaire, et les autres tissus analogues, où
la texture est plus lâche et moins vasculaire que celle des
viscères. Il n'est pas rare non plus de voir les veines s'enflammer, produire des coagulations dures, sans qu'il y ait
développement des signes de la pyohémie.

Quelques auteurs ont attribué la formation des abcès
secondaires à l'obstruction par des corpuscules du pus
dans les derniers capillaires des organes. Mais, vu que
ces globules ne sont pas plus volumineux que les globules blancs du sang, qui eux n'occasionnent pas ces
obstructions, cette hypothèse est insoutenable. Il est probable qu'une obstruction temporaire des capillaires dans
quelque partie du corps se fait journellement, sans que
pour cela il y ait apparence de trouble général ; car la
circulation collatérale qui se fait dans ce cas (comme lors

____

(1) Bristowe, p. 201.

(2) E. Wagner attribue l'embolie à de la graisse liquide qui s'échappe
du lieu de la suppuration.

de l'obstruction de l'un des gros vaisseaux d'un membre) est bien suffisante pour prévenir les mauvais effets de l'obstruction (1).

État vicié du sang, comme cause de pyohémie. — Les observations cliniques, ainsi que les expériences, prouvent que l'existence de la phlébite et la présence du pus ne sont pas nécessaires au développement des symptômes et des lésions de la pyohémie; mais qu'ils sont produits par quelque agent, portant son influence sur l'économie en général, probablement par l'intermédiaire du sang, comme pour les différentes fièvres. Comme on n'avait pas établi ce fait que la pyohémie pouvait survenir dans les cas où il n'y avait pas de plaie ou solution de continuité du tissu, ni formation de lymphe plastique, on suggéra l'hypothèse que, au lieu du pus absorbé de la plaie, le liquide purulent ou autre, par son contact avec le sang fourni à la plaie pour sa réparation, viciait ce sang, qui alors allait développer les symptômes et les altérations pathologiques de la fièvre suppurative. Lebert rapportait cette action délétère au sérum du pus de la plaie; Bérard, à la sérosité putride qui existait dans une suppuration malsaine; Wood, à des transformations zymotiques dans le sang dues à l'absorption de produits sanieux de la plaie; Gendrin, à la transformation du sang en pus; etc.

Il est naturel de supposer que dans la fièvre suppurative, comme dans le choléra, la peste, la syphilis, les

___

(1) M. le professeur Billroth, de Vienne, rapporte ces abcès secondaires « à l'embolie, qui est rare ; ou bien à une action réflexe des centres nerveux causée par l'irritation nerveuse périphérique. » La septicémie, il la regarde comme essentiellement différente de la pyohémie ; elle dépendrait de l'absorption de substances putrides, et peut être reproduite par l'expérimentation. « Dans la septicémie, dit-il, il n'y a pas de métastases ni de frissons, mais il y a une infiltration purulente considérable autour de la plaie. »

affections fébriles, et autres affections générales semblables, le sang est plus ou moins altéré, par les mêmes
causes qui ont donné lieu aux altérations locales. La
question cependant qui se présente à nous maintenant
est celle-ci : — Peut-on démontrer l'existence d'une
altération plus définie que celle qui se trouve dans d'autres maladies, d'un changement que l'on peut attribuer
au poison spécial de la fièvre suppurative? Jusqu'à présent
les recherches n'ont pas fait découvrir le principe exci-
tant de la pyohémie dans la suppuration d'une plaie ou
d'un abcès. Mais y a-t-il lieu de supposer que la source
primitive, le poison, de la fièvre suppurative pourrait
être découverte en creusant encore plus profondément de
ce côté? La réponse est fournie par l'observation directe
et par l'analogie. Virchow dit : — « Dans une des formes
de la résorption du pus, ce n'est pas du pus qui est résorbé, mais un liquide simple, composé en grande partie
d'eau, de quelques sels, et d'un peu de substance albumineuse ; et il ne peut y avoir de doute ici, que nous avons
l'une des formes les plus incomplètes de la résorption.
La seconde forme de résorption représente le cas le plus
favorable, c'est lorsque le pus disparaît réellement sans
avoir besoin de laisser des traces. Mais ici, encore, le pus
n'est pas résorbé en tant que pus, il subit d'abord la ré-
gression graisseuse. Dans ce cas, au lieu de pus, c'est une
émulsion d'eau, un peu de substance albumineuse et de
graisse qui se forme, on y a même trouvé parfois du
sucre. » C'est ce liquide qui est ensuite résorbé.

Maintenant voyons les faits qui nous sont fournis par
l'analogie. Home (1) a pu transmettre la rougeole à l'aide

____

(1) Home, *in* Copland's *Dictionary*, p. 183.

du sang pris d'un individu affecté de cette maladie. Duhamel raconte le fait d'un boucher qui, après avoir mis dans sa bouche le couteau avec lequel il avait tué un bœuf surmené, a vu sa langue et sa gorge enfler quelques heures plus tard, avec une éruption de pustules noirâtres sur le reste du corps. Il est mort au bout de quatre jours. Une autre personne, s'étant blessé la main avec un os du même animal, est prise d'inflammation du bras, suivie de gangrène et de mort. Deux femmes ont eu aussi une inflammation gangréneuse, à la suite du contact de quelques gouttes du sang du même bœuf, sur la main de l'une, et sur la joue de l'autre. Dupuy et Leuret ont introduit, dans le tissu cellulaire et dans les veines d'un cheval en bonne santé, du sang pris d'un cheval affecté de pustule maligne, et ont pu reproduire ainsi la maladie.

« Les exemples d'inflammations gangréneuses ou diffuses du tissu cellulaire, occasionnées par le contact ou par l'inoculation de matière animale putride, ainsi que le rapportent de nombreux auteurs ; les exemples que l'on retrouve dans les amphithéâtres de dissection et qui ne sont pas rares ; ainsi que les cas de fièvre putride, avec pustules gangréneuses et anthrax, particulièrement chez les vétérinaires et les écorcheurs, — fournissent des preuves pour démontrer que le sang constitue la voie principale, quoique peut-être pas la voie primitive ou unique, par laquelle toute l'économie devient plus ou moins infectée dans une classe étendue et importante de maladies. » Ces observations, ainsi que celles qui vont suivre, prouvent bien que le sang est la voie de l'inoculation de la substance toxique ; en même temps, elles infirment l'idée que les excrétions de ces malades soient assez viciées, pour être inoculables. « Des substances définies, dit Virchow (telles que le nitrate d'argent, l'urate de soude dans la goutte, les sels terreux des os dans l'ostéomalacie), passent dans le sang en solution. » Ailleurs nous trouvons cette inoculation par le sang dans l'hydrophobie, — cette maladie terrible dans ses effets, et obscure dans son origine. Sir J. Y. Simpson soutient que les fièvres chirurgicales et puerpérales sont dues à un état vicié du sang et il dit : « Que, de même que la rougeole, la scarlatine, le rhumatisme, et les autres inflammations disséminées, comme les appelle Chomel, elles ne peuvent pas être reproduites expérimentalement par les causes ordinaires des inflammations, mais sont occasionnées par des causes spécifiques. » Ce sont, en un mot, « des inflammations secondaires résultant d'une diathèse ou d'une altération morbide primitive des liquides de l'économie. » « Pourquoi, se demande Savory, n'y a-t-il pas infection toutes les fois qu'une collection putride se trouve en contact avec des tissus vivants? Parce que non-seulement l'absorption est modifiée selon la nature de la surface en contact, mais aussi selon l'espèce et la composition du liquide. De plus, l'absorption peut être quelquefois si lente qu'elle ne dépasse pas l'élimination, et par conséquent il n'y a pas accumulation dans le sang au point de produire des résultats palpables. »

L'observation clinique donc ne nous encourage pas à rechercher les sources de la fièvre suppurative dans les sécrétions des plaies ; d'autant plus que les substances obtenues par l'analyse chimique des liquides resorbés dans cette maladie, lorsqu'on les injecte directement (sans qu'ils proviennent d'une plaie en suppuration) dans le torrent circulatoire d'animaux en bonne santé, occasionnent à peine du trouble général. L'analogie

non plus ne nous attire pas ; car la fièvre suppurative
ressemble plutôt aux affections que l'on provoque chez
les animaux, en leur injectant du sang vicié, que celles
que l'on détermine par l'inoculation des sécrétions et
des excrétions.

Origine toxémique de la fièvre suppuratine. — Cette hypothèse de la toxémie comme origine de la fièvre suppurative est analogue à la théorie précédente, sans être la
même qu'elle.

Les faits à l'appui de cette théorie sont fournis par
deux sources ; par l'expérimentation et la chimie. Si la
fièvre suppurative, à proprement parler, peut être provoquée par l'injection dans des animaux inférieurs de
sang, de pus, ou d'autres liquides, pris chez un malade
atteint de cette maladie, et si on ne peut la provoquer
qu'à l'aide de ce moyen, nous sommes obligés d'en tirer
la conclusion que chacun de ces liquides, ou tous, contiennent le principe actif de la maladie.

Mais il faut être bien sur ses gardes pour ne pas tirer
des conclusions erronées de ces données. Il y a des preuves suffisantes que certaines affections constitutionnelles,
comme la syphilis, ne peuvent pas être inoculées aux
animaux inférieurs ; tandis que d'un autre côté on peut
inoculer la variole aux animaux.

On pourra toujours écarter une des difficultés, que
présentent les déductions à tirer de ces faits seuls, c'est-
à-dire : l'état morbide, produit chez un animal par l'inoculation d'un liquide altéré, pris sur un homme, est-il
exactement le même que celui qui existait chez l'homme
qui a fourni le liquide ?

Cette question ne pourrait être résolue que par l'expérience cruelle de donner d'abord la maladie à l'animal,

puis infecter ensuite un être humain avec l'animal malade. Cette expérience nous est défendue.

A l'aide de l'analyse chimique, un élément morbide d'un liquide quelconque du corps peut être reconnu ; muni ainsi de ce que l'on suppose être le virus, ou le principe actif de la maladie, nous essayons ensuite de confirmer nos suppositions, en examinant l'action du poison sur des animaux sains. Quelques chimistes affirment que, dans la scarlatine, ainsi que dans les cas d'épuisement, de mort par la faim, et d'autres états semblables, il y a une diminution dans la proportion de fibrine dans le sang ; d'autres (et c'est là l'opinion que l'on admet le plus généralement aujourd'hui) considèrent que le contraire a lieu dans la fièvre suppurative. Vauquelin a trouvé du sulfhydrate d'ammoniaque dans du sang putride ; Bonnet, de Lyon, d'un autre côté pense que ce sel existe dans le sang des malades atteints d'infection purulente, et que les principaux symptômes sont dus à la présence de cette substance. M. le professeur Panum soutient que l'agent toxique de la fièvre suppurative est fixe, et non volatile ; qu'il ne peut pas être détruit par une ébullition suivie d'évaporation à siccité ; qu'il est soluble dans l'eau, insoluble dans l'alcool, et que son activité ne peut être comparée qu'au poison des serpents, au curare et aux alcaloïdes végétaux. Il est d'accord avec Weber en disant que les liquides putrides que l'on filtre, ainsi que l'hydrogène sulfuré, ne produisent jamais d'infarctus ni d'abcès métastatiques, et que ces lésions ont lieu lorsque des corps figurés d'un petit volume, mais assez gros cependant pour obstruer les capillaires, pénètrent dans la circulation. Ces observateurs ont conclu que cette affection est un empoisonnement septique, par quelque élément capable de produire des embolies. Mackenzie a soutenu l'opinion que de l'acide lactique, introduit dans le sang, pouvait produire les symptômes de quelques-unes des formes de la fièvre puerpérale. M. le Dr B. W. Richardson a annoncé dernièrement à l'« Epidemiological Society », avoir reconnu que l'agent toxique de la pyohémie était un alcaloïde provenant de la décomposition de substances albuminoïdes. Il l'appelle « *septine*, » et dit qu'il a le pouvoir de transformer les substances albumineuses en corps semblables à lui-même.

Une autre considération qui se rattache au poison supposé de la fièvre suppurative, c'est son analogie avec les autres poisons animaux. Cette classe d'agents toxiques diffère de la plupart des autres, en ce que les effets ne sont pas proportionnels à la dose, ainsi que cela se voit pour le règne minéral. Les effets, par exemple, produits par une quantité minime de matière septique animale introduite dans l'économie par une piqûre anatomique, ne peuvent pas s'expliquer par aucune des façons d'agir que l'on suppose aux poisons minéraux. « Quant au poison qui occasionne la pyohémie, dit Savory, comme il se montre ordinairement après les blessures et les opérations, quelles que soient les indications que nous fournit la clinique, nous n'avons pas de preuves évidentes que ses effets varient avec la dose ; cependant dans les expériences sur les animaux, la quantité de substance putride ou de pus, que l'on injecte, a une influence de première importance sur le résultat. » Savory regarde certains poisons animaux comme se formant dans le corps, et passant ensuite dans le sang ; le poison de la pyohémie reste dans cette classe.

Telles sont les opinions diverses qui se rattachent à ce

seul poison animal, au principe nuisible de cette seule fièvre. Sa source est encore inconnue, ses caractères physiques n'ont pas encore été découverts, ses propriétés chimiques ne sont pas déterminées, et sa dose reste à être fixée. Quel est le « poison », le « materies morbi », la « cause efficiente » de la fièvre suppurative ? Où se développe-t-il, dans quelles conditions, et sous quelle forme pénètre-t-il et se reproduit-il dans l'économie ? Voilà des problèmes qui restent encore sans solution.

CHAPITRE IX

Lorsque les symptômes caractéristiques de la fièvre suppurative sont bien développés, — lorsque les conjonctives et la peau ont une teinte terreuse, ictérique, — lorsque l'haleine a cette odeur particulière, « fade », « douce-reuse », « de foin », ou « purulente», — lorsque les articulations s'enflamment et suppurent, — ou lorsque des abcès secondaires se montrent sur différents points du corps, — le diagnostic de la fièvre suppurative est alors aussi facile à faire que dans la fièvre typhoïde, la variole ou une autre fièvre éruptive quelconque. Mais il arrive fréquemment, et cela se voit spécialement dans les formes bénignes, que la fièvre suppurative est méconnue.

Lorsqu'il survient de la fièvre, quatre ou cinq jours après une opération ou un accouchement, avec plus ou moins de prostration, sans qu'aucun des symptômes que nous venons de citer soit bien marqué, on n'appellera pas cela de la fièvre suppurative ou puerpérale.

Il faudra distinguer de la fièvre suppurative les maladies suivantes :

1° La *méningite*. — C'est Sédillot qui parle de ce diagnostic différentiel. Il est très-rare que les symptômes cérébraux de la fièvre suppurative soient assez graves et assez nettement marqués pour être pris pour ceux d'une méningite. Dans l'observation IV, le malade a bien présenté des symptômes cérébraux intenses ; mais les autres signes de l'affection étaient assez tranchés pour qu'il n'y eût aucune difficulté pour le diagnostic.

2° Les affections pulmonaires dont les symptômes pourraient en imposer pour une fièvre suppurative sont : la *bronchite* et la *pneumonie*. Ces deux variétés d'inflammations, comme nous l'avons vu, constituent des complications fréquentes dans cette affection ; mais elles peuvent, par elles-mêmes, revêtir un caractère typhoïde, qui doit être distingué de celui de la pyohémie. L'affaiblissement, l'oxydation imparfaite du sang, qui se trouvent dans la bronchite, mais surtout dans la pneumonie, peuvent donner au malade une teinte basanée, cendrée de la peau, qui pourrait être prise par un observateur superficiel pour la teinte pyohémique. Mais si le pouls est très-accéléré et petit, si l'haleine offre l'odeur pyohémique caractéristique, et si les articulations entrent en suppuration, le diagnostic n'offre aucune difficulté.

Quoique le développement de chaque abcès soit accompagné de pneumonie limitée, « un examen imparfait seul, dit Sédillot, pourrait faire confondre la pyohémie avec une bronchite ou une broncho-pneumonie. » J'ai vu, cependant, un cas où il était extrêmement difficile de se décider pour une fièvre suppurative ou une pneumonie.

3° « Il y a d'autres cas d'*empoisonnements du sang*, dit Murchison (1), tels que l'érysipèle, la pyohémie, l'ictère, la morve, etc. ; dans lesquels on peut trouver des symptômes comme ceux du typhus ; mais ces affections ont

______
(1) C. A. Murchison. 1862, p. 216.

des caractères distinctifs qui permettent rarement de douter de leur nature. D'ailleurs, l'érysipèle, la pyohémie et l'ictère peuvent venir compliquer le typhus. D'une façon générale, le seul signe certain qui permette de différencier le typhus de plusieurs autres variétés de maladies par empoisonnement du sang, c'est la présence de l'éruption caractéristique. Dans certains cas d'urémie, de pyohémie, d'érysipèle et d'ictère grave; surtout pendant une épidémie de typhus, il peut être très-difficile de décider si ce sont des affections primitives ou si elles doivent être considérées comme des complications de ces typhus sans taches. » Il est très-rare, qu'un ictère puisse être pris pendant toute sa durée pour de la pyohémie. La teinte dorée de l'ictère est par elle-même un signe diagnostique suffisant ; et c'est uniquement la coloration de la peau qui rapproche la fièvre suppurative de l'ictère.

4° Le caractère périodique que revêtent quelquefois les frissons de la fièvre suppurative pourrait la faire confondre avec une *fièvre intermittente*. Ainsi que nous l'avons déjà fait remarquer, quoique certaines maladies puissent être prises pour la pyohémie lorsque le diagnostic est basé sur un seul symptôme, ou si l'on examine le malade superficiellement, cependant la *réunion* des symptômes de la fièvre suppurative est assez caractéristique pour éviter toute erreur de diagnostic. Mais si on a besoin de l'ensemble des symptômes, pour pouvoir différencier la fièvre suppurative de certaines autres maladies, cela n'est pas indispensable pour la diagnostiquer en tant qu'affection isolée. « La pyohémie peut ressembler beaucoup à la fièvre typhoïde, » dit Murchison (1).

_____

(1) C. A. Murchison. 1862, p. 526.

« L'absence de taches rosées lenticulaires, la teinte jaune de la peau, ainsi que les symptômes concomitants suffisent pour différencier ces deux maladies. » Il fait rentrer la pyohémie au nombre des accidents de la fièvre typhoïde. Sédillot, de même, différencie la pyohémie de la fièvre typhoïde, et croit que c'est avec elle que l'on est plus porté à la confondre. La pyohémie a été citée comme complication, et comme succédant au typhus, par Anderson, de Glasgow, et par Murchison, qui tous les deux regardent la terminaison, dans ce cas, comme invariablement fatale « dans l'espace de deux ou trois jours ».

5° « Les affections les plus voisines de la pyohémie chronique, dit Paget, sont : le *rhumatisme* suite de blennorrhagie ou rhumatisme uréthral. » Dans le cas de J. H. (*Obs.* XV), on se rappellera que cette erreur de diagnostic a été faite, et on ne pourrait pas trouver de meilleur exemple ; c'était un cas dans lequel les symptômes de la maladie réelle étaient masqués par ceux d'une autre. Ce malade avait une douleur intense dans presque toutes les grandes articulations ; il avait de la fièvre et le visage congestionné. Le seul signe vraiment pyohémique qui existait, était la présence du pus au niveau de la fracture, et une odeur purulente douteuse de l'haleine. L'absence de gonflement des jointures augmentait encore l'incertitude du diagnostic.

En thèse générale cependant, le rhumatisme chronique ne ressemble à la fièvre suppurative que par un seul de ses symptômes ; et on peut le plus souvent facilement poser le diagnostic en tenant compte des autres symptômes présentés par le malade.

6° Enfin, «les signes généraux de la pyohémie, dit Paget, ne peuvent pas, dans tous les cas chroniques, être distingués de ceux de la fièvre *hectique*, ou du simple épuisement ; cependant, en général, ils sont assez distincts, et la distinction devient presque certaine lorsque, comme cela arrive souvent, apparaissent des plaques érythémateuses de la peau, des abcès à contenu fluide, ou de l'œdème d'une main ou d'un pied, ou bien des signes de pneumonie. » « Je me crois autorisé, dit Hilton, à répéter l'opinion que j'ai souvent émise dans mes cours de pathologie externe, à savoir, que la cause de la fièvre hectique accompagnée d'abcès froids, ou bien succédant à l'ouverture de ces abcès, se rattache à l'absorption de liquides délétères, avec développement de pyohémie. »

Les symptômes typhoïdes, dans les fièvres hectique et suppurative, ont entre eux une certaine ressemblance, mais seulement en tant qu'ils indiquent, dans chaque cas, l'épreuve que supporte l'économie et le rapport de l'état général à la suppuration locale.

Mais, ainsi que le fait remarquer Bristowe (1), « le diagnostic de la pyohémie n'est pas difficile à faire en général, si on tient compte de tous les symptômes et des circonstances concomitantes. Cependant, ses symptômes sont si souvent mêlés à ceux de l'affection qui a présidé à son développement, ou à ceux des complications qui apparaissent pendant sa durée, et ils en sont si souvent modifiés, que la pyohémie devient difficile à reconnaître, ou est complétement méconnue ; de plus, il y a plusieurs maladies dont les symptômes ont une grande affinité avec les siens, et avec lesquelles par conséquent on pourrait la confondre. »

En un mot, la symptomatologie de la fièvre suppu-

____

(1) Bristowe, p. 218.

rative ressemble au début à un certain nombre de maladies, vu qu'elle survient dans des états morbides très-variés. Lorsqu'elle est bien développée et lorsqu'on en examine les symptômes dans leur ensemble et non pas isolément, il est presque impossible de faire une erreur de diagnostic pour la fièvre suppurative.

Analogie avec d'autres maladies. — La fièvre suppurative et la fièvre puerpérale ont été considérées, dans une autre partie de cet ouvrage, comme des affections non-seulement analogues, mais comme absolument identiques, en un mot, comme dues au même poison, quoique engendrées dans deux conditions différentes.

La pyohémie, cependant, est rangée dans beaucoup d'ouvrages de chirurgie à côté de l'érysipèle, de l'inflammation diffuse du tissu cellulaire, et d'autres inflammations à type asthénique. D'après ce que nous avons dit, il ressort que l'analogie entre l'érysipèle et la fièvre suppurative consiste simplement en ce que les deux affections sont fébriles, accompagnées toutes deux d'une coloration particulière de la peau, et suivies de la formation d'abcès secondaires. Elles sont néanmoins essentiellement différentes. L'érysipèle est une fièvre ne durant qu'un septénaire, dont le poison agit surtout sur la peau et les membranes séreuses. Le « materies morbi » de la fièvre suppurative décompose le sang, et occasionne des lésions secondaires dans la trame vasculaire des viscères sans toucher aux enveloppes séreuses. M. le professeur Sir J. Y. Simpson, et d'autres accoucheurs, rapportent des exemples de fièvre puerpérale et d'érysipèle se transformant l'un dans l'autre, et provenant séparément de la même source.

La science ne possède pas d'exemples d'érysipèle et de

fièvre suppurative se transformant l'une dans l'autre.

Il est très-douteux, même dans le premier cas, qu'il ne s'y soit glissé quelque erreur, ou bien que la théorie n'ait influencé l'observation. L'érysipèle et la fièvre suppurative diffèrent encore en ce sens que le premier est contagieux, tandis que la dernière ne l'est pas.

Du pronostic de la fièvre suppurative. — La plupart de ceux qui ont écrit sur la pyohémie, ainsi que la plupart des chirurgiens même de nos jours, considèrent la fièvre suppurative comme presque invariablement fatale. M. Nélaton, par exemple, dit qu'elle est toujours mortelle. « La mort est la terminaison ordinaire, dit Velpeau ; mais on peut voir parfois la diarrhée, une hypersécrétion de l'urine, des sueurs profuses annoncer la guérison (1). »

« Dans la pratique chirurgicale, dit Bristowe, presque tous les malades atteints de pyohémie meurent ; tandis que dans les accouchements le plus grand nombre peut-être guérissent. Cette maladie est la plus grave contre laquelle les médecins ont à lutter. Ses prodromes inspirent les inquiétudes les plus sérieuses, et on peut à peu près désespérer de voir résister à une attaque bien franche (2). » Quelques observateurs cependant ne sont pas aussi désespérés. « Nous croyons, dit Sédillot, que la pyohémie forme une des complications les plus communes de la suppuration, seulement on la méconnaît souvent, à cause de l'idée inexacte que tous les cas d'infection purulente doivent être accompagnés d'abcès métastatiques viscéraux. » Vidal, Blandin, Velpeau et d'autres ont publié quelques cas de guérison (3). « Nous pouvons rassurer les

---

(1) Velpeau, *Leçons orales de clinique chirurgicale.* 1841, p. 79, vol. III.
(2) Bristowe, p. 217, 218.
(3) A la séance de l'Académie impériale de médecine de Paris du

médecins, dit encore Sédillot, en leur annonçant que tel doit être le résultat habituel d'un traitement bien dirigé. La pyohémie est infiniment plus commune que l'on ne l'admet généralement, et le plus souvent présente une terminaison heureuse. La mort est l'exception, et, loin de proclamer l'impuissance de l'art, nous croyons que l'on peut reculer beaucoup les limites de son application, et encore étendre ses ressources. »

Savory et Callander portent un pronostic très-sombre. Savory fait remarquer que le pronostic de cette affection n'est pas encourageant. « De toutes les maladies, dit-il, contre lesquelles le chirurgien a à lutter, la pyohémie est la plus grave, la plus meurtrière. Lorsqu'elle arrive, la guérison est relativement si rare — et cette affection est si fréquente, — si souvent subite et inattendue dans son début, si insidieuse dans sa marche, tue si rapidement, que les chirurgiens l'ont, avec juste raison, regardée comme le plus terrible des maux. Souvent elle défie tous les efforts de la prophylaxie, et ne paraît presque jamais influencée par les tentatives de guérison. Avertissant rarement de son invasion, elle change d'un coup un cas qui paraissait des plus heureux, en un cas désespéré; car on ne peut pas nier que, à de rares exceptions près, dire qu'un malade est atteint de pyohémie, c'est dire qu'il est perdu. Le pronostic, dit-il encore, peut être regardé comme étant en rapport direct avec la rapidité avec laquelle elle se développe. Dans un cas de pyohémie aiguë bien mar-

18 mai 1869 (*Bulletin de l'Académie de médecine*. Paris, 1869, tome XXXIII, p. 314), MM. Alph. Guérin et Gosselin vinrent entretenir l'Académie de trois cas de pyohémie ou infection purulente chez lesquels il y avait une guérison parfaite. Dans le sujet de M. Guérin, quelque temps après qu'il est sorti guéri, il s'est pendu, et son foie présentait dans l'autopsie une cicatrice ombiliquée parfaitement caractéristique.

quée, on ne peut guère se permettre une lueur d'espoir.
D'un autre côté, comme règle générale, plus un malade
peut lutter longtemps et plus il a de chance d'échapper à
la fin aux périls qui le menacent. » « On a rapporté peu
de cas de guérisons, dit Callander, et même dans ceux-là
les symptômes indiquent plutôt un début de la maladie
où elle est plutôt soupçonnée que nettement établie. Et
de fait la pyohémie est liée à un état qui ne permet guère
à la vie de se prolonger ; de sorte que, même dans le cas
où les abcès métastatiques ne viendraient pas hâter le
terme fatal, la mort n'en résulterait pas moins, à cause de
l'épuisement dû aux lésions primitives. »

Avant de porter son pronostic, le médecin devrait peser
avec soin la symptomatologie, l'anatomie pathologique et
l'étiologie (dans les limites de la science) d'une maladie,
et alors en tirer ses conclusions quant à sa nature et à sa
terminaison probable. Les symptômes donc de la fièvre
suppurative sont ceux d'une fièvre présentant certains caractères distinctifs se rattachant au type adynamique.
Mais les symptômes typhoïdes n'accompagnent-ils pas
beaucoup d'autres maladies et la plupart des fièvres à
forme virulente ? Néanmoins le pronostic dans ces cas
n'est pas « invariablement fatal ». L'anatomie pathologique de la fièvre suppurative présente des lésions viscérales graves, disséminées, et de formation rapide. Dans
le tubercule, de même tous les organes de l'économie ne
sont-ils pas sujets à la destruction par suppuration ; et ne
trouvons-nous pas des malades chez lesquels de vastes
vomiques pulmonaires sont cicatrisées ? La fièvre typhoïde
s'accompagne d'ulcérations qui sont nombreuses, larges
et profondes ; « et des malades ont parfois survécu, dit
Murchison, après avoir eu tous les signes d'une périto-

nite par perforation (1). » Est-il donc exact de dire que
la pyohémie se rattache à un état avec lequel la vie n'est
guère compatible? Des lésions pathologiques, aussi graves,
aussi disséminées, et souvent d'un développement presque aussi rapide que ceux de la fièvre suppurative, se rencontrent dans d'autres maladies, et on n'a pas regardé le
pronostic dans ces derniers cas comme aussi « douteux ».
D'après ce que nous savons aujourd'hui, la pathogénie de la fièvre suppurative semble indiquer quelque agent morbifique portant son action sur le sang. Et
c'est là aussi à peu près ce que nous savons sur l'étiologie
des autres fièvres. Le poison pyohémique ne peut encore
être reconnu ; il se reproduit fréquemment pendant le
cours de la maladie ; et il agit avec une intensité différente
dans les différents cas ; mais ne peut-on pas en dire autant du « materies morbi » des autres fièvres ?

Nous nous trouvons donc obligé de façonner notre
pronostic des mêmes éléments que dans les autres fièvres. La fièvre suppurative ressemble à d'autres affections fébriles dans son étiologie, sa symptomatologie et
son anatomie pathologique. Elle offre des degrés différents de gravité, quelquefois elle est si légère qu'elle est
méconnue, tandis que d'autres fois elle est rapidement funeste. L'âge a aussi une influence sur le pronostic; car la
jeunesse est très-favorable à la guérison de la pyohémie.

Il y a cependant un point de dissemblance qui ne doit
pas être négligé, c'est que la fièvre suppurative est plus
ordinairement une affection secondaire que primitive;
par conséquent, l'état général du malade est plus ou
moins détérioré par d'autres causes que par celles dépen-

____

(1) Murchison, p. 535.

dant directement de la pyohémie. La proportion des décès est une autre base sur laquelle on a fondé le pronostic des autres fièvres. Mais on n'en peut pas tenir compte encore parce qu'il n'y a pas eu de consignés un assez grand nombre de cas de guérison de la fièvre suppurative, pour permettre d'en tirer des conclusions. Tous les chirurgiens sans doute, et dans la pratique des hôpitaux, et dans la pratique privée, rencontrent des exemples nombreux de fièvre survenant le quatrième ou le cinquième jour d'une opération, et offrant plusieurs des signes de la fièvre suppurative. Combien de fois, à la suite de cet état fébrile, ne voit-on pas les lèvres de la plaie présenter une teinte érythémateuse, sa surface prendre un aspect malsain, atonique, et la suppuration devenir rare et sanieuse !

On reconnaît l'existence d'une pneumonie, l'érythème s'étend, occupe une surface considérable, quelques-unes des articulations, peut-être, entrent en suppuration, sont ouvertes, et on regarde le malade comme atteint de fièvre suppurative. Il peut rester dans cet état pendant deux ou trois mois, et cependant guérir ; et parce qu'il a guéri, le chirurgien commence à supposer qu'il a fait une erreur de diagnostic. Je pense qu'il est plus raisonnable de croire que la fièvre suppurative peut présenter une grande variété de formes, — qu'elle peut varier d'intensité de même que les autres fièvres, — que de regarder cette maladie comme une affection fébrile aiguë survenant après des blessures ou des opérations, qui, accompagnée de pneumonie, se termine fatalement dans l'espace de deux septénaires ou même moins. Des troubles légers de l'économie, occasionnés, je crois, par le poison de la fièvre suppurative, arrivent journellement, mais ils sont, ou autrement expliqués, ou bien tout à fait méconnus. En un mot, le pronostic de cette maladie dépend non-seulement de son intensité (dans un cas donné), mais aussi de la nature de la maladie qui a précédé l'attaque de pyohémie, et du degré de détérioration de l'économie avant son invasion.

On ne peut pas trop insister auprès des chirurgiens, que le pronostic ne doit pas être regardé dans tous les cas comme forcément défavorable ; au contraire, on doit espérer de la guérison jusqu'à la fin. Si les forces du malade peuvent être suffisamment soutenues, et si l'on a suivi avec soin les autres moyens de traitement dont nous avons parlé, le pronostic de la fièvre suppurative devrait être considéré comme aussi encourageant que dans les autres fièvres.

CHAPITRE X

En terminant ce travail, il serait avantageux de rassembler tous les éléments dont nous disposons, afin d'en obtenir une connaissance plus exacte de cette maladie insidieuse et grave : la fièvre suppurative.

La fièvre suppurative, donc, peut naître spontanément ; mais elle est presque toujours associée à quelque suppuration locale. Il est impossible de déterminer absolument si une telle affection locale (comme dans les obs. XII et XV), est dans le rapport de cause ou d'effet aux lésions viscérales ; mais il me semble qu'elle fait partie des autres lésions pathologiques trouvées dans cette maladie, et, par conséquent, c'est un effet et non pas la cause. Le contenu de ces inflammations locales se compose généralement de pus malsain, et appuie par là la supposition de leur développement secondaire. La fièvre suppurative survient le plus souvent après des lésions ou des opérations où le système osseux est compromis. Elle survient aussi très-fréquemment dans les cas où les veines sont spécialement lésées.

La présence d'une hématropie veineuse, après une opération, doit, par conséquent, être regardée comme une complication très-sérieuse ; et les veines à parois minces dans les os, les sinus intracrâniens béants, leur proximité et leur communication presque directe avec l'œil, l'oreille, l'existence de plexus veineux autour des viscères, comme la prostate, la béance des veines utérines après l'accouchement, toutes ces considérations doivent être présentées à l'esprit quand on doit opérer dans ces points, ou lorsqu'ils sont le siége d'une suppuration.

La fièvre suppurative survient généralement le troisième, le quatrième ou le cinquième jour après une opération; mais quelquefois il peut s'écouler des semaines, même un mois avant son invasion; le moignon, ou la plaie qui aurait été la source de la suppuration locale, a pu être complétement ou presque complétement fermé. Dans un certain nombre de cas, on a observé que les symptômes qui indiquent l'invasion de l'économie par la pyohémie ont apparu quelques heures après la chute des ligatures. Cette circonstance vient à l'appui de l'hypothèse de l'absorption de la substance toxique dans la plaie par le moyen de vaisseaux sanguins.

La fièvre suppurative, par ses symptômes, son pronostic, ses lésions et sa mortalité terrible, est analogue, d'un côté, à certaines fièvres contagieuses; le typhus, la diphthérie, etc.; et d'un autre à certaines maladies dues aux inoculations de poisons animaux. Mais elle diffère de ces états morbides en ce qu'elle n'est pas contagieuse, qu'elle ne se propage pas par le contact, sauf peut-être dans des cas isolés, où il y a une plaie à vif, en suppuration ou en gangrène. Cependant elle survient parfois, sur un si grand nombre d'individus en même temps, qu'elle peut être regardée comme épidémique, et cet effet peut être rapporté à des émanations gazeuses, ou bien, d'après des doctrines modernes, à des germes sphériques inappréciables.

Le principe morbide — « poison » — de la fièvre suppurative est généralement plus diffus et plus subtil que le poison d'autres affections. Il ne peut être rattaché à une condition prédisposante spéciale. Il se manifeste dans des circonstances les plus opposées et en apparence les plus contraires.

Les abcès secondaires, qui indiquent l'influence sur le système, du poison de cette affection, se trouvent dans tous les organes et dans tous les tissus du corps ; mais il est à remarquer, souvent, que plus la maladie a suivi une marche chronique, moins les lésions pathologiques sont marquées. Ces altérations pathologiques ne présentent pas de relations définies avec les symptômes présents. Elles marchent quelquefois avec une rapidité effrayante, détruisent des portions considérables d'organes dans un court espace de temps, causant par là des hémorrhagies ; d'autres fois elles paraissent être à une époque de formation, quoique les malades aient souffert de la fièvre depuis des semaines et des mois ; dans un troisième ordre de cas, il y a des symptômes qui indiquent une destruction étendue de tissus, et, après la mort, on ne trouve pas de lésions appréciables dans l'organe.

Il est un fait à remarquer et que l'on ne peut pas négliger, c'est que la fièvre suppurative ne s'observe presque jamais (je pourrais dire jamais), dans une cachexie. Je n'ai pas rencontré d'exemple, je n'ai pas vu de cas rapporté, où les lésions pathologiques qui caractérisent la cachexie tuberculeuse et cancéreuse, par exemple, ont été trouvées après la mort accompagnées de dépôts purulents secondaires dans les viscères, résultant de la fièvre suppurative.

Les signes diagnostiques de la pyohémie se trouvent, jusqu'à un certain point, dans d'autres maladies. La teinte pyohémique de la peau et des conjonctives est pathognomonique lorsqu'elle est bien prononcée, mais elle ressemble beaucoup à la teinte de la peau dans les maladies où il y a épuisement. L'odeur de l'haleine, — « purulente », « doucereuse », « de foin », — est considérée par quelques observateurs comme identique à celle que l'on rencontre généralement dans les maladies du foie. Enfin les symptômes qui accompagnent le développement des lésions secondaires ont été pris pour ceux du rhumatisme, et pour le résultat d'érysipèle et d'inflammations diffuses. La fièvre suppurative a pu être méconnue, ou bien passer inaperçue. Ses symptômes sont caractéristiques quand on les considère dans leur ensemble, mais, pris isolément, ils sont analogues à ceux de bien d'autres maladies. Même pour les symptômes locaux, on a pu souvent remarquer l'infidélité de la fièvre suppurative. Une plaie a un aspect très-sain, quelquefois, presque jusqu'à la terminaison de la maladie; un moignon souvent se cicatrise très-bien, malgré la présence des symptômes bien marqués de la fièvre suppurative; et on peut, d'autres fois, voir une articulation prise, suppurer, s'ouvrir, et guérir, puis une autre être prise de même par la suppuration. De façon que les grandes articulations peuvent devenir le siége d'altérations graves, successivement et isolément, au lieu d'être prises toutes à la fois.

La fièvre suppurative se trouve, à la suite des plaies de tête; elle survient dans les opérations les plus graves, comme dans les plus insignifiantes; dans les maladies où il existe du pus, comme dans celles où il n'y en a pas; on l'a vue succéder à presque tous les états morbides — locaux et généraux — (sauf ceux qui résultent d'une cachexie spécifique). Ce fait est démontré par le tableau II de l'appendice des statistiques. Elle survient plus souvent chez des hommes vigoureux et sains que chez les hommes affaiblis, même quand les uns et les autres ont subi la même opération.

Les causes et les circonstances qui prédisposent à la fièvre suppurative, sont probablement les mêmes que celles qui précèdent beaucoup de maladies générales, surtout dans la classe des fièvres. La cause efficiente réside dans une altération du sang, qui le rend extrêmement coagulable. Si l'on essaie de rapporter l'état général à la phlébite, aux thromboses, à la toxæmie, ou à des sources semblables, on ne fait qu'envelopper le sujet de contradictions. Les recherches expérimentales sur des animaux ne font que surajouter à l'incertitude, déjà assez grande. Des symptômes qui ont été regardés comme identiques à ceux de la fièvre suppurative, ont été reproduits chez des animaux, par l'introduction dans leur sang, d'une très-grande variété de substances, qui diffèrent les unes des autres, dans leurs propriétés physiques, dans leur composition chimique, et dans leur action physiologique sur l'économie; et les lésions pathologiques, qui sont considérées comme caractéristiques du début de cette affection, se retrouvent chez ces animaux après leur mort. Si donc, des substances variées, dissemblables, produisent dans l'économie des résultats identiques, comment fera-t-on pour reconnaître le « materies morbi » spécial de la fièvre suppurative ?

De plus, cette fièvre, ainsi que nous l'avons indiqué nettement, à propos de son origine spontanée et contagieuse, se montre dans des conditions hygiéniques très-variées. Tantôt elle règne dans une salle pleine d'opérés, tantôt elle semble passer à côté de celle-ci pour envahir une salle bien aérée, et où il n'y a que très-peu de plaies en suppuration. Ailleurs, s'il y a plusieurs salles au même étage, exposées apparemment aux mêmes principes infectieux, une seule est ravagée par cette maladie. Dans un autre cas, la cause efficiente — le poison — atteint un seul sujet, au milieu d'un certain nombre également prédisposés.

D'ailleurs, la fièvre suppurative est souvent très-irrégulière dans son invasion. Elle ne donne aucune preuve qu'il y ait un principe infectant *unique* ; elle se montre à la suite d'états morbides très-différents : parfois elle détruit les viscères très-rapidement ; tandis que d'autres fois elle est comme dissimulée dans le sang et donne la mort par suite de la prostration graduelle des forces vitales. Elle imprime ses traces dans un viscère isolé, ou bien dans plusieurs ; déjouant tous les efforts dirigés contre son invasion, et avertissant même rarement de son approche, « elle changera tout à coup en un cas désespéré un cas qui un instant auparavant était plein de promesses de guérison. »

Conclusions. — 1° Cette maladie a été plus ou moins bien reconnue depuis Hippocrate.

2° La pyohémie dans tous ses caractères est plus voisine des affections fébriles que de toute autre classe de maladies connues. C'est une fièvre, et en lui donnant le nom de *fièvre suppurative*, on indique la nature de l'affection.

3° Le nom de fièvre suppurative est préférable au nom usuel de *pyohémie* en ce que le premier se rattache à l'anatomie pathologique de la maladie qui a toujours été et qui restera toujours la même, tandis que le second a été adopté à cause de son origine supposée par le passage du pus dans le torrent circulatoire.

4° La fièvre suppurative est généralement annoncée par des frissons, et caractérisée par certains signes diagnostiques ; c'est-à-dire : des sueurs profuses, une teinte jaunâtre, blafarde de la peau et des conjonctives, une odeur de l'haleine, particulière, « fade » ou « douceâtre », une prostration extrême, un pouls faible et irrégulier, le développement d'abcès secondaires, sous-cutanés, et d'arthrites, l'atonie de la plaie, et une suppuration sanieuse, fétide, d'une couleur vert-bleuâtre. La réunion de ces symptômes est pathognomonique ; mais chacun en particulier se trouve dans un grand nombre d'autres maladies. La nature typhoïde des symptômes, par exemple, les rend très-analogues à ceux qui sont produits par certains poisons animaux ; les abcès multiples ressemblent à ceux qui se trouvent dans la peste, la syphilis, la variole, etc. ; et le sang peut dans d'autres maladies être chargé de corpuscules identiques aux globules du pus.

5° La fièvre suppurative offre deux séries de symptômes, c'est-à-dire : ceux de la forme aiguë et ceux de la forme chronique. Cette dernière présente, de plus, trois variétés ; elle peut être subaiguë, idiopathique, et à rechute. Ces termes se comprennent assez pour qu'il ne soit pas nécessaire de donner des définitions.

6° Cette affection se divise en quatre périodes : la période d'incubation, celle d'invasion, la période typhoïde, et la convalescence. Ces périodes sont plus ou moins marquées ; mais leur durée ne peut être indiquée d'une façon exacte, les observations nous manquant sur ce point, quant à présent. Elles commencent, cependant (d'après mes propres observations), et se terminent, le septième ou le huitième, le quatorzième ou le quinzième, le vingt et unième ou le vingt-deuxième, et le vingt-huitième jour de la fièvre.

7° Le traitement, qui, basé sur une étude sérieuse de la nature de l'affection et sur l'expérience, a des chances de succès, consiste à soutenir l'économie à l'aide d'une grande quantité d'aliments de digestion facile, de stimulants et de toniques ; tandis que localement on surveillera la propreté et on fera usage de désinfectants, si cela est nécessaire. En même temps, il est très-avantageux d'observer les moyens hygiéniques, et d'isoler les malades atteints de fièvre suppurative.

8° La fièvre suppurative commence par une coagulabilité anormale du sang, et elle est caractérisée par la formation d'abcès secondaires dans les viscères et dans divers tissus du corps. Les dépôts purulents, de même que les caillots que l'on trouve si fréquemment dans les veines après la mort dans cette maladie, sont dus probablement à la plus grande coagulabilité du sang. Ces lésions secondaires apparaissent d'abord comme de petits points de congestion ; il y a ensuite de la lymphe épanchée ; enfin du pus se forme. A leur complet développement ce sont des abcès entourés par une zone distincte de vaisseaux congestionnés. Ces abcès se forment le plus fréquemment dans les poumons, et plutôt dans les deux que dans un seul ; ils siégent ensuite, par ordre de fréquence, dans le foie, puis dans les reins, la rate, les articulations, le tissu cellulaire, les muscles, le cerveau, le cœur, la vessie, les intestins et les organes des sens. La teinte érythémateuse, que l'on observe aux bords des plaies dans cette maladie, est due à la congestion et aux embolies des capillaires superficiels de la peau.

9° Les circonstances diverses (tels que la fatigue corporelle, l'ébranlement, l'hémorrhagie et l'absence de mesures hygiéniques) qui prédisposent à d'autres maladies, peuvent être considérées comme des causes prédisposantes de la fièvre suppurative ; mais la cause efficiente spéciale de cette affection est inconnue. Les lésions viscérales que l'on trouve après la mort peuvent être rapportées à des embolies, ou plutôt à des emphraxies dues à l'excessive coagulabilité du sang, et secondairement à l'action irritante de la matière septique, sur le point d'être éliminée par les organes et les tissus en général. Ce « materies morbi » est, ou résorbé, ou produit primitivement dans le sang. La fièvre suppurative, de plus, coïncide rarement ou jamais avec une cachexie, et la présence du pus n'est pas indispensable à son développement.

10° La fièvre suppurative n'est pas contagieuse et, règle générale, n'est pas inoculable.

11° Plus longtemps les forces du malade résistent, plus il a de chances de guérir de la fièvre suppurative ; mais, en formulant le pronostic, il faut bien se rappeler que c'est là une fièvre secondaire et non primitive, qu'elle s'empare d'un malade, qui est déjà épuisé par une maladie longue, ou par une opération grave. Il faut aussi faire rentrer parmi les éléments du pronostic, l'acuité de l'attaque, la nature de l'affection qui a précédé son invasion, et le degré de détérioration de la constitution du patient par la maladie antérieure ou par l'accident. En tenant compte de ces différents points, si l'on soutient les forces du malade, et si l'on met en pratique les moyens de traitement que nous avons indiqués ailleurs, le pronostic de la fièvre suppurative devra être aussi favorable que dans la plupart des autres fièvres.

12° D'après les recherches expérimentales, nous voyons

que diverses substances introduites dans les vaisseaux sanguins des chiens occasionnent des résultats semblables,
que l'on peut provoquer de cette façon des symptômes et
des lésions pathologiques analogues à ceux que l'on trouve
au début de la fièvre suppurative, mais que la fièvre suppurative proprement dite — maladie *sui generis* — ne
peut pas être donnée ainsi à des animaux ; et que,
par conséquent, les soi-disant résultats, puisés à cette
source sont trompeurs, et ne doivent pas entrer en ligne de
compte dans l'étude de cette affection. La fièvre suppurative ressemble à bien d'autres états morbides, en ce
qu'elle ne peut pas être reproduite chez des animaux par
l'injection des liquides pathologiques. Le pus peut se mélanger au sang dans les vaisseaux, et circuler avec lui ; et
quoique occasionnant des troubles généraux, sa présence
n'est pas nécessairement fatale.

TABLEAUX STATISTIQUES.

Les tableaux suivants sont destinés à montrer :

1° Que la fièvre suppurative présente un certain caractère périodique ; que les exacerbations ou les améliorations
ont lieu à des intervalles correspondant au septième, au
huitième, au quatorzième, au quinzième, aux vingt et
unième, vingt-deuxième ou vingt-huitième jours après le
premier frisson, qui peut être regardé comme marquant
l'invasion, ou bien après l'opération que l'on suppose être
la cause de la fièvre ;

2° Les maladies diverses, les blessures, et les opérations qui ont été suivies de la fièvre suppurative ;

3° La fréquence relative des lésions des différents viscères :

I. — Périodicité de la flèvre suppurative.

NUMÉRO de L'OBSERVATION	FORMES DE LA PÉRIODICITÉ.
1	Premier symptôme de pyohémie, le 2e jour après une phlébotomie; mort le 15e jour après.
2	Mort le 28e jour après l'apparition du premier symptôme de pyohémie, et le 29e après une phlébotomie.
3	Mort le 10e jour après le premier frisson, et le 21e après une phlébotomie.
4	Mort le 5e jour après l'apparition du premier symptôme pyohémique, et le 22e après la première phlébotomie.
5	Mort dans le courant de la 7e semaine après phlébotomie.
6	Mort le 22e jour après phlébotomie.
7	Mort le 30e jour après phlébotomie.
8	Mort le 14e jour « après la blessure de la veine. »
9	Mort « à la fin de la 3e semaine. »
10	Mort le 7e jour après phlébotomie.
11	Mort le 21e jour après hémorrhagie secondaire.
12	Mort le 7e jour après le premier frisson.
13	Renseignements non précis.
14	Mort le 14e jour après amputation de cuisse.
15	Mort 30 jours « après amputation» .
16	Mort le 8e jour après développement des premiers symptômes de phlébite.
17	Un cas de phlébite.
18	Mort le 15e jour après amputation.
19	Mort environ un mois après amputation.
20	Mort le 10e jour après amputation.
21	Mort 9 jours après amputation.
22	On n'a pas donné de date.
23	Mort « le 14e jour après l'accident. »
24	Mort « 28 jours après l'accident. »
25	Mort « le 12e jour après l'accident. »
26	Mort « le 16e jour » après la plaie de tête.
27	Mort le 21e jour après l'accident.
28	Mort 8 jours après le premier frisson.
29	Mort « le 14e jour » après l'accident.
30	Phénomènes fébriles le 14e jour après l'accident.
31	Mort le 22e jour après l'accident, et le 8e jour après le premier frisson.
32	Mort « à la fin de la 5e semaine » après l'accident.
33	Mort le 7e jour après le premier frisson.
34	Mort le 29e jour après l'accident, et la fièvre a commencé le 7e jour après l'accident.
35	Mort « le 25e jour » après l'accident.
36	Mort « le 29e jour » après l'accident.

NUMÉRO de L'OBSERVATION	FORMES DE LA PÉRIODICITÉ.
37	Mort « le 15e jour » après l'accident.
38	Mort le 7e jour après le début de la fièvre suppurative.
39	Mort le 22e jour après le début de la fièvre suppurative (1).
40	Mort le 8e jour après le premier frisson.
41	La mort n'est pas signalée dans ce cas.
42	Est entré en convalescence le 15e jour après le premier frisson. La « crise » ou l'amélioration s'est faite ce jour-là.
43	Détails insuffisants.
44	Mort le 7e jour après le début de la pyohémie.
45	Mort le 3e jour après le début de la pyohémie.
46	Détails insuffisants.
47	Mort le 22e jour après le début de la pyohémie.
48	Détails insuffisants.
49	Les symptômes de la pyohémie ont commencé le 8e jour après l'entérotomie, et la mort eut lieu 4 jours plus tard.
50	Détails insuffisants.
51	Mort le 8e jour après le début de la pyohémie.
52	Mort le 22e jour après le début de la pyohémie.
53	Mort juste un mois après le début de la pyohémie.
54	Mort 3 semaines après le début de la pyohémie.
55	Mort le 22e jour après l'accident.
56	Mort le 14e jour après l'accident.
57	Mort au bout de 3 semaines environ après amputation.
58	Détails insuffisants.
59	Mort le 29e jour après l'accident.
60	Mort le 8e jour après le début de la pyohémie.
61	La fièvre commença le 8e jour après l'opération de « ligature d'hémorrhoïdes ; » le malade succomba 4 jours après.
62	Mort le 13e jour après l'accident, et le 3e après les premiers symptômes de la pyohémie.
63	Mort le 8e jour après les premiers symptômes de la pyohémie.
64	Détails insuffisants.
65	Mort le 19e jour après l'opération pour des hémorrhoïdes, et le 9e jour après le début de la pyohémie.
66	Mort le 23e jour après l'apparition des premiers symptômes de la pyohémie (2).

(1) Ce sont là les cas de pyohémie rapportés par Arnott (*Medico-Chirurgical Transactions*, vol. XV, 1829. p. 13 et suiv.). Plusieurs des cas de M. Arnott ne sont pas rapportés ici parce qu'ils n'étaient pas suffisamment détaillés pour servir de démonstration dans le sens de ce tableau.

(2) Quelques-unes des observations de M. H. Lee ont été omises, soit parce qu'el-

NUMÉRO de L'OBSERVATION	FORMES DE LA PÉRIODICITÉ.
67	Mort 7 jours après cathétérisme.
68	Apparition du premier frisson 28 jours après l'amputation, et mort 12 jours plus tard.
69	Mort 28 jours après amputation, et le 8e jour après apparition bien nette des signes de la pyohémie.
70	Mort 21 jours après le premier frisson.
71	Frissons 7 jours après l'opération, et mort 5 jours plus tard.
72	Mort 15 jours après l'opération, et 8 jours après l'apparition bien marquée des symptômes de la pyohémie.
73	Mort 8 jours après les premiers frissons.
74	Mort 15 jours après les premiers frissons.
75	Mort 7 jours après le début de la fièvre.
76	Mort 28 jours après amputation.
77	Mort le 7e jour après le premier frisson.
78	Mort 4 jours après les premiers symptômes de la pyohémie.
79	Premier frisson le 5e jour après amputation, et mort à la fin de la 7e semaine.
80	Premiers symptômes de la pyohémie 14 jours après l'opération, et 21 jours plus tard le malade entra en convalescence.
81	Premiers frissons le 5e jour après amputation, et mort le 8e jour après que les symptômes de la pyohémie furent bien développés.
82	Mort 7 jours après développement bien marqué des symptômes de la pyohémie.
83	Premiers frissons 12 jours après amputation, et mort 5 jours plus tard (1).

les étaient rapportées dans des termes vagues (tels que « quelques jours » « bientôt »),
soit parce qu'elles n'étaient pas suffisamment précises pour nous être utiles. — H. Lee,
Inflammation of the veins, p. 73-82.

(1) Les observations 1-39 inclusivement sont prises parmi celles de M. Arnott, consignées dans *Medico-chirurgical Transactions*; celles de 40-66 sont prises de l'ouvrage de M. H. Lee, *Inflammation of the veins*; les autres sont celles que j'ai rapportées dans le chapitre III de ce travail. J'ai omis trois de mes observations, dont l'histoire était incomplète. Ces observations, prises à des sources diverses, avaient été rapportées sans indication du but auquel je les emploie à présent, c'est-à-dire pour démontrer la périodicité de cette affection.

Réflexions. — Ce tableau me paraît contenir des preuves suffisantes, que la mort ou la convalescence — l'exacerbation ou de l'amélioration survenant à des périodes septénaires après le début présumé de la fièvre suppurative, ne doivent pas être regardées comme l'effet d'une simple coïncidence. C'est là, à la vérité, un point qui mérite des recherches ultérieures, et qui deviendra d'une importance capitale dans l'étude comme dans le pronostic de cette affection. La fièvre suppurative, comme d'autres affections fébriles, présente sans doute des crises, et c'est en étudiant attentivement les cas, que plus tard on arrivera à fixer cette période.

II. — Maladies, blessures et opérations suivies de fièvre suppurative.

MALADIES, BLESSURES, OPÉRATIONS.	AUTEURS.
Abcès chauds..........................	Lee, Velpeau, Savory, Callander, Wilks, et chap. III.
— froids..........................	Savory et Wilks.
Ablation de cartilages (détachés) du genou..........................	Rose.
Accouchement à terme..............	Savory et Wilks.
— avec rupture partielle du périnée..........	Savory.
Amputations..........................	Arnott, Lee, Savory, Solly, Velpeau, Gamgee, Bristowe, Wilks, et chap. III.
Anthrax..........................	Bristowe, Savory, Wilks, P. Hewitt, et chap. III.
Blennorrhagie..........................	P. Hewitt, Savory et Wilks.
Blessure de la tête, du poignet, de la jambe et du genou..............	Arnott, W. S. Kirkes, Lee et Wilks.
Brûlures..........................	Bristowe et Wilks.
Calcul de la vessie..............	Wilks.
Carie..........................	Lee, Savory et Wilks.
Cautère (application de)............	Velpeau.
Cathétérisme..........................	Chap. III.
— et injection dans la vessie..............	Savory.
Choléra..........................	Duplay.
Contusions au-dessous du genou....	Savory.
Contusions..........................	Lee et Bristowe.
Déchirure du vagin, etc............	Savory.
Dilatation du col utérin............	Simpson et Marion Sims.
Diarrhée..........................	Berthelot.
Empyème..........................	Callander.

MALADIES, BLESSURES, OPÉRATIONS.	AUTEURS.
Égratignure du pied.....	Savory.
Erysipèle (chez les enfants).....	Landouzy.
— phlegmoneux.....	Bristowe.
Eschare.....	Wilks.
Éruptions cutanées.....	Castelnau et Ducrest.
Fièvre jaune.....	Castelnau et Ducrest.
— typhoïde.....	Bristowe, P. Hewitt, Murchison, Castelnau et Ducrest.
— typhus.....	Anderson, Castelnau et Ducrest, Milroy et Murchison.
— puerpérale (une variété).....	Bristowe.
— de lait.....	Castelnau et Ducrest.
Fractures simples.....	Lee, Wilks, chap. III, et *The Lancet* du 25 mai 1867.
— compliquées.....	Lee, Savory, Callander, Gamgee, Solly, Wilks, et chapitre III.
Fractures articulaires.....	Savory.
— du crâne.....	Gamgee, Savory et Wilks.
Gangrène des parois abdominales....	Lee.
Hématocèle.....	Savory.
— rétro-utérine.....	West.
Hernie étranglée (opération).....	Lee et Savory.
Hydatides dans le péritoine.....	Callander.
Hydrocèle (ponction).....	Travers (p. 14).
Infiltration d'urine.....	Wilks.
Inflammation (des bourses).....	Lee.
— diffuse.....	Bristowe, Callander, Hawkins et Savory.
— des ganglions.....	Callander, Lee et Savory.
Ligature d'hémorrhoïdes.....	Bristowe, et chap. III.
— de nævi.....	Savory.
— de l'artère sous-clavière, pour anévrysme.....	Savory, et *Med. Times and Gazette* du 15 sept. 1860.
— du cordon ombilical.....	Bristowe.
— de veines.....	Bristowe.
Lithotritie.....	Savory.
Luxation.....	Solly.
Morve.....	Castelnau et Ducrest.
Maladie de l'oreille.....	Wilks, et *The Lancet* du 2 février 1861.
Nécrose (aiguë).....	Bristowe, Gamgee, Savory, Wilks et T. Smith.
Otorrhée du côté gauche consécutive à une rougeole.....	Savory et P. Hewitt.
Opération pour fistule anale.....	Savory, Solly, et *Med. Times and Gaz.*, vol. I, 1865, p. 60.
— pour varices.....	Bristowe.
Ophthalmie.....	Legallois.

MALADIES, BLESSURES, OPÉRATIONS.	AUTEURS.
Panaris	P. Hewitt et Savory.
Piqûres anatomiques	Bristowe et P. Hewitt.
Parotidite	Velpeau.
Phlegmon	Wilks.
— pelvien	Callander.
Phlébite	Bristowe, Castelnau et Ducrest, et Wilks.
Phlegmatia dolens	*Med. Times and Gazette*, du 26 novemb 1859, et *Edinb. Med. Journal* de septembre 1863 et février 1866.
Phlébotomie	Arnott, Bristowe, Gamgee, Lee et Velpeau.
Périostite	Murchison.
Peste	Castelnau et Ducrest.
Plaies des veines	Arnott et Savory.
Plaies des articulations	Chap. III.
— d'un doigt en contact avec un cas de fièvre puerpérale mortel	Savory, et *Med. Times and Gazette*, vol. I, 1865.
— de la main et du cuir chevelu.	Savory.
— par armes à feu	Callander et Martini.
Purpura	*Med. Times and Gazette* du 27 juillet 1861.
Pustule maligne	Bristowe et Velpeau.
Résections d'articulations et ablation de tumeurs	Lee, Arnott, Savory, Gamgee, Velpeau, Erichsen, Wilks, S. E. Cooper, chap. III, et *The Lancet* du 16 janvier 1858.
Rougeole	J. T. Banks.
Rhumatisme	Callander, W. S. Kirkes et Steffens.
Rétrécissement du rectum (incisé)...	Savory, *Med. Times and Gazette*, vol. I, 1865.
Séton	Velpeau et Wilks.
Suppuration de l'oreille interne	Bristowe, P. Hewitt, et chapitre III.
— de l'œil	Bristowe et Wilks.
— dans une amygdale, au genou, la prostate, etc.	P. Hewitt et Savory.
Synovite du genou	Savory.
Taille	Rose, Savory et Wilks.
Ulcère phagédénique de la rate	Callander.
— de la jambe	Savory et Wilks.
Ulcération de la valvule mitrale	Savory.
Vaccination	Wilson.
Vésicatoire	Velpeau.

III. — **Fréquence des lésions des diverses cavités, organes et tissus affectés de fièvre suppurative.**

CAVITÉS.	ARNOTT.	SÉDILLOT.	CHEVERS.	CALLANDER.	LEE.	ERICHSEN.	VELPEAU.	CHAP. III.	WILKS.	BILLROTH.
						AUTEURS.				
Cavité thoracique affectée.............	16	101 sur 120	100	27	17	48	14	10	103	12
Cavité thoracique non examinée........	3	»	»	»	»	»	»	»	»	»
Cavité thoracique non notée............	2	»	»	»	»'	»	»	»	»	»
Cavité thoracique saine.	2	»	»	»	»	»	»	»	»	»
Cavité crânienne affectée.............	5	»	35	8	7	»	1	4	6	»
Cavité crânienne non examinée..........	0	»	»	»	»	»	»	»	»	»
Cavité crânienne saine.	3	»	»	»	»	»	»	»	»	»
Cavité abdominale affectée............	27	1 sur 12	70	20	16	»	13	7	52	»
Cavités thoraciques et abdominales affectées ensemble..........	6	»	»	»	»	»	»	»	45	»
Nombre total des cas de chaque auteur......	50	147	134	31	29	62	12	13	113	14
ORGANES.										
Poumons	10	99 p. 100	47	23	»	»	9	10	98	12
Cœur...............	1	1 sur 20	»	4	»	»	1	»	7	»
Plèvres.............	»	»	35	»	»	»	4	»	61	»
Péricarde...........	»	»	14	»	»	»	»	»	3	»
Articulations.........	4	4	3	6	8	»	2	3	24	5

ORGANES.	ARNOTT.	SÉDILLOT.	CHEVERS.	CALLANDER.	LEE.	ERICHSEN.	VELPEAU.	CHAP. III.	WILKS.	BILLROTH.
Vaisseaux sanguins....	7	»	»	»	4	»	5	2	11	»
Ganglions............	»	»	»	»	»	»	1	1	1	»
Foie.................	3	1 sur 12	»	7	3	»	8	4	21	»
Reins................	1			7	7	»	1	5	23	1
Rate.................	1	1 sur 12	»	2	9	»	1	6	12	1
Intestins............	1	»	9	1	»	»	1	»	4	»
Péritoine............	»	»	52	»	»	»	2	»	5	»
Testicules...........	»	»	»	1	»	»	»	»	»	»
Vessie...............	»	»	8	»	»	»	»	1	5	»
Prostate.............	»	»	»	1	»	»	»	»	2	»
Tunique vaginale.....	»	»	1	»	»	»	»	»	»	»
Organes des sens.....	1	»	»	»	»	»	»	»	3	»
TISSUS.										
Tissu cellulaire.....	7	»	»	»	6	»	6	6	37	2
Peau.................	»	»	»	2	»	»	»	»	3	»
Muscles..............	»	1 sur 15	3	4	»	»	»	1	10	»
Os...................	»	»	»	2	»	»	»	»	1	»
Artères..............	»	»	4	»	»	»	»	»	»	»
Veines...............	»	»	3	»	4	»	5	2	11	»

IV. — Fréquence des lésions des diverses cavités, organes et tissus affectés de fièvre suppurative (suite).

CAVITÉS.	AUTEURS.		
	SAVORY.	CAS RAPPORTÉS dans le Medical Times and Gazette, vol. I, 1865.	CAS PRIS A DES SOURCES diverses.
Cavité thoracique affectée..............	107	7	7
— — non examinée.......	»	»	»
— — non indiquée.......	»	»	»
— — saine...............	»	1	»
Cavité crânienne affectée.............	4	»	»
— — non examinée.......	»	»	»
— — saine...............	»	»	»
Cavité abdominale affectée............	52	5	»
Cavités thoracique et abdominale affectées ensemble.......................	»	5	7
Total des cas de chaque auteur........	110	18	21
ORGANES.			
Poumons..............................	53	»	7
Cœur................................	18	11	1
Plèvres..............................	20	3	7
Péricarde..	16	3	4
Articulations........................	35	9	7
Vaisseaux sanguins	»	»	1
Ganglions............................	2	»	»
Foie.................................	18	6	»
Reins................................	21	1	7
Rate.................................	8	1	3
Intestins............................	»	»	1
Péritoine............................	4	3	»
Testicules...........................	1	»	»
Vessie...............................	1	»	»

ORGANES.	SAVORY.	CAS RAPPORTÉS dans le Medical Times and Gazette, vol. I, 1865.	CAS PRIS A DES SOURCES diverses.
Prostate........................	4	2	»
Tunique vaginale....	»	»	»
Organes des sens....	3	»	»
TISSUS.			
Tissu cellulaire.....	37	5	10
Peau...............................	»	»	3
Muscles............................	11	1	1
Os.................................	»	»	»
Artères............................	3	»	»
Veines.............................	20	5	4

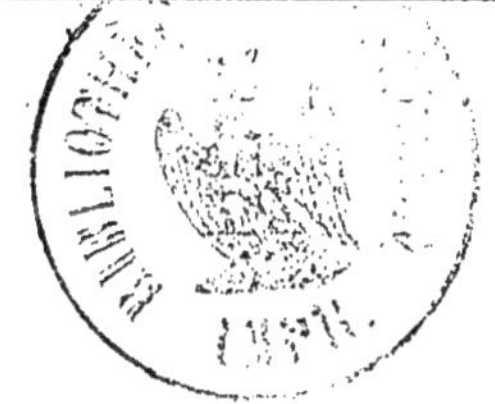

BIBLIOGRAPHIE

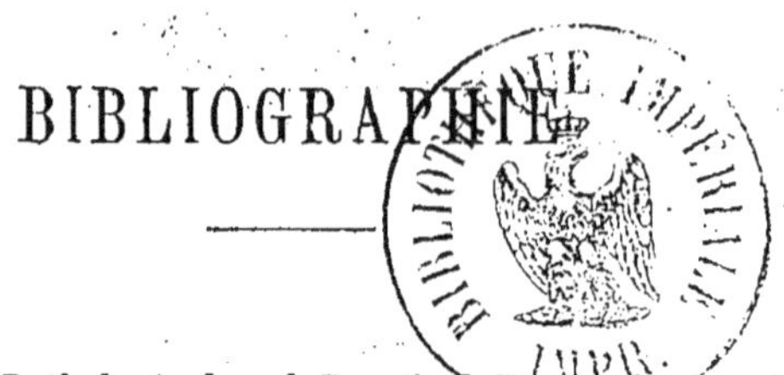

Abercromby (John), Pathological and Practical Researches on Diseases of the Brain and the Spinal Cord. Edinburgh, 1828.

Abernethy (John), Essay on the occasional ill-consequence of Venesection ; *in* Surg. and Physiol. Works. London, 1830, vol. II, p. 150.

Alan, *Gaz. Médicale*, 1842.

Allen (H.), Remarks on the Pathological Anatomy of Osteomyelitis, with cases (*American Journal of the Med. Sciences*, jan. 1865, p. 66).

Ancell (H.), *Med. Chirur. Transac.*, 1838, vol. XXI, p. 148.

Anderson (A.), Lectures on Fever. Glasgow, 1861.

Andouillé, *Mém. de l'Académie de Chirur.*, 1819, pp. 454 et 455.

Andral (G.), Clinique médicale, 4e édition. Paris, 1840.

— *Rev. Méd.*, décembre 1826, pp. 9, 57 et suiv.

Aretæus Cappadocicus, Extant Works, trad. par le Dr Adams, 1856.

— Opera. edit. D. C. G. Kühn. Lipsiæ, 1828, lib. II, cap. i et xxviii.

Arnott (J. M.), A Pathological Inquiry into the Secondary Effects of Inflammation of the Veins (*Med. chirur. Transac.*, 1829, vol. XV).

Baker (A.), On the Origin of Pyæmia, a reply to the question suggested by the Council of the Brit. Med. Association : « Are there any trustworthy facts as to the origin of Pyæmia ? » Birmingham, 1866.

Banks (J. T.), *Dublin Hosp. Gaz.*, 2 avril 1860.

Batailhé, *Brit. Med. Jour.*, 3 oct. 1863, p. 377.

Bell (Charles), Surgical Observations. London, 1817, part. 3, pp. 241 et suiv.

Bennett (J. H.), *Month. Journal of Med. Sc.*, avril 1852, p. 337.

Bérard, *Diction. de médecine ou Répertoire général des sciences médicales.* Paris, 1842, tom. XXVI, p. 141, art. Pus.

Berthelot, *Anc. Jour. de Méd.*, 1780, tom. LIII, p. 258.

Bertrandi, *Mém. de l'Académ. de Chir.*, 1819, pp. 454 et 455.

Billroth (Th.), *Langenbeck's Archiv für Klinische Chirurgie*, Bd. II.

Blake (Jas.), *Edinburgh Med. and Surg. Jour.*, vol. LVI, pp. 104 et 412.

Blandin (F.), *Jour. Hebdom.*, tom. II, p. 699.

Boerhaave (H.), Aphorismi de cognoscendis et curandis Morbis, 1737. Aphorisme 406.

Bonnet (Amédée) (de Lyon), Mém. sur la composition et l'absorption du pus. (*Gaz. Méd. de Paris*, 1837, p. 593).

Bouillaud, Recherches cliniques pour servir à l'Histoire de la Phlébite (*Revue Médicale*, juin 1825, pp. 424 et 425).

BOULEY (H.), *Recueil de médecine vétérinaire pratique*, mai 1840.

— Injection de pus dans les veines (*Archives Gén. de Méd.*, 1840, sér. 3, tom. VIII, pp. 337 et suiv.).

BOYER, Traité des maladies chirurgicales, 2ᵉ édition. Paris, 1812, t. I, pp. 317 et 318.

BOYER (A.), *Gaz. Méd. de Paris*, 1834, p. 193.

BOYLE (R.), Anatomical Observations on Milk found in the Veins instead of Blood (*Philos. Transac.*, 1865, pp. 100 et 139).

BRE-CHET (G.), De l'Inflammation des Veines ou de la Phlébite (*Jour. Complément. du Diction. des Sc. Méd.* Paris, 1819, tom. II, p. 325; tom. III, p. 317).

BRISTOWE (J. S.), *Trans. Path. Soc.* London, vol. XIII, p. 188.

— In Reynold's System of medicine, 1866, t. I, p. 207.

BROCA (P.), Infection purulente guérie (*Bull. de l'Acad. de méd.* Paris, 1869, t. XXXIII, p. 319).

BRODIE (Sir B. C.), *Med. Times and Gazette*, vol. XXXVII, p. 642.

BRUCE (Jas.) of Liverpool, *Med. Times and Gazette*, 1841, pp. 608 et 636.

BRYANT (Thos.), *Med. Chirur. Transac.*, vol. XLII, p. 88.

BURGGRAEVE, *Bull. Belge*, 1862, p. 342.

BUTCHER (R. G. H.), *Dub. Quart. Jour.*, vol. XXXIII, p. 22.

BUTLER (John), On irritative Fever. Devonport, 1825.

Canstatt's Jahrbuch, 1866, n° 2.

CALLANDER (G. W.), in *Holmes' Surgery*, 1860, vol. I, art. PYÆMIA, p. 266.

CARMICHAEL (R.), Observations on Varix and Venous Inflammation (*Trans. of the King's and Queen's Col. of Phys. in Ireland.* Dublin, 1818, vol. II, pp. 345 et 376).

CASTELNAU et DUCREST, Recherches sur les abcès multiples comparés sous leurs différents rapports (*Mém. de l'Académ. Roy. de Méd.*, 1846, tom. XII, p. 1).

CHASSAIGNAC, Traité de la suppuration. Paris, 1859, p. 475.

CHELIUS (M. J.), Handbuch der Chirurgie, Heidelberg, 1857, vol. I, pp. 37, 106 et suiv.

CHESTON (R. B.), Pathological Observations and inquiries in Surgery. Gloucester, 1766, p. 38.

CHEVERS (N.), *Guy's Hosp. Rep.*, 1843, pp. 89 et 90. — *Medical Times and Gazette*, 1851, t. I, p. 94.

CHOMEL, Leçons de Clin. Méd., 1834, pp. 529-539.

CHRISTISON (R.), *Edin. Med. and Surg. Jour.*, n° 103, p. 274.

CHVOSTEK. On Diseases of the Veins (*Wien. Med. Presse*, 1865, n°ˢ 27-30; et 1866, n°ˢ 46 et 47).

COLLES (A.), Fatal consequences resulting from wounds received in Dissection (*Dub. Hosp. Rep.*, vol. III, p. 200).

Cooper (Sir A.), Lectures on the Principles and Practice of Surgery. London, 1827, vol. III, p. 205.

Cooper (E. S.), *American Med. Times*, 1er juin 1860, p. 353.

Copland's Dictionary of Practical Medicine, 1858, vol. I, p. 298.

Courten, Experiments on the Blood by injecting various substances into the Veins (*Philos. Trans.*, vol. XXVII, p. 485).

Craigie (D.), General and Pathological Anatomy, p. 34.

Cruveilhier (J.), Anatomie pathologique. Paris, 1829, livraison XI, p. 662, liv. XVI, XXVII, XXXV, in-fol., pl. 3.— Diction. de Méd. et de Chir. pratiques. Paris, 1834, tom. XII, art. Phlébite, p. 637. — Traité d'anatomie pathologique générale. Paris, 1852, t. II, p. 314.

Dance, Mémoire sur la Phlébite utérine et la Phlébite en général, etc. (*Archiv. Génér. de Méd.*, 1828, tome XVIII, pp. 286 et suiv.).

Drase (Jas.), *Edin. Med. and Sur. Jour.*, juillet, 1826, p. 86.

Desault, *Mém. de l'Académ. de Chir.*, 1819, tom. III, p. 456, *note*.

Donné, Cours de Microscopie complémentaire des études médicales. Paris, 1844, p. 82.

— Atlas du Cours de Microscopie. Paris, 1845, in-fol.

Doutrelepont, *Archiv für Klin. Chir.*, vol. VI, p. 100.

Druitt (R.), The Surgeon's Vade Mecum, 1859, p. 60.

Dublin Hospital Reports, vol. III, p. 240 ; et vol. IV, p. 243.

Dumas, Sur la présence de Pus dans les vaisseaux de l'utérus (*Jour. de Physiol.*, 1830).

Duncan (A., jun.), *Transac. of the Med. Chirur. Soc. of Edinburgh*, vol. I, p. 448.

Dupuy et Trousseau, Expériences et observations sur les altérations du sang considérées comme causes ou complications des maladies locales (*Archiv. Génér. de Méd.*, 1826, tom. XI, p. 273).

Dupuytren, Traité des Blessures par armes de guerre (Leçons orales de Clin. Chir. Paris, 1839), p. 104.

Earle (H.), *Med. and Physical Journal*, janvier 1827.

Erichsen (J. E.), *Med. Chirur. Transac.*, vol. XXVI. — Surgery, 1864, p. 461.

Fayrer (F.), *Med. Times and Gazette*. 7 sept. 1867.

— *Indian Annals of Med. Science.* Oct. 1865.

Fenwick (S.), *Monthly Journal*, 1847, p. 238.

Ferguson (Rob.), On Diseases of Women, 1839.

Finger, *Präger Vierteljahrschrift*, 1847, n° 14.

Forbes, *Med. and Physiol. Jour.*, juillet 1826.

Frerichs (F. Th.), Traité pratique des maladies du foie et des voies biliaires ; trad. de l'allemand par les docteurs Duménil et Pellagot. 2e édition. Paris, 1866, p. 160.

— *Trans. Pathol. Soc. of London*, vol. IX, p. 241.

Friend, Emmenalogia, Opera Omnia. London, 1733, p. 130.

GáMA (V.), Traité des Plaies de tête et de l'Encéphalite, 1835, 2ᵉ édition. Paris, 1838, p. 348.

GAMGEE (J. S.), On Pyæmia (*Association Med. Jour.*, 1853, pp. 187 et suiv., et p. 1079).

GASPARD, *Jour. de Physiol.*, par Magendie, 1821-22, tom. I et II, p. 328.

GENDRIN, Histoire anatomique des Inflammations, 1820, vol. II, pp. 13, 14, et pp. 371 et suiv.

GIBBONS, *New-York Med. Jour.*, avril 1866, p. 70.

GIBERT, Mémoires sur les altérations du sang (*Rev. Méd.*, 1840, tom. Iᵉʳ).

GOSSELIN, Infection purulente guérie (*Bulletin de l'Acad. de méd.* Paris, 1869, t. XXXIII, p. 317).

GRASIHUS, Dissertatio de generatione puris, avec trad. franç., in *Recueil des prix de l'Académie roy. de Chir.*, 1757, tom. II, in-4, p. 278.

GUÉRIN (Alph.), Infection purulente guérie (*Bull. de l'Acad. de méd.* Paris, 1869, t. XXXIII, pp. 314 et 345).

GULL (W.), *Guy's Hosp. Rep.*, 1857, 3ᵉ série, t. III.

GULLIVER (Geo.), *Med. Chirur. Trans.*, vol. XXII, p. 136.

— On the frequent presence and effects of Pus in the Blood in diseases attended by Inflammation and Suppuration (*The Veterinarian*, 1839, pp. 42-51).

GUTHRIE (G. J.), Treatise on Gunshot Wounds. London, 1815-1827, third edition, p. 229.

HABERSHON (S. O.) *Guy's Hosp. Rep.*, third series, 1859, p. 180.

HAEN (De), Elementa Physiologiæ, vol. I, p. 145, et vol. II, p. 17.

HANCOCK, Lectures to the Royal College of Surgeons, 1866.

HAWKINS (Cæsar), *The Lancet*, 17 nov. 1860, p. 487.

HENLE, Handbuch der Rationellen Pathologie, tom. II, p. 497.

HENNEN (J.), Principles of Military Surgery. London, 1820, p. 271.

HÉRISSÉ, *Jour. de Méd.* Paris, 1806, tom. XII, p. 417.

HEWITT (P.), *Brit. Med. Jour.*, 1862, vol. I, p. 273.

— *Med. Times and Gazette*, 26 janv. 1861.

HEWSON (W.), Experimental Inquiry into the Properties of the Blood. London, 1771.

— *Philosoph. Transac.*, 1773, vol. XIII, p. 303.

HIPPOCRATES. Opera Omnia, 1665. Lugduni Batavorum. Aphor. 44 et 45, sect. VII. — The genuine Works of Syden. Soc. Trans., 1849-50. vol. II, p. 768. — OEuvres complètes, trad. E. Littré. Paris, 1844, tom. IV, p. 590. *Aphorismes*, 7ᵉ section.

HODGSON (Jos.), On Diseases of the Arteries and Veins. London, 1815. — Traité des maladies des artères et des veines, trad. par Breschet. Paris, 1819, t. I, p. 7.

HOME, *Philosophical Transactions*, 1810, p. 75.

Humphrey (G. M.), On the Coagulation of the Blood in the Venous System during life. Cambridge, 1865.

Hunter (John), Observations on the Inflammation of the Internal Coats of Veins (*Trans. of a Soc. for the Improvement of Med. and Chirur. Knowledge*, 1793, tom. I, p. 18).

— Considérations sur l'inflammation de la membrane interne des veines.

—Œuvres complètes, trad. par A. Richelot. Paris, 1840, tom. III, p. 643.

Hutchison, *Trans. of a Soc. for the Improvement of Med. and Chirur. Knowledge*, 1793, p. 181.

Itard (G. M. G.), Traité des Maladies de l'oreille. 1821, 2e édition. Paris, 1842.

James (J. H.), Observations on some of the General Principles, and on the particular Nature and Treatment of the different species of Inflammation. London, 1821, pp. 51 et 216.

Jüngken, *Algem. Med. Centralzeit.*, vol. XXX, p. 67.

— *Med. Times and Gazette*, 2 nov. 1861, p. 462.

Kirkes (W. S.), *Med. Times and Gazette*, 25 oct. et 1er nov. 1862, pp. 431 et 461.

Kirkes (W. S.), *Brit. Med. Jour.*, 7 nov. 1863.

Krieger, On the connection between Venous Thrombosis and Hæmorrhagic Infarction of the Lungs (*Berlin. Klin. Wochenschrift*, 1865, nos 29 et 30).

Lallemand, *Ephémérides Méd. de Montpellier*, 1828, tom. VII, p. 225.

Lancet, déc. 17, 1864, et déc. 29, 1866.

Larrey (D. J.), Mémoires de Chirurgie militaire, 1812, t. I, p. 306, et Relation de la campagne d'Egypte, 1817, vol. IV, p. 229.

Lebert (H.), Physiologie Pathologique. Paris, 1845, tom. I, pp. 313-324.

— Traité d'anatomie pathologique. Paris, 1855-1861, in-folio.

Ledran, Plaies d'armes à feu, p. 64.

Lee (H.), On Inflammation of the Veins, 1850.

Legallois (C.), *Jour. Hebdom.*, 1829, nos 30 et 35.

Legouest, Infection purulente guérie (*Bull. de l'Acad. de méd.* Paris, 1869, t. XXXIII, p. 379).

Leudet, Aortite suppurée et infection purulente (*Archiv. Génér. de Méd.*, 1861, p. 575).

Leuret et Hammond, *Biblioth. méd.*, déc. 1827.

Liston (R.), Practical Surgery, 1837, p. 189.

London Journal of Medicine, Mars et juill. 1850.

Mackenzie (F. W.). *Med. Chirur. Transac.*, vol. XXXVI, p. 169.

Magendie (F.), Précis élémentaire de Physiologie, tom. II, p. 389.

Marchetti, *Med. Chirur. Transac.*, vol. XV, p. 101.

Marjolin, *Jour. Hebdom.*, tom. II, p. 699.

Martini (J. A.), Zu Dresden : *Schmidt's Jahrbücher.* Art. I. Ueber Kriegchirurgie und Militärsanitätswesen, vol. CXXXIII, pl. 128, et vol. CXXXV, p. 98.

Massa (N.), Introductio anatomica, 1553, ch. xxviii.

Medical Times and Gazette, 13 août 1859, et 23 fév. 1861.

Medico-Chirurgical Transactions, 1852.

Miller (Jas.), Principles of Surgery, 1853, 3e éd., pp. 201-204.

Millington, *Monthly Journ. of Med. Science*, nov. 1851, p. 486.

Milroy (D.), *Edin. Med. Jour.*, mars 1860.

Montezzia, Instituzioni Chirurgiche. Milano, 1813, 2e éd., vol. I, p. 86.

Monthly Journal of Medical Science, avril 1850, p. 331.

Morgagni (J. B.), De Sedibus et Causis Morborum, 1740, Lettre LI, art. 23.

— De sedibus et causis morborum ; trad. en français par Destouet et Desormeaux. Paris, 1820.

Murchison (C. A.), A treatise on the continued Fevers of Great Britain. 1862.

Murray, *Edin. Med. Jour.*, sept. 1863, p. 275.

Nélaton, Éléments de Pathologie chirurgicale. Paris, 1844, tom. I, pp. 162 et suiv.

Nelson, *Med. and Physical Jour.*, août 1823.

Paget (Jas.), On Chronic Pyæmia. *Bartholo mew's Hospital Reports*, 1865, art 1, t. I, p. 2, et *Brit. Med. Jour.*, 1862, p. 161.

Panum, Zur Lehre von der putriden oder septischen infektionen (*Schmidt's Jahrbuch*, vol. CI, p. 56-59).

— *Archiv für Pathol. Anatom.*, vol. XXV, p. 441 ; et *New Syd. Soc. Year-Book* for 1863, p. 190.

Paré (Ambroise), Opera. Folio, 1582, lib. XXVII, cap. li.

— Œuvres complètes, édition J. F. Malgaigne. Paris, 1840.

Piorry (P. A.), Sur la Circulation. Paris, 1831, p. 208. — Altération du sang, Pyohémie, p. 19. — Dissertation sur cette question : Quelle part a l'inflammation dans la production des maladies dites organiques ? 1828.

Pirrie, *Med. Times and Gazette*, 1er et 8 juill. 1865.

Polli (G.), Sulle Malattie de Fermento Morbifico e sul loro Trattamento ; read at the Royal Institute of Sciences of Lombardy in dec. 1860 and May 1861, Milano. — *Dublin Jour. of Med. Science*, vol. XXXIII, p. 367, et vol. XXXVI, p. 470. — *Med. Times and Gazette*, 1862, vol. I, p. 8.

Quain (R.), *Med. Times and Gazette*, 1863, vol. II, p. 29.

Quesnay (Fr.), Traité de la suppuration. Paris, 1749, in-12, *Ephemerides Naturæ curiosorum*, 1749, p. 25. — Remarques sur les plaies du cerveau (*Mém. de l'Acad. de chir.* Paris, 1819, t. I, p. 330).

Renault, *Recueil de Méd. Vét. pratique*, mai 1840.

Renault, Injection du pus dans les veines (*Archiv. génér. de Méd.*, ser. III, 1840, vol. VIII, pp. 337 et suiv.).

Revue Médicale. Paris, 1826, tom. II, p. 96.

Reynold's System of Medicine, art. Pyæmia, by J. S. Bristowe, M. D., vol. I, 1866.

Ribes, Recherches sur la phlébite (*Rev. Méd.*, vol. III). — Exposé sommaire de quelques recherches anatomiques, physiologiques et pathologiques (*Mém. de la Société d'émulation*. Paris, 1817, p. 624-628).

Ricci (de), *Dub. Quart. Jour.*, vol. XXXVI, p. 470.

— *Gaz. Hebdom.*, 1864, p. 523.

Richerand (A.), Nosographie chirurgicale. Paris, 1812, tom. II, p. 220.

Rühle, *Greifsw. Med. Beitr. Rep.*, I, p. 38.

Rose (Thos.), Observations on the deposition of Pus and Lymph occurring in the Lungs and other Viscera, after injuries of different parts of the body, 1828, vol. XIV, pp. 251 et suiv.

Röser (W.), *Archiv der Heilk.*, 1860, pp. 3 et 4, et 1861, p. 257.

— *Schmidt's Jahrbuch*, vol. CVI, p. 297, et vol. CVIII, p. 35.

Sanders, *Edin. Med. and Surg. Jour.*, fév. 1866, p. 761.

Savory (W. S.), On the Local Effects of Blood Poisons in Relation to Embolism (*St Barthol. Hosp. Rep.*, 1865, t. I, p. 275).

— On Pyæmia, with Statistics (*St Barthol. Hosp. Rep.*, 1866, vol. II, p. 46 ; et 1867, vol. III, pp. 19-72).

— On Pyæmia (*Lancet*, 19 et 26 janv., 2 et 16 fév. 1867, pp. 75, 109, 139 et 201 ; juil. et déc. 1866, pp. 256-265).

Schuh, *Med. Jahrb. Zeits*, 1862, vol. II, p. 16.

Sédillot, De l'Infection purulente, ou Pyohémie. Paris, 1849, 1 vol. in-8, avec 3 pl. ; analysé in *the Month. Jour. of Med. Sc.*, avril 1850, p. 331.

Semmelweis *in* Arneth, Note sur le moyen proposé et employé par M. Semmelweis, pour empêcher le développement des épidémies puerpérales (*Ann. d'hyg.*, 1851, t. XLV, p. 281).

Semmola, *Dub. Quar. Jour.*, vol. XXXVI, p. 470.

— *Gaz. Hebdom.*, 1864, p. 523.

Simpson (Sir J. Y.), Obstetric Works ; edited by Priestley and Storer. London, 1860, vol. II, p. 1.

— *Med. Times and Gaz.*, 23 avril 1859, p. 437.

Smith (Thos.), On Acute Necrosis of Growing Bones (*Brit. Med. Jour*, vol. II, 1863).

Solly (S.), On Purulent Absorption (*Lancet*, 15 mars 1851, p. 289).

Steffens, *Jour. für Kind.* 1859, nos 1 et 2.

Stone (W. H.), *Med. Times and Gaz.*, 16 et 23 juill. 1859.

Tessier (J. P.), Exposé et Examen critique des doctrines de la Phlébite. Paris, 1838.

Thompson (A. P.), *Med. and Physical Journal*, avril 1825, p. 438.

Toynbee (J.), On Diseases of the Ear, 1860, p. 321.

Transactions of the Medico-Chirurgical Society of Edinburgh, vol. I, pp. 315 et 316.

Travers (B.), Essay on Wounds and Ligatures of Veins : in Cooper and Travers' Surgical Essays. London, 1818. 3e éd., vol. I, p. 286. — A further inquiry concerning constitutional irritation and the Pathology of the Nervous system, 1835, p. 13.

Trousseau et Dupuy, Expériences et observations sur les altérations du sang considérées comme causes ou complications des maladies locales (*Archiv. Génér. de Méd.*, 1826, tom. XI, p. 273).

Valsalva (Antonius Maria), Epistolæ Anatomicæ, 1707, n° 15.

Velpeau (A. A. L. M.), *Rev. Méd.*, vol. IV. — Leçons de clinique chirurgicale. Paris, 1841, t. III, p. 9.

Verneuil, *Gazette hebd. de méd.*, 13 novembre 1868. — Infection purulente guérie (*Bull. de l'Acad. de méd.* Paris, 1869, t. XXXIII, pp. 318 et 360).

Vidal (de Cassis), Traité de Pathologie externe, etc. 5ᵉ édition. Paris, 1861, tom. II, p. 9.

Virchow (R.), La Pathologie cellulaire; traduction française par le docteur P. Picard. 3e édition. Paris, 1868.

— *Virchow's Archiv*, vol. XXXII, Iʳᵉ partie, 1865.

Vogel (Rud. Aug.), Academicæ prælectiones de cognoscendis et curandis præcipuis corporis humani affectibus. Edit. II. Gottingæ, 1785.

Wagner (E.), *Schmidt's Jahrb.*, vol. CV, p. 22.

Wahl (V. E.), *New Syden. Soc. Year-Book* for 1864, p. 40.

Wansborough (T. W.), *London Med. Repository*, mai 1823, p. 353.

Watson (Thos.), Principles and Practice of Physic, 1848.

Watson (P. H.), *Edin. Med. and Surg. Jour.*, juillet 1865, p. 39.

Weber (O.), *Archiv f. Klin. Chirur.*, vol. V, p. 274 ; analysé in the *New Syden. Soc. Year-Book* for 1864, p. 227.

Wilde, 1853, p. 429.

Wilks (S.), Report on Pyæmia and some allied Affections : in *Guy's Hosp. Reports*, sér. III, vol. VII, 1861, pp. 119 et suiv.

Wilson, *Trans. of a Soc. for the Improvement of Med. and Chirur. Knowledge*, vol. III, p. 65.

Wilson, *Edin. Med. and Surg. Jour.*, mai 1866, p. 1055.

Wiseman (Rob.), *Edin. Med. and Surg. Jour.*, juillet 1825.

Woillez, Emploi du tannin contre la résorption purulente puerpérale (*Bulletin de la Société médicale des Hôpitaux*, juin 1862, tom. V, p. 259).

Wood (G. B.), A Treatise on the Practice of Medicine. Philadelphie, 1838, vol. II, p. 254.

TABLE DES PLANCHES CHROMOLITHOGRAPHIQUES

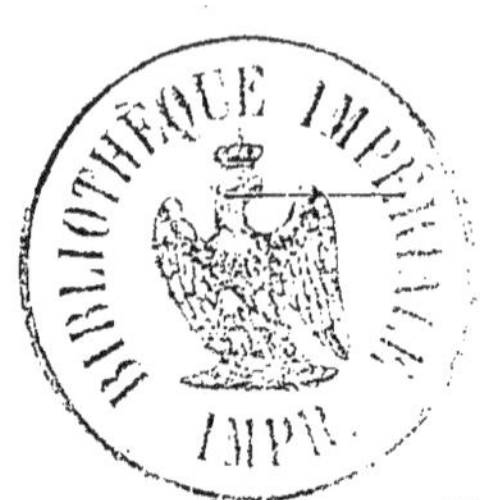

Planche I. Globules de sang. — Oxalates. — Phosphates ammoniacaux magnésiens neutres. — Urates de soude. — Vibrions. — Cellules épithéliales. — Globules de pus.. 76

Planche II. Globules de sang rouge et blanc. — Oxalates. — Phosphates ammoniacaux-magnésiens. — Urates de potasse. — Cellules épithéliales (du rein). — Cylindres granuleux. — Muco-pus avec épithéthélium pulmonaire 78

Planche III. Cellules épithéliales (du rein). — Cylindres granuleux. — Phosphates ammoniacaux-magnésiens. — Oxalates. — Urates de soude. — Globules rouges de sang et leucocytes.................. 80

Planche IV. Oxalates. — Urates de soude. — Phosphates ammoniacaux magnésiens. — Globules de pus.............................. 84

Planche V. Bases du cervelet et parties environnantes.................. 162

Planche VI. Poumon très-congestionné et contenant de nombreux abcès secondaires.. 170

Planche VII. Poumon... 178

Planche VIII. Portion de foie, dans laquelle sont implantés des abcès secondaires. 180

Planche IX. Rein contenant des abcès secondaires, que l'on voit en même temps par la surface de l'organe et en coupe.................... 182

Planche X. Portion de la rate.................................... 186

Planche XI. Section de la tête et du corps du tibia.................... 196

Planche XII. Portion du sinus latéral qui va se réunir à la veine jugulaire interne... 202

TABLE DES MATIÈRES

DÉDICACE... V

PRÉFACE... VII

CHAPITRE I. Historique. 1

CHAPITRE II. Définition de la Pyohémie ou Fièvre suppurative....... 32

CHAPITRE III. Observations. 37

    Observation I.. 37
    Observation II... 40
    Observation III.. 42
    Observation IV... 44
    Observation V.. 46
    Observation VI... 48
    Observation VII.. 51
    Observation VIII... 54
    Observation IX... 57
    Observation X.. 60
    Observation XI... 62
    Observation XII.. 64
    Observation XIII... 66
    Observation XIV.. 68
    Observation XV... 71
    Observation XVI.. 73
    Observation XVII... 87
    Observation XVIII.. 90
    Observation XIX.. 94
    Observation XX... 93

CHAPITRE IV. Symptomatologie de la fièvre suppurative............. 101

    Physionomie.. 101
    Altérations morbides du côté de la peau....................... 102
    Phénomènes morbides du côté de l'appareil respiratoire........ 106
    Désordres du côté du système digestif......................... 108
    Phénomènes morbides du côté du système nerveux................ 109
    Phénomènes morbides du côté du système circulatoire........... 111
    Phénomènes morbides du côté des urines........................ 115
    Phénomènes morbides locaux de la fièvre suppurative........... 118
    Phénomènes morbides accessoires de la fièvre suppurative...... 120
    Résumé des symptômes de la fièvre suppurative................. 127

CHAPITRE V. Marche de la fièvre suppurative................... 132

   Périodes de la fièvre suppurative...................... 132
   Des complications de la fièvre suppurative................... 136
   Suites de la fièvre suppurative................... 140

CHAPITRE VI. Traitement de la fièvre suppurative.... 141

   A. — Moyens prophylactiques................... 141

      I. Moyens à opposer à l'origine de la fièvre suppurative 141
      II. Moyens prophylactiques hygiéniques................... 142
      III. Moyens prophylactiques propres à empêcher la propagation de la
        fièvre suppurative................... 144

   B. — Moyens curatifs................... 145

      I. Moyens hygiéniques à opposer à la fièvre suppurative........... 145
      II. Moyens pharmaceutiques à opposer à la fièvre suppurative..... 147
      III. Traitement chirurgical de la fièvre suppurative............. . 152
      Résumé................... 154

CHAPITRE VII. Anatomie pathologique de la fièvre suppurative. ... 160

   A. Lésions anatomiques trouvées après la mort dans les organes et les
      tissus................... 161
      I. Altérations pathologiques du côté du système nerveux........... 161
      II. Lésions anatomiques de la cavité thoracique................... 168
      III. Lésions anatomiques que l'on trouve dans l'abdomen 177
      IV. Lésions anatomiques que l'on trouve du côté des viscères pelviens. 190
      V. Anatomie pathologique de la peau et du tissu cellulaire........... 190
      VI. Anatomie pathologique des muscles 192
      VII. Anatomie pathologique des os................... 194
      VIII. Altérations pathologiques des articulations................... 197
      IX. Anatomie pathologique du système glandulaire................... 199
   B. Altérations pathologiques subies par les liquides de l'économie dans
      cette maladie................... 200
      Anatomie pathologique des vaisseaux sanguins................... 200
      État morbide du sang................... 204
      Résumé de l'anatomie pathologique de la fièvre suppurative....... 207

CHAPITRE VIII. Étiologie de la fièvre suppurative................... 213

   A. — Causes prédisposantes de la fièvre suppurative................... 214

      Sexe et âge................... 214
      Influence des saisons................... 216
      Professions et modes d'existence................... . 217
      Idiosyncrasie................... 219

   B. — Causes efficientes de la fièvre suppurative................... 222

      De son développement spontané et de sa contagion................... 222
      De la phlébite comme cause efficiente de la fièvre suppurative....... 227

Analyse des expériences 230
Première expérience.. 238
Deuxième expérience... 239
Troisième expérience... 240
Quatrième expérience.. 241
Origine purulente de la fièvre suppurative........................... 243
La pyohémie rapportée à une irritation générale de l'économie...... 245
La thrombose ou l'obstruction mécanique comme cause de fièvre suppurative.. 246
État vicié du sang, comme cause de pyohémie...................... 249
Origine toxémique de la fièvre suppurative........................ 253

CHAPITRE IX. — Diagnostic de la fièvre suppurative................ 257

CHAPITRE X. — Faits et Conclusions................................ 269

TABLEAUX STATISTIQUES... 278

I. — Périodicité de la fièvre suppurative........................ 279
II. — Maladies, blessures et opérations suivies de fièvre suppurative.... 282
III. — Fréquence des lésions des diverses cavités, organes et tissus affectés de fièvre suppurative.. 285
IV. — Fréquence des lésions des diverses cavités, organes et tissus affectés de fièvre suppurative (suite)................................ 287

BIBLIOGRAPHIE.. 289

TABLE DES PLANCHES CHROMOLITHOGRAPHIQUES..................... 297

FIN DE LA TABLE DES MATIÈRES